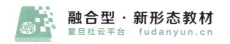

老年人能力评估实务

主　编　唐金容　蒋玉芝　谭美花
副主编　张伟伟　周凤竹　彭琳琳

复旦大学出版社

本书编委（按姓氏笔画排列）

王丽花（长沙市同伴社会工作服务中心）

叶　英（湖南省名淞职业培训学校）

乔力媛（长沙民政职业技术学院）

刘海霞（上海晚晴护理院）

刘　婧（长沙卫生职业学院）

江　洁（湖南省大国传奇健康产业研究院）

严梦琴（长沙民政职业技术学院）

李　安（长沙友龄咨询有限公司）

李淑珍（长沙民政职业技术学院）

张伟伟（聊城职业技术学院）

周凤竹（赣南卫生健康职业学院）

唐金容（长沙民政职业技术学院）

唐　莹（长沙民政职业技术学院）

彭琳琳（中南大学湘雅医院）

蒋玉芝（长沙民政职业技术学院）

谢海艳（长沙民政职业技术学院）

谭美花（湖南康乃馨养老产业投资置业有限公司）

健康养老专业系列教材编委会

学术顾问 吴玉韶（复旦大学）
编委会主任 李 斌（长沙民政职业技术学院）

编　　委
唐四元（中南大学湘雅护理学院）
张永彬（复旦大学出版社）
黄岩松（长沙民政职业技术学院）
范　军（上海开放大学）
田奇恒（重庆城市管理职业学院）
杨爱萍（江苏经贸职业技术学院）
朱晓卓（宁波卫生职业技术学院）
罗清平（长沙民政职业技术学院）
王　婷（北京劳动保障职业学院）
高　华（广州卫生职业技术学院）
张国芝（北京青年政治学院）
陶　娟（安徽城市管理职业学院）
李海芸（徐州幼儿师范高等专科学校）
王　芳（咸宁职业技术学院）
罗　欣（湖北幼儿师范高等专科学校）
刘书莲（洛阳职业技术学院）
张伟伟（聊城职业技术学院）
朱建宝（复旦大学出版社）

石晓燕（江苏省社会福利协会）
郭明磊（泰康医疗管理有限公司）
邱美玲（上海九如城企业（集团）有限公司）
丁　勇（上海爱照护医疗科技有限公司）
关延斌（杭州暖心窝科技发展有限公司）
刘长松（上海福爱驿站养老服务集团有限公司）
李传福（上海瑞福养老服务中心）
谭美花（湖南康乃馨养老产业投资置业有限公司）
马德林（保利嘉善银福苑颐养中心）
曾理想（湖南普亲养老机构运营管理有限公司）

编委会秘书 张彦珺（复旦大学出版社）

目 录

前言 ... 001

项目一　老年人能力评估认知 ... 001
- 任务1　评估入门 ... 002
- 任务2　老年人能力评估师职业认知 ... 011
- 任务3　评估准备 ... 016
- 任务4　信息采集与管理 ... 022

项目二　老年人能力评估规范应用 ... 043
- 任务1　自理能力评估 ... 044
- 任务2　基础运动能力评估 ... 057
- 任务3　精神状态评估 ... 066
- 任务4　感知觉与社会参与评估 ... 078
- 任务5　等级评定和报告撰写 ... 086

项目三　老年人精神心理专项评估 ... 090
- 任务1　认知功能障碍筛查 ... 091
- 任务2　焦虑评估 ... 101
- 任务3　抑郁评估 ... 110

项目四　老年人环境评估 ... 122
- 任务1　适老环境评估 ... 123
- 任务2　社会环境评估 ... 130

项目五　老年人需求评估 ... 151
任务 1　基本生活服务需求评估 ... 152
任务 2　护理需求评估 ... 161
任务 3　辅助器具需求评估 ... 186
任务 4　安全防护需求评估 ... 194
任务 5　社会参与服务需求评估 ... 223

主要参考文献 ... 231

前 言

Preface

据预测,到2025年,中国65岁及以上的老年人口将超过2亿人;到2050年,中国老年人口将接近4亿人。如何满足不断增长的老年群体多样化的养老服务需求,已成为国家和社会面临的极大挑战。老年人能力评估是养老服务中基础性的工作,对提升养老服务工作的专业化、精细化、个性化具有重要的支撑作用。规范开展老年人能力评估是科学划分老年人能力等级、精准提供养老服务的迫切需要。

本书就是为老年人能力评估人才的培养而编写的,可作为健康养老专业[智慧健康养老服务与管理、老年保健与管理、智慧健康养老服务、护理学(老年护理)等]的教材,也可作为老年人能力评估工作者的培训用书。

本书从"岗课赛证"融通的角度出发,通过对养老行业协会、一线康养机构和医院老年科的调研,根据老年人能力评估师的岗位职责、工作内容和工作流程,参照《老年人能力评估师国家职业标准》工作要求,引入养老技能竞赛(全国职业院校职业技能大赛中健康养老照护、老年护理与保健赛项,全国民政行业职业技能大赛中养老护理员职业竞赛项目)中有关老年人能力评估的内容,设计教学项目,分解教学任务,实施项目式任务型教学,力求让学生能够"学中做,做中学"。

具体而言,教学内容分为五个项目,包括老年人能力评估认知、老年人能力评估规范运用、老年人精神心理专项评估、老年人环境评估和老年人需求评估。项目二至项目五的框架为:学习目标、情境导入、任务分析、任务实施、任务评价、相关知识、知识测验和拓展训练。项目一因为是理论知识学习,不作任务分析;任务实施部分以提出问题—分析问题的形式呈现。

每个任务中,引入真实的情境案例,要求学习者以小组为单位主动参与,按照规范的评估流程,结合相关理论知识,完成既定的评估任务。对案例的设计,考虑到评估信息的特殊性,强调学习者从沟通中获取案例信息,将详细的评估信息以扫码查看或上网下载的方式获取。另外,任务中穿插主题讨论,讨论内容瞄准素质目标,传递价值导向,同时让学习者能够发散思维,提升能力。

本书是高校教师、医务人员、机构一线人员通力合作的成果。编写队伍中,既有多年从事老年人能力评估领域教学、科研工作的高校教师,又有常年从事老年人能力评估工作的医生、护士,还有康养机构及第三方评估机构的一线评估员和评估管理者。

我们在编写过程中,参考了大量国内外相关研究资料,吸收了许多专家同仁的观点、方法,特向本书所引用和参考的已注明或未注明的文献作者表示诚挚的谢意。

本书在编写过程中得到了长沙民政职业技术学院、湖南康乃馨养老产业投资置业有限公司、聊城职业技术学院、赣南卫生健康职业学院、中南大学湘雅医院、湖南省大国传奇健康产业研究院、长沙卫生职业学院、湖南省名淞职业培训学校、长沙市同伴社会工作服务中心、长沙友龄咨询有限公司、上海晚晴护理院等单位的大力支持。各单位不但挑选出业务骨干担任主编、副主编或参编,而且协助调研、提供案例,使得教学内容更加贴近实际。责任编辑朱建宝与编写团队反复沟通,对书稿提出了很多建设性的修改建议,在此致以由衷的感谢。

为编好本书,我们进行了多次调研和论证,但由于我们的能力、水平有限,加上时间紧迫,书中难免存在错误和疏漏之处,恳请读者多提宝贵意见,以便我们后续加以修订和完善。

本书配有操作视频,读者可扫码观看;配有任务评价表、教学课件、拓展资料等教学资源,读者可到"复旦社云平台"(www.fudanyun.cn)下载。

编 者

2024 年 7 月

项目一
老年人能力评估认知

我国人口老龄化程度迅速加深,预计到 2050 年,我国人口老龄化将达到高峰,65 岁及以上老年人口占比将接近 30%。我国老龄化具有人口基数大、增速快、城乡差异大、地区发展不平衡等特点。如何满足老年人的健康和照护需求已经成为关系到国计民生的重要课题。为了建立健全养老服务体系,准确把握不同状况老年人的健康和照护需求,为制定恰当的照护计划提供基础支持,并合理地配置养老服务资源,确保养老服务质量,对老年人能力进行科学的评估显得尤为重要。本项目引导学生从宏观上认知老年人能力评估工作的基础知识、认知老年人能力评估师职业,掌握评估进行前的准备和信息采集及管理等工作。本项目由评估入门、老年人能力评估师职业认知、评估准备、信息采集与管理四个工作任务组成。

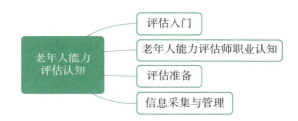

课件查看①

---

① 本教材课件,可至"复旦社云平台"(www.fudanyun.cn)下载。

任务1 评估入门

学习目标

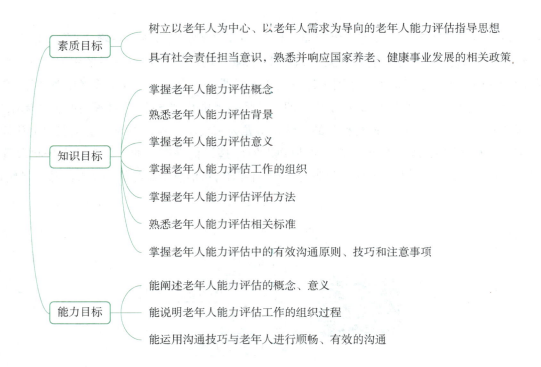

素质目标
- 树立以老年人为中心、以老年人需求为导向的老年人能力评估指导思想
- 具有社会责任担当意识,熟悉并响应国家养老、健康事业发展的相关政策

知识目标
- 掌握老年人能力评估概念
- 熟悉老年人能力评估背景
- 掌握老年人能力评估意义
- 掌握老年人能力评估工作的组织
- 掌握老年人能力评估评估方法
- 熟悉老年人能力评估相关标准
- 掌握老年人能力评估中的有效沟通原则、技巧和注意事项

能力目标
- 能阐述老年人能力评估的概念、意义
- 能说明老年人能力评估工作的组织过程
- 能运用沟通技巧与老年人进行顺畅、有效的沟通

情境导入

王＊玲,女,80岁,汉族,身高159厘米,体重51千克,现居住于幸福小区6栋104室。退休前是某厂会计,育有两个女儿,现与大女儿同住。有退休金,每月约4 000元。参加城镇职工医保,文化程度高中。配偶已于一年前去世。半年前突发脑卒中,现左侧肢体活动不灵,右侧尚可,日常生活需要家属协助。近两月来记忆力下降明显,老是忘记刚刚发生的事。半个月前在家中发生了一次跌倒,幸好身体无大碍。家属感觉家庭照护困难,希望到社区老年日间照料中心接受专业的养老服务。因此,老年人能力评估员上门为王奶奶进行第一次老年人能力评估。

请思考:
1. 什么是老年人能力评估?
2. 为什么王奶奶在接受养老服务之前要进行老年人能力评估呢?
3. 怎么组织老年人能力评估工作呢?评估有什么方法、工具和沟通技巧呢?

任务实施

评估入门任务实施流程,见图1.1.1。

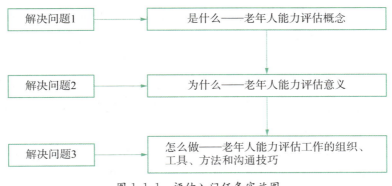

图 1.1.1 评估入门任务实施图

问题1 什么是老年人能力评估?

一、能力概念

能力是指个体顺利完成某一活动所必需的主观条件。老年人能力是日常生活活动能力、心理状态以及社会参与程度等多种因素综合作用的结果。老年人失能的依据是存在功能缺陷,且该缺陷需要替代护理。

二、老年人能力评估概念

评估,是指依据某种目标、标准、技术或手段,对收集到的信息,按照一定的程序,进行分析、研究,判断其结果和价值的一种活动;评估报告则是在此基础上形成的书面材料。

老年人能力评估,从狭义上来说是指对老年个体顺利完成某一活动所必需的主观条件的评估。2022年,我国民政部颁布《老年人能力评估规范》国家标准。该标准对老年人能力评估的定义是,由专业人员依据相关标准,对老年人个体的自理能力、基础运动能力、精神状态、感知觉与社会参与等进行的分析评价工作。通俗地说,老年人能力评估类似体检,体检的主要检查内容是人的健康或疾病状况,而老年人能力评估的主要内容是老年人独立生活的能力状况,这些能力包括老年人穿衣吃饭洗澡等自理能力、行走上下楼等基础运动能力、精神状态、感知觉与社会参与等。通过老年人能力评估,可以判断一个老年人生活能否自理、需不需要人照顾以及需要在哪些方面进行照顾等情况。老年人能力评估是养老服务中一项非常基础性的工作,对提升养老服务工作的专业化、精细化、个性化服务水平具有重要支撑作用。

本教材主要参照2023年修订的《老年人能力评估师国家职业标准》(职业编码:4-14-02-05)中三级/高级工、二级/技师工作要求,重点涵盖能力评估、环境评估和需求评估等评估内容。

问题2 为什么要进行老年人能力评估?

主题讨论

老年人能力评估的社会背景——我国人口老龄化背景对老年人能力评估工作有什么影响?国家出台过哪些与老年人能力评估工作相关的政策文件、法律法规、标准规范?

一、背景

国家统计局发布的《2023年国民经济和社会发展统计公报》显示,截至2023年年底,我国60周岁及以上人口达 2.97 亿人，占总人口 21.19％。其中，65 周岁及以上的老年人达 2 亿人，占比为 15.4％。当前，我国人口老龄化形势越来越严峻，进入中度老龄化社会。随着老龄化进程加快，失能失智、空巢、高龄老年人不断增多。据中国疾病预防控制中心公布的数据，2020 年我国失能老年人有 5 271 万人，预测到 2030 年，失能老年人数量可能会达到 7 765 万人。进入老龄化社会以来，我国呈现出老年人人口基数大、增速快、高龄化、失能化、空巢化趋势明显的态势，再加上我国未富先老、养老保障体系及养老服务体系不完善等国情，使我国的养老问题严峻。

规范开展老年人能力评估，是科学划分老年人能力等级、精准提供养老服务的迫切需要。文件《中共中央　国务院关于加强新时代老龄工作的意见》明确提出，要"建立老年人能力综合评估制度，评估结果在全国范围内实现跨部门互认"。《"十四五"国家老龄事业发展和养老服务体系规划》提出，要"统筹现有的老年人能力、健康、残疾、照护等相关评估制度，通过政府购买服务等方式，统一开展老年人能力综合评估，推动评估结果全国范围内互认、各部门按需使用，作为接受养老服务等的依据"。《国家基本公共服务标准（2021 年版）》要求：为 65 岁及以上的老年人提供能力综合评估，做好老年人能力综合评估与健康状况评估的衔接。

二、意义

老年人能力评估在养老服务中发挥着重要作用，具体如下：

对老年人和家庭来说，老年人根据需要参与评估，有助于了解自身的能力状况，可以更加合理地安排晚年生活，更有针对性地选择适宜的专业服务或者申请相关保障，保障自己的合法权益。老年人及其家庭也可以根据老年人的能力状况，及时采取一些预防衰老的措施，改善身体机能，给予老年人更有针对性的照顾。

对养老服务机构来说，可以根据评估结果更加准确了解每个老年人的服务需求，在征得老年人同意的前提下，制定个性化的照护服务方案，提高养老服务的适配性和效率，也能有效防范服务风险。按照养老机构相关管理规定，老年人入住养老机构首先就要进行能力评估。

对于政府有关部门来说，通过开展老年人能力评估，能够促进养老服务供需对接，提高政策措施的精准度。一是有助于科学规划、资源统筹。根据不同能力等级老年人的数量、比例、需求及趋势变化，可以提前做好养老服务发展的规划布局，将有限的社会资源发挥到最大效应。二是有助于政策找人、精准施策。"一人失能、全家失衡"，失能老年人照护是刚需，是养老服务的重点，许多政策都主要针对失能老年人，在这个时候，老年人能力评估就如同政策"守门人"，确保享受政策的都是符合失能条件的人。三是有助于强化监管、指导服务。失能老年人的能力部分或完全受损，有的甚至没有民事行为能力，对失能老年人的照护就需要格外用心。民政及有关部门对失能老年人的服务有特殊要求，通过能力评估，了解相关服务情况，可以加强对下级民政部门工作情况、养老服务机构规范服务情况的监督指导。

总之，老年人能力评估是养老服务中一项非常基础性的工作，对提升养老服务工作的专业化、精细化、个性化服务水平具有重要支撑作用。

三、我国老年人能力评估的发展

自 2013 年民政部出台《关于推进养老服务评估工作的指导意见》（民发〔2013〕127 号）并颁布行业标准《老年人能力评估》开始，各地民政部门陆续尝试开展老年人能力评估工作。特别是 2017 年民政部开展养老院服务质量建设专项行动，将老年人能力评估作为评价养老机构质量的重要指标。此后出台的国家标准《养老机构质量基本规范》和《养老机构等级划分与评定》，也将老年人能力评估作为重点要求，积极促进各地老年人能力评估标准的推行与使用。近年来，各地民政部门加强同卫健、医保、残联等部门合作,因地制宜推进评估工作开展,取得积极进展。北京、上海、浙江、山东等地制定了实施办法或地方标准,细化评估要求,强化部门联动和结果共享,成为养老服务工作的重要依据。根据各地的实践,开展老年人能力评估工作呈现以下发展趋势。

1. 标准制定

老年人能力评估标准既有国家标准,也有行业标准和地方标准。2023年民政部在《老年人能力评估》行业标准基础上,制定了《老年人能力评估规范》国家标准,该标准从自理能力、基础运动能力、精神状态、感知觉与社会参与四个维度进行评估。北京市《老年人能力综合评估规范》、上海市《老年照护统一需求评估标准》、广州市《老年人照顾需求等级评估规范》,各具特色。各地根据需求人数、评估力量、结果应用等实际情况,选取适合本地的评估标准。标准的确定,关系着老年人需求数量、评估成本,进一步影响到公共财政投入、养老服务资源供给,因此要提前预判,慎重选择。

2. 系统搭建

老年人能力评估数据采集、存储、管理、应用,需建设相应的评估信息系统。老年人能力评估信息系统开发要注重与现有信息系统对接,如公安户籍、残联评级、医疗保险、低保救助等信息。此外,还要做好数据安全工作,平衡信息公开与隐私保护的关系。

3. 队伍组建

人社部颁布实施的《老年人能力评估师国家职业标准(2023年版)》对评估技能和知识提出了要求,指明评估员职业化发展方向。民政部门在选择评估队伍时,可采取自行评估、委托机构、部门合作等方式。评估员以社工、医疗、护理人才为主。同时,还需加强评估队伍培训教育,提升职业道德和业务能力,确保评估质量。

4. 流程完善

老年人能力评估工作顺利开展,从政策制定、宣传推广,到申请提交、现场评估,再到记录保存、结果认定,有时还需重新评估、行政复议,涉及一套完整流程。流程设计需简洁高效,资料档案要完整可查,不断推进规范有序发展。

5. 资源整合

老年人能力评估工作,无论是政策制定还是资源供给、社区支持,都需要各部门密切配合、全社会共同努力才能完成。在经费筹集方面,要采取公共财政、社会资助、个人承担等多种方式相结合。

问题3　怎么样组织老年人能力评估?评估有什么方法、工具?评估中如何与老年人进行有效沟通?

一、评估组织

1. 评估主体

① 开展评估工作的机构应为依法登记的企事业单位或社会组织。

② 开展评估工作的机构应至少配置5名专/兼职评估人员。

③ 评估人员应具有全日制高中或中专以上学历,有5年以上从事医疗护理、健康管理、养老服务、老年社会工作等实务经历并具有相关专业背景,理解评估指标内容,掌握评估要求。

④ 应保护被评估老年人和评估员的尊严、安全和个人隐私。

2. 评估对象

需接受养老服务或资助的老年人。

3. 评估类型

（1）首次评估

老年人能力的首次评估对老年人、机构、社会都至关重要，首次评估是复核评估的基础。首次评估的时间需要评估机构与被评估的老年人或者监护人一起确定。对有条件的老年人，应尽可能预约到机构评估室进行评估。

（2）动态评估

动态评估系因出现特殊情况导致老年人能力发生明显改变而需进行的评估，也是老年人能力评估中的重要环节。首次评估后，如被评估老年人在半年内发生疾病或者其他意外，导致功能下降或者因为康复改善功能效果显著，被评估老年人本人、家属或者相关机构均可以提出动态评估，动态评估的结果也可以作为对老年人的照护内容、照护级别作相应调整的依据。

（3）复核评估

复核评估是因对评估过程和评估结果有异议，依据相关方的申请，组织机构的评估小组或评估专家或第三方评估团队对评估行为和评估结果进行评判分析的过程。按目前运行的长期照护保险规定，已申请长期照护险的老年人，应在首次评估通过后半年或者一年内进行复核评估。

4. 评估组织流程

（1）申请

由老年人本人或代理人对照本地政策的相关条件，向辖区内设立的评估受理渠道提出申请，无民事行为能力或限制民事行为能力的老年人可以由其监护人提出申请。

（2）受理和委托

辖区结合实际情况，依托社区事务受理服务中心、社区综合为老服务中心等实体开设现场受理窗口，或者通过开设网上受理形式，建立统一的受理渠道受理老年人的需求评估申请。受理渠道接到申请后在规定的工作日内进行评估对象的初审，根据初审情况及时报请市、区（县）民政部门，市、区（县）民政部门委托辖区内机构，组织评估团队开展评估工作。

（3）评估调查

市、区（县）级评估机构应在申请正式受理日起规定的时间（具体规定根据当地文件精神，如上海市是10个工作日）内完成评估工作。

（4）约定评估调查时间、地点及相关准备工作

评估可以分为上门评估和评估点评估。上门评估的，评估员登门前应先预约，告知评估时间，并要求一名老年人的监护人或亲属在评估调查现场。

（5）评估调查实施

评估机构接到市、区（县）民政部门的评估安排后，及时与评估对象约定时间、地点等事宜，应至少派两名评估员对评估对象进行评估。

（6）结果确定

评估机构收集好评估对象的信息后，确定评估对象的能力及护理等级，撰写《老年人能力评估报告》，评估员分别签字，老年人签字或盖章。如果老年人不能签字或者盖章，由家属代签，就需要家属提供身份证复印件；老年人不能签字或者没有章，且没有家属陪同，老年人按手印，社区人员签字确认。

（7）结果告知与查询

市、区（县）级评估机构将评估结果反馈至社区（村）评估受理渠道。社区（村）应将市、区（县）民政部门同意的，拟享受养老服务援助的评估意见在社区（村）予以公示，并告知申请人或其法定代理人，负责对评估结果的查询。

(8) 复核和终核

评估后评估对象或法定代理人或为老服务组织(机构)对评估结果有异议的,在收到评估结果之日起规定时间内向原申请评估的受理渠道提出复核申请,市、区(县)级评估机构应在符合申请受理日起规定时间内完成复核,并反馈至受理渠道,受理渠道负责通知申请人或其法定代理人。

申请人或其法定代理人对复核结果仍有异议的,可在收到复核结果之日起规定时间内提出终核申请。市、区(县)民政部门指定不同的市、区(县)级评估机构进行终核。终核结果为最终结果,申请人或其法定代理人在接到终核结果后,原则上一年内不得再就同一评估结果提出申请。评估员连续三次出现有效投诉的,取消其评估资格。

(9) 评估的有效期

老年人能力评估应为动态评估,在接受老年人能力评估前进行初始评估,若无特殊情况,至少每年定期评估一次,出现特殊情况导致能力发生变化时,应进行即时评估。

可根据失能等级确定评估结论有效期,其中重度失能等级评估有效期一般不超过 2 年,具体时长参考本地相关政策。评估结论有效期内,申请人生活自理能力发生变化的,可以重新申请评估。

二、评估方法

每次评估至少由两名评估员同时进行,基本方法有如下几种。

① 测试法:借助生理、心理、社会功能等方面标准化的评定量表进行评估。量表经标准化设计,具有统一的内容、统一的评价标准,且具有良好的信度、效度和灵敏度。

② 提问法:提问法一般在了解总体情况时使用较多,是指通过提问的方式来收集资料,进行评价,包括口头提问和问卷提问。提问时尽量让老年人本人回答问题,当老年人本人无法回答时,可请主要照顾者提供并描述说明日常照顾时的相关信息。

③ 观察法:直接观察老年人对应评估表中相关行为动作完成的实际情况,观察老年人的真实反应,弥补提问法主观性强、可能与实际表现不符的缺陷。

④ 档案查阅法:通过查阅老年人相关病例、临床检查报告等档案资料了解老年人的生理心理等健康状态,为评估定级及服务方案设计寻找参考依据。

三、评估工具

按照客观公正、科学规范的评估原则,老年人能力评估应该以评估标准为工具,逐步统一工作规程和操作要求。为保证老年人能力评估工作的标准化,国家相关部委制定了老年人能力评估的国家标准或行业标准,规定了老年人能力评估工作的服务对象、流程、标准化工具和等级评定方法等要素。

我国近年来发布的主要国家标准、行业标准或行业标准化文件包括:民政部发布的《老年人能力评估》(MZ/T 039—2013)行业标准;国家卫健委发布的《老年人能力评估标准表(试行)》(2019 年);国家医保局和民政部联合发布的《长期护理失能等级评估标准(试行)》(2021 年);2022 年,民政部更新了《老年人能力评估》行业标准,发布了《老年人能力评估规范》(GB/T 42195—2022)国家标准。近年来,部分地市也出台了相应的地方标准。这些标准都是对老年人进行能力评估工作的规范。

1.《老年人能力评估规范》

(1) 标准制定的背景和意义

随着近年来我国人口老龄化程度的不断加深和长期照护服务的迫切需要,民政部 2013 年颁布的《老年人能力评估》行业标准在应用场景、指标覆盖面等方面需要及时作出调整和完善。为贯彻落实中共中央、国务院印发的《国家积极应对人口老龄化中长期规划》以及《国务院办公厅关于推进养老服务发展的意见》文件中关于健全老年人长期照护服务体系、完善全国统一的老年人能力评估标准的部署,落实《国家基本公共服务标准(2021年版)》中关于为老年人提供能力综合评估的要求,民政部在原《老年人能力评估》行业标准基础上,申请获批了《老年人能力评估规范》国家标准立项,并组织编写形成了征求意见稿,面向社会公开征求意见。2022年,《老年人能力评估规范》正式发布并实施。

(2) 标准主要内容

国家标准《老年人能力评估规范》在原《老年人能力评估》行业标准基础上对评估指标、等级划分方法等方面均作出调整。一是对原有的4个一级指标名称进行调整,二级指标数从原来的22个,增加到26个。一级指标调整为自理能力、基础运动能力、精神状态、感知觉与社会参与,反映了老年人能力评估的四个维度。26个二级指标包括:自理能力的8个二级指标、基础运动能力的4个二级指标、精神状态的9个二级指标、感知觉与社会参与的5个二级指标。二是计分方法由原来的4个一级指标分别计分,进行分量表的等级划分,再使用综合评价技术,进行总量表的等级划分,修改为分别进行二级指标的计分,加和各个一级指标总分,再加和总分。调整后的计分方法简化,便于操作者掌握使用。三是等级划分由原来的分量表综合评价技术得出等级,修改为总分直接进行等级划分的模型,便于使用者对等级划分的理解和使用。总之,《老年人能力评估规范》评估内容更为全面,条目评分更为细致,在认知功能评估方面更为完整和科学,可以为认知功能障碍老年人提供功能评估。

资料

《老年人能力评估规范》的具体运用将在本教材项目二详述。扫码可查看该标准,或至"复旦社云平台"(www.fudanyun.cn)下载。

2.《老年人能力评估标准表(试行)》等

(1) 标准制定的背景和意义

为指导各地提供老年护理服务的医疗机构规范开展老年护理需求评估和服务工作,精准对接老年人特别是失能老年人护理服务需求,提高老年人群健康水平和生活质量,国家卫健委于2019年与中国银行保险监督管理委员会、国家中医药管理局,联合发布了《关于开展老年护理需求评估和规范服务工作的通知》(国卫医发〔2019〕48号)。通知以附件的形式发布了《老年人能力评估标准表(试行)》。同时,以附件发布的还有四个文件,分别是:《老年综合征罹患情况(试行)》《护理需求等级评定表(试行)》《护理服务需求评定表(试行)》和《护理服务项目建议清单(试行)》。

(2) 标准主要内容

《关于开展老年护理需求评估和规范服务工作的通知》属于国家卫健委发布的行业标准类文件。该文件要求提供老年护理服务的医院、护理院(站)、护理中心、康复医疗中心、社区卫生服务中心、乡镇卫生院、医养结合机构中的医疗机构,以及通过家庭病床、巡诊等方式为居家老年人提供上门医疗护理服务的相关医疗机构等卫健委下属的机构执行《老年人能力评估标准表(试行)》等标准。评估对象是60周岁以上需要护理服务的老年人。

《老年人能力评估标准表(试行)》规定了老年人日常生活活动能力、精神状态与社会参与能力、感知觉与沟通能力3个维度评估的工具,即3个评分表。根据每个评分表的分值,按照日常生活活动能力得分情况确定区间,再分别结合精神状态与社会参与能力以及感知觉与沟通能力分值确定老年人能力等级。该标准将老年人能力评定为4个等级,即完好、轻度受损、中度受损、重度受损。

《老年综合征罹患情况(试行)》用于采集被评估对象的老年综合征信息。《护理需求等级评定表(试行)》规定了护理需求的等级,分为0～4共5个等级。这些等级是根据老年人能力分级和老年综合征罹患情况来制定的。《护理服务需求评定表(试行)》是前面三项评定表的结果报告表,包含被评估人信息和前面三项评估的情况和结果。《护理服务项目建议清单(试行)》列出了4大类共73项护理项目。国家卫健委要求医疗机构根据老年人护理需求评估结果和实际情况,科学提供适宜的护理服务类型和服务内容。医疗机构可根据具体实际增加或细化清单的服务项目,制订有针对性的护理服务措施,确定服务项目和频次。

老年护理需求评估在项目五任务2详述。扫码可查看该标准,或至"复旦社云平台"(www.fudanyun.cn)下载。

3.《长期护理失能等级评估标准(试行)》

(1) 标准制定的背景和意义

为推进长期护理保险制度试点,协同促进养老服务体系建设,2021年国家医保局会同民政部发布了《长期护理失能等级评估标准(试行)》。

长期护理保险是为因年老、疾病或伤残而需要长期照顾的被保险人提供护理服务费用补偿的健康保险。我国长期护理保险制度建设始于2016年,当时人力资源和社会保障部印发了《关于开展长期护理保险制度试点的指导意见》。当年全国共15个城市参加了长期护理保险制度的试点工作。经过几年的探索,2020年国家医保局发布《关于扩大长期护理保险制度试点的指导意见》,推进长期护理保险制度试点,新增一批试点城市。《长期护理失能等级评估标准(试行)》是长期护理保险失能等级评估的标准化工具,是民政部门老年人护理补贴发放对象资格认定的工具。该标准也被推荐作为养老机构老年人入住评估的参考工具。

(2) 标准主要内容

《长期护理失能等级评估标准(试行)》是由国家医保局、民政部联合发布的行业标准。该标准规定了长期护理失能等级评估的术语和定义、评估指标、评估实施及评估结果等。该标准规定的评估对象为提出评估申请,符合试点地区医保部门相关规定,并通过受理审核的长期护理保险参保人员。该标准规定,评估实施的主体为长期护理保险定点评估机构及其评估人员或其他符合试点地区医保部门相关规定的、具备相应资质的评估机构及评估人员等。

该标准将长期护理定义为:在持续一段时间内给失能人员提供一系列基本生活照料和与之密切相关的医疗护理。该标准规定的评估指标分为3个一级指标和17个二级指标。3个一级指标包括日常生活活动能力、认知能力、感知觉与沟通能力。这些一级指标与民政部2013年颁布的《老年人能力评估》、国家卫健委2019年颁布的《老年人能力评估标准表(试行)》规定的评估维度相似。

该标准对评估结果从指标得分、等级划分、评估结论三方面进行了规定。根据该标准,长期护理失能等级被划分为基本正常、轻度失能、中度失能、重度失能Ⅰ级、重度失能Ⅱ级、重度失能Ⅲ级。该标准可扫码查看,或至"复旦社云平台"(www.fudanyun.cn)下载。

资料

四、评估中的有效沟通

1. 评估中的沟通原则

① 真挚。用坦诚的态度与对方交往,使老年人感受到一种真挚的关心。沟通中不管用什么方法和技巧,首先应该是真挚。例如,有的老年人在接受评估时质疑评估工作是否能帮他解决实际问题,评估员不能简单敷衍和轻易保证,而是真诚感谢老年人对工作的配合,坦诚交流工作中的不足,以及期望得到老年人好的建议,以便更好地做好服务。

② 接纳。老年人大部分缺乏安全感,希望得到别人的关怀及接纳,故需以爱心及体谅去接纳他们。在评估工作中,老年人常常把评估员当作倾诉对象,诉说对社会对机构对家庭对生活的种种不如意,不管他们的说法是否合理,是否现实,我们首先做的是理解和接纳,而不是辩解。接纳老年人不是等于承认他们所有的观点和做法,而是把他们当成独特的有尊严的个体去接纳。老年期是个体经历各种丧失的时期,不安全感难免增多,评估员的关心、接纳和体谅会增加老年人的安全感和信任感。

③ 尊重。老年人常感无用,容易产生自卑心理,给予明显尊重、支持,可增强其自爱和自尊心,提升其

自我形象。通过言行表示对老年人的尊敬和重视,既是一种礼仪修养的表现,也是一种沟通的技巧。人往往会喜欢尊重自己的人,老年人更是如此。在称谓上投其所好,在观点上表示理解和重视,都能满足老年人被尊重的需要。例如,有的老年人很自豪自己之前是校长,我们就尊称为某某校长,再认真倾听他对教育的看法等,很快就能拉近与老年人的距离。

④ 主动。老年人大多是处于被动、自信心差、对人有戒备心的状态,因此评估员要积极主动去接触他们,使他们感到被关心。与老年人进行沟通时,我们可以先介绍自己,谈些老年人熟悉的话题和内容,让老年人更容易参与到沟通中来,给老年人更多获取自信的机会;也可以通过游戏手段,让老年人放松,减少紧张焦虑和戒备之心,让老年人体验与人沟通的乐趣,减少被动。

⑤ 耐心。老年人多有一些不愉快的生活经历,需要耐心地聆听和处理。评估员容易成为老年人倾诉的对象。老年人可能反复诉说同一件事情,反复诉说的事情在老年人心中往往很重要,可以适当问问老年人对此事的感受和期望,以此传达我们对话题的兴趣和耐心。

⑥ 个人化、独特性。每一位老年人都应被视为独立的个体,有不同的特质与需要,除基本态度与技巧外,要根据当时的情况,作出适宜的行动和反应,这样才能有效地建立良好的关系,达到期望的沟通效果。为了了解老年人的个性特点和需要,可以提前向老年人的家属或照护人员了解老年人的基本情况,如老年人的喜好、忌讳等,以便正式接触老年人时,沟通能畅通和顺利。沟通中除基本态度与技巧外,仍要顺应情况,作出适宜的行动,这样才能有意义地建立良好关系及大致所期望的效果。

2. 评估中的沟通技巧

① 充分准备,建立信任关系。穿上工作服,佩戴工作牌,有礼貌地称呼老年人,亲切问候老年人,结合自己的身份,并适当地进行寒暄,介绍评估目的、内容、所需时间等,以建立信任关系。

② 有效沟通,获取真实资料。沟通的三个行为是:听、说、问,即有说的行为、听的行为和问的行为。一个有效的沟通技巧就是由这三种行为组成的。评估员在沟通的时候,一定要掌握良好的沟通技巧,听、说、问三种行为都要出现,并且这三者之间的比例要协调。

听:倾听能鼓励老年人倾吐他们的状况与问题,这种方法能协助我们找出解决问题的方法。倾听技巧是产生有效影响力的关键,而它需要相当的耐心与全神贯注。成功的倾听需要向对方表达三个要素:我在听、我听懂了和我很关心。倾听技巧由四个方面组成,分别是鼓励、询问、反应与复述。鼓励:促进对方表达的意愿;询问:以探索方式获得更多对方的信息资料;反应:告诉对方你在听,同时确定完全了解对方的意思;复述:用于讨论结束时,确定没有误解对方的意思。

说:适时地说些引导性的话,如"嗯""是的""接下来""真的""的确"等。

问:根据评估的目的,运用不同提问方式展开话题,收集材料和信息。常用的提问方式有开放式提问和封闭式提问。开放式提问,是指向老年人提出比较概括、广泛、范围较大的问题,对回答的内容限制不严格,给对方以充分自由发挥的余地。例如,"老人家,您中午吃的什么菜啊?"就是开放式提问。封闭式提问是指提出答案有唯一性、范围较小、有限制的问题,提问时给对方一个框架,让对方在可选的几个答案中进行选择。这样的提问能够让回答者按照指定的思路去回答问题,而不至于跑题。例如,"您自己穿衣服吗?"就是封闭式提问。

3. 评估中沟通的注意事项

① 关注细节:评估过程中要善于从老年人的非语言以及环境细节中观察出评估需要搜集的信息。例如,老年人的大小便失禁是很隐私的问题,有时从体味也可以获取信息。老年人一人在房间,开着电视机,音量很大,可以预估其听力状况不是很好,这时评估员要注意运用手势、图片、面部表情或者纸笔等形式增进交流。

② 及时表扬:在评估中积极肯定老年人表现好的点点滴滴,给老年人满足感和欣慰感。得到肯定和

表扬后,老年人一般都更开心,谈话也更主动和积极,评估气氛更轻松自然。评估员在评估中要善于捕捉老年人的闪光点。例如,在评估中有的老年人可能很配合,评估员要及时肯定老年人的善解人意;有的老年人现有生活条件一般,但表现得心态很好,评估员可肯定其乐观积极;有时,适时向老年人请教求助,也是一种很好的肯定和赞扬形式。

③ 表达感激:感谢老年人及家属的配合。感谢和赞美仅仅在心里是不够的,评估员还要表达出来,让老年人及家属感受到。例如,表达谢意时,面向老年人或其家属,身体前倾,眼睛要注视着对方,态度诚恳,喊出对方的尊称。

④ 出入礼貌:来去都要礼貌地打招呼,进门需要问候,结束后要致谢道别。这是沟通中的礼仪,也是评估工作中的礼仪。按门铃不要着急,先按一下,隔一会再按;敲门时,一般先敲三下,隔一会再敲几下,声音和节奏要适中,不可太吵太急躁。门虚掩着时,也要先敲门经同意再入内。进门按照老年人的指引就座,如果在老年人卧室,不可随便坐在床上;离开时,如果用鞋套或换了鞋,整理好致谢后再离开。

知识测验

扫码进行在线知识测验。

在线测验

拓展训练

请到养老机构或评估机构寻找一位老年人能力评估师,对其进行一次小采访。

1. 请提前准备好采访提纲,内容应包括老年人能力评估师的工作内容、工作流程、岗位职责、职业素质等。

2. 采访结束后形成一篇心得感受,谈谈自己对老年人能力评估工作的了解和看法。

任务 2　老年人能力评估师职业认知

学习目标

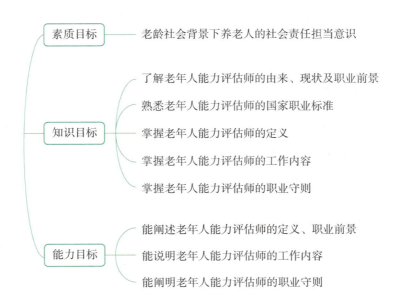

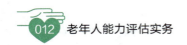
情境导入

段＊，女，大学毕业后进入养老服务行业工作近5年，为中级养老护理员，是某机构的护理主管。段主管常感觉工作难以开展，原因是机构对老年人综合能力判定没有明确的鉴定标准及依据，老年人的照护级别常常难以精确定级，由此老年人及家属时常会因照护费用问题与她的部门人员产生矛盾。另一些时候会因为老年人照护级别问题，被上级领导质疑。段主管非常苦恼，希望有专业人员在老年人入住前或入住过程中能对其能力情况进行评估，确定老年人能力等级，为老年人制定个性化、专业性的照护方案提供依据。2023年，段主管在民政部官网上看到《老年人能力评估师国家职业标准》颁布，非常兴奋。详细了解老年人能力评估师工作内容与鉴定标准后，她第一时间报名考试并取得了老年人能力评估师（三级）证书。

请思考：
1. 什么是老年人能力评估师？
2. 为什么要颁布老年人能力评估师职业标准？
3. 老年人能力评估师的工作内容有哪些？老年人能力评估师的职业守则有哪些？

任务实施

老年人能力评估师职业认知任务实施流程，见图1.2.1。

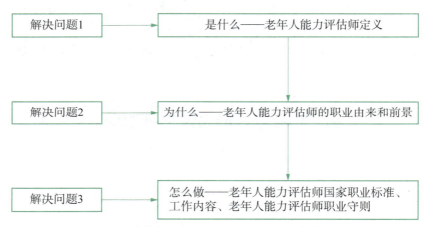

图1.2.1 老年人能力评估师职业认知任务实施图

问题1 什么是老年人能力评估师？

一、老年人能力评估师定义

国家人力资源和社会保障部《老年人能力评估师国家职业标准（2023年版）》中将老年人能力评估师定义为：为有需求的老年人提供日常生活活动能力、认知能力、精神状态等健康状况测量与评估的人员。

二、老年人能力评估师的社会责任和义务

1. 客观、公正地进行评估

老年人能力评估师必须做到客观、公正地向法定相关机构提供评估结果，严禁弄虚作假，一旦发现弄虚作假行为应主动制止和举报。

2. 维护社会公共利益

老年人能力评估师在老年人能力评估工作中应兼顾整体社会的公共利益,当被评估者因个人原因可能危害社会公共利益时,评估师要以社会公共利益为重,劝导被评估者要遵守个人利益服从社会公共利益道德准则。

3. 积极推动我国健康、养老事业发展

老年人能力评估师应熟悉并积极响应我国健康、养老事业发展的相关政策,主动学习新技能、新知识,以便更好地服务于老年人群体,推动我国健康、养老事业的发展。

问题 2　为什么要推出老年人能力评估师职业?

> **主题讨论**
>
> 我国人口老龄化背景下为老年人提供优质服务的前提是什么?您了解老年人能力评估师国家职业标准吗?

一、职业由来

《中华人民共和国老年人权益保障法》明确:"国务院有关部门制定养老服务设施建设、养老服务质量和养老服务职业等标准,建立健全养老机构分类管理和养老服务评估制度。"养老服务评估制度是保障社会化养老服务体系中服务供给方、支付方、监督管理部门权益的基础。2020 年,人力资源和社会保障部联合国家市场监管总局、国家统计局发布的 9 个新职业中包含老年人能力评估师这个职业。老年人能力评估师是养老行业诞生的首个专业评估类职业,标志着我国在积极应对人口老龄化、推进老龄事业发展和医养结合、有效破解养老服务需求与专业人才供给矛盾方面,迈出了坚实步伐。

二、职业现状

① 我国有超过 3 000 万老年人需要通过规范的老年人能力评估来确定领取政府福利补贴资格。

② 我国现在有超过 200 万人住在养老机构里,老年人进入养老机构前需要初始评估,入住过程中需要复评,以最终确定老年人照护级别。

③ 目前,老年人能力评估师对信息化的把握和接纳程度较高,参加培训持证上岗后能遵守职业操守。

④ 目前,取得老年人能力评估师(高级工)职业技能证书者以女性居多,约占 77%;年龄在 26～45 岁的年轻评估师占比较大,约 65%;超过 30% 的老年人能力评估师来自护理专业,其次为临床医学专业、企业管理专业及有社会工作者身份背景的从业者。

⑤ 老年人能力评估是养老机构不可或缺的工作,是提供不同等级照护服务的基本依据。在养老机构从业的老年人能力评估师占比大于 60%,第三方评估机构中从业者占比不高。

三、职业前景

1. 人才缺口巨大

《国家基本公共服务标准(2021 年版)》明确承诺:民政部牵头负责为 65 岁及以上的老年人提供能力综合评估,做好老年人能力综合评估与健康状况评估的衔接。目前,我国 65 岁以上老年人已达 2.6 亿人,按规定开展全员即时性、周期性及复核评估测算,工作量大而繁重,急需补充和培训合格的老年人能力评估师。

2. 能力评估工作常态化

老年人长期护理险已从社保试点进入商业保险领域，开始进入全面推行阶段。没有人才即没有规范评估，没有规范评估更没有给付依据。我国老龄化程度日益严重，目前老年人能力评估师从业者人数小于10万人，未来将需要约300万名老年人能力评估师为老年人提供机构评估服务，故而老年人能力评估师是长期护理险推行的刚性需求。

问题3　老年人能力评估师工作内容是什么？应遵循哪些职业守则？

一、《老年人能力评估师国家职业标准（2023版）》介绍

《老年人能力评估师国家职业标准（2023版）》以《中华人民共和国职业分类大典（2022年版）》为依据，严格按照《国家职业标准编制技术规程（2023年版）》有关要求，对老年人能力评估师的职业活动内容进行规范细致描述，对各等级从业者的技能水平和理论知识水平考核进行明确规定。老年人能力评估师职业编码为4-14-02-05。该标准依据有关规定将老年人能力评估师职业分为三级/高级工、二级/技师、一级/高级技师三个等级，包括职业概况、基本要求、工作要求和权重表四个方面的内容。该标准可扫码查看，或至"复旦社云平台"（www.fudanyun.cn）下载。

资料

该标准职业概况部分对职业定义、职业技能等级、职业能力、职业技能鉴定等要求进行了规定。基本要求部分，对这一职业从业者必须具备的职业道德和基础知识进行了规定。工作要求部分，对各级职业技能等级人员的职业功能、工作内容、技能要求和相关知识要求分别进行了规定。各职业技能等级在上述方面工作要求上各有侧重，技能等级越高，工作内容越复杂，技能要求越高。权重表部分分为知识权重表和技能权重表，对各职业技能等级所需要具备的知识板块和技能要求规定了具体权重值。权重值为职业技能培训和鉴定提供了量化的依据。

二、老年人能力评估师的工作内容

目前，老年人能力评估师分为：在第三方老年人能力评估机构任职的专职评估师；由养老机构从业人员担任的兼职评估师。他们的工作内容主要包括：

① 采集、记录老年人的基本信息和健康状况。
② 评估老年人日常生活活动能力。
③ 测量与评估老年人自理能力、基础运动能力、精神状态、感知觉与社会参与能力。
④ 依据测量与评估结果，确定老年人能力等级。
⑤ 出具老年人能力综合评估报告。
⑥ 为老年人能力恢复提出建议。

三、老年人能力评估师的职业守则

一是恪守独立，客观公正。

老年人能力评估师要做到恪守独立，客观公正。第一，要有良好的职业道德，不受任何私心杂念的影响。不带偏见，排除个人感情，以客观事实为依据，遵守老年人能力评估基本程序。第二，要不断加强学习，不断提高自己的理论水平和业务素质。第三，评估机构、评估师和评估对象之间没有现实或潜在的利益关系，否则，坚持回避。第四，在评估中不受委托人等外部因素的干扰，不屈从于外部压力。

二是遵纪守法，诚实守信。

作为老年人能力评估师需要：第一，加强学习，做到知法、讲法、守法，自觉学习各种法规（包括宪法、法律、行政法规、地方性法规、单行条例、国务院部门规章和地方政府规章等规范性文件）。一个合格的老

年人能力评估师必须具有法律意识,掌握相关的法律规定,做到知法、讲法、守法,不仅在为老服务中注意把法律知识加以运用,而且在自己的工作和生活中增强法治观念,遵守法律规定,履行法律义务,杜绝违法犯罪行为。第二,自觉遵守公序良俗和规章制度。老年人能力评估师作为为老服务人员更应该积极、主动、自觉地遵守社会公德,遵守和维护公共秩序,遵守公共生活准则,遵守公序良俗和有关规章制度,保证工作任务的出色完成。第三,不做任何违法违纪的事,同违法违纪行为作斗争。老年人能力评估师通过学习要将相关法律条文内容化作自己的自觉行动,增强法治观念,遵守法律规定,履行法律义务,杜绝违法犯罪行为,坚决同一切违法违纪行为作斗争。第四,诚实不作假,讲究信用。做到诚实不说谎话,说话算数。做到言行一致,表里如一。严格按照《老年人能力评估师国家职业标准》的要求,客观、公正、如实、准确地为服务对象进行评价并向相关机构提供真实的评估结果。

三是科学严谨,专业规范。

作为老年人能力评估师,在开展评估工作时,必须做到科学严谨、专业规范。第一,学习并用好老年人能力评估师技能标准和操作规范。认真研读《老年人能力评估师国家职业标准》以及民政部、国家卫健委、国家医保局等部门和各地方出台的相关评估标准,学习老年人能力评估每一项操作的技术规范,确实成为一个专业人员,能够进行专业、熟练、精准评估。第二,坚持科学评估,精益求精。老年人能力评估师在工作中要以饱满的工作热情,为服务好每一位老年人而努力,杜绝粗心大意、马马虎虎。第三,平时养成严谨、认真、仔细的工作和思考习惯。

四是友善老人,理解尊重。

第一,学会换位思考,懂得理解和尊重。在开展老年人能力评估中出现异常,或者数次评估都没完成时,要理解和尊重老年人,不要抱怨,不要急躁,学会宽容,学会换位思考。第二,从多方面去主动关心关爱老年人。无论是通过肢体语言还是其他形式,让老年人感到温馨,没有压力,和老年人说清楚做评估是为了让老年人更好地生活,得到更精准的服务,帮助他们解决难题等。第三,要从老年友善文化建设、友善氛围营造、健康宣教、设施设备适老化改造等方面帮助老年人,让老年人自觉快乐地配合,完成能力评估。友善老人,不仅是一种美德,更是老年人能力评估师的一种义务与责任。

五是热情服务,勤勉尽责。

第一,在工作中始终都应该对老年人充满热情、耐心,不厌其烦地帮助他们,而不是漠不关心、机械评估。第二,在老年人对评估某方面有疑问时,要认真倾听,耐心、细致、真诚地回答,不因老年人表达的内容而指责他们,对他们表现出热情和耐心。第三,树立崇高的理想,专心做好工作。老年人能力评估师要牢固树立正确的世界观、人生观和事业观,以礼待人,平等交流,办事公道,面对工作不推辞,面对老年人权益不含糊,踏踏实实、勤勤恳恳做好本职工作。第四,热爱本职工作。老年人能力评估师要以正确的态度看待自己的工作,认识到自己工作的重要性和社会意义,对自己的工作要有极强的荣誉感和责任感,全身心地投入自己所从事的工作中。

六是以人为本,保护隐私。

第一,要充分考虑老年人的合理合情合法要求。在评估过程中,老年人能力评估师要从老年人合理需求出发,为老年人着想,客观公正地对老年人进行评估。老年人对评估时间、地点、结果不满意或认为不恰当的,可以考虑组织重新评估,或更换评估师、评估机构进行评估。第二,确保评估过程中老年人的隐私不能暴露或外泄。无论评估开始前评估师看到或了解的,还是评估操作过程中身体部位或其他隐私和评估后的结果及相关信息都不能随意外泄或传播。第三,要让老年人感到评估安全、放心。保护个人隐私的关键,是让老年人在感到安全可控的前提下评估,这也是一种以人为本的体现。

知识测验

扫码进行在线知识测验。

拓展训练

您想成为一名老年人能力评估师吗？了解一下本地老年人能力评估师职业鉴定的途径和方法吧。

任务 3 评估准备

学习目标

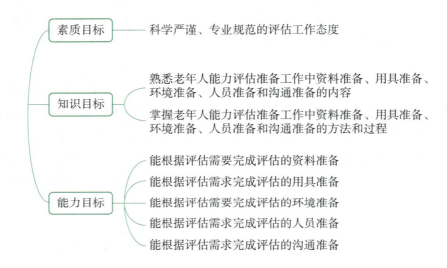

- 素质目标 —— 科学严谨、专业规范的评估工作态度
- 知识目标
  - 熟悉老年人能力评估准备工作中资料准备、用具准备、环境准备、人员准备和沟通准备的内容
  - 掌握老年人能力评估准备工作中资料准备、用具准备、环境准备、人员准备和沟通准备的方法和过程
- 能力目标
  - 能根据评估需要完成评估的资料准备
  - 能根据评估需求完成评估的用具准备
  - 能根据评估需要完成评估的环境准备
  - 能根据评估需求完成评估的人员准备
  - 能根据评估需求完成评估的沟通准备

情境导入

[基本信息]姓名：张＊玲；性别：女；年龄：74岁；体重：52千克；身高：166厘米。居住于幸福小区2栋301房。某国企会计退休，每月退休金4 000元，有职工医保。文化程度高中，无宗教信仰，育有一子。现与儿子一同居住。

[既往病史]高血压、糖尿病、脑梗塞后遗症。

[目前状况]张奶奶目前左侧肢体活动障碍，右侧尚可，意识清晰，可交流。日常生活需要家属协助。张奶奶老伴于三年前去世，现与独生子同住。儿子感觉家庭照顾困难，张奶奶希望入住幸福里颐养院接受专业的养老服务。评估员将上门为张奶奶进行第一次老年人能力评估。

请思考：
1. 老年人能力评估的评估准备有哪些内容？
2. 老年人能力评估的评估准备过程是什么样的？

任务实施

老年人能力评估的评估准备任务实施流程，见图1.3.1。

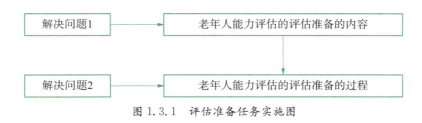

图1.3.1 评估准备任务实施图

问题1 老年人能力评估的评估准备有哪些内容？

一、资料准备

资料准备需要核对被评估老年人身份、地址、家属或照护人等基本信息；收集被评估老年人预约评估、过往评估或复评（核）有关信息；以及选择相应的评估量表、评估系统等。

1. 核对被评估老年人身份、地址、家属或照护人等基本信息

（1）核对信息的原则

核实信息是核对老年人的身份、地址、家属或照护者等基本信息。比如，老年人的姓名、性别、身份证号、居住地址等，老年人的家属/照护者/联系人的相关信息，如姓名、与老年人的关系、电话号码等。老年人的家属/照护者/联系人的相关信息必须真实、可靠，可根据填写的信息联系到该家属或照护者。

信息鉴别与核实应遵循准确客观、全面仔细的原则。在鉴别与核实的过程中，应确保信息准确客观，不可带有主观臆想的信息。同时，要确保鉴别与核实信息全面仔细，不可丢三落四，漏掉信息。

（2）核对信息的方式和方法

① 留存相关证件及复印件：确认老年人身份时，需要对方提供身份证、社保卡等相关身份证明材料。

② 核对老年人证件信息：根据老年人提供的证件核实其姓名、性别、身份证号和居住地址，居住地址与身份证上信息不符、不一致时，需与其本人或家属进行核对确认。

③ 核对老年人家属/照护者/联系人相关信息：核对老年人的家属/照护者/联系人的相关信息时，需要提供关系证明材料。

2. 收集被评估老年人预约评估、过往评估或复评（核）有关信息

（1）收集信息的原则

收集老年人预约评估、过往评估或复评（核）有关信息时应遵循真实准确、合理必要、前后一致的原则。即在采集信息的过程中，应根据真实情况客观准确收集，不可妄加推断；遵循个人信息收集的有关规定，在规定的范围内采集合理必要的信息，不可借题发挥过度收集信息，侵犯隐私；信息采集后要核对信息与相关证件、资料一致，不能出现多个表格同一类型信息前后矛盾的问题。

（2）收集信息的方式和方法

可通过电话、网络、面对面沟通等形式联系老年人或其联系人，了解其评估预约情况及过往评估及复评（核）的相关信息，并做好相关记录。

3. 选择合适的评估量表

量表是一种测量用具，它试图通过对主观或抽象的概念进行定量化测量，对事物的特性变量用不同的规则分配数字，形成不同测量水平的测量量表，又被称为测量尺度。除了老年人能力评估量表，评估量表还包括涉及认知检测、康复评定、步态平衡、社会支持、环境评估等所需的量表。应该根据老年人的基本情况和评估项目,选择适合的评估量表或者评估系统。

二、用具准备

1. 评估用具配备

(1) 记录用具

记录用具有:笔、纸,或者信息化评估用的平板电脑等电子便携设备(安装相应的软件)。

(2) 身体基础检测设备

常见的身体基础检测设备包括体温计、血压计、血糖仪、血氧仪、身高体重仪以及一次性压舌板、皮尺、听诊器等,必要时配备便携式心电图机。

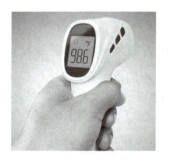

图1.3.2 体温计

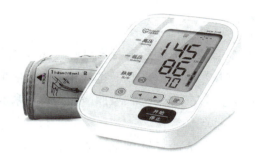

图1.3.3 血压计

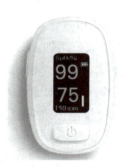

图1.3.4 血氧仪

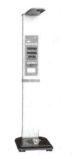

图1.3.5 身高体重仪

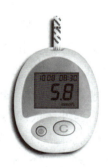

图1.3.6 血糖仪

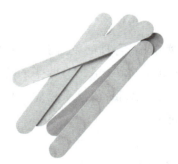

图1.3.7 一次性压舌板

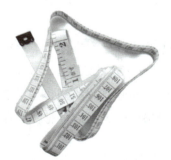

图1.3.8 皮尺

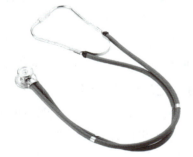

图1.3.9 听诊器

(3) 评估用具

根据不同的评估项目,需要使用不同的评估用具。例如,根据《老年人能力评估规范》进行老年人能力评估,需要准备护理床、轮椅、移动台阶、视力测试卡、地标尺或卷尺、报纸、声音播放器等。

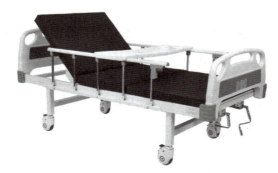
图 1.3.10　护理床

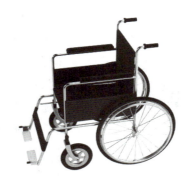
图 1.3.11　轮椅

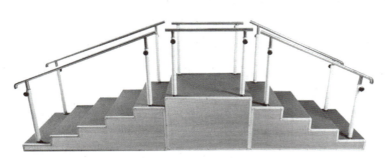
图 1.3.12　移动台阶

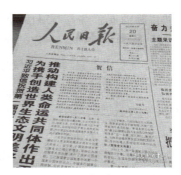
图 1.3.13　普通报纸

（4）辅助用具

即老年人在日常生活中使用的一些辅具，评估可以在使用辅具的状态下进行，如拐杖、助行器、助听器、老花镜、放大镜、坐便器、进食辅具、洗漱辅具、穿脱衣辅具等。

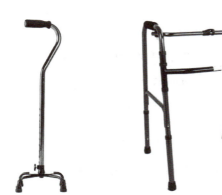

图 1.3.14　手杖　　　图 1.3.15　助行器　　　图 1.3.16　助听器

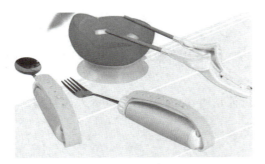
图 1.3.17　进食辅具

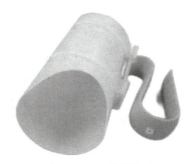
图 1.3.18　洗漱辅具

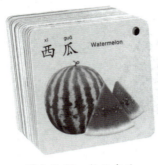

图 1.3.19 物品卡片

（5）替代性用具

提前了解老年人基本身体功能情况，根据评估现场情况调整选用替代性用具。如老年人存在语言表达障碍，无法完成记忆测试，就要提前准备好物品或卡片替代口头表述；对老年人进行视力评估时，若老年人不识字或是半文盲，可用同大小的任何文字、数字、图形替代，替代物品可以是报纸、日历、杂志等。

2. 评估用具检测

① 老年人能力评估资格证：检查并确保评估证件在有效期内。

② 移动台阶：移动台阶的踏步宽度不小于0.3米，踏步高度0.13～0.15米，台阶有效宽度不小于0.9米，台阶的个数在4～5个左右。评估前检测移动台阶的安全性，如栏杆是否稳固、螺丝是否拧紧、台阶面是否平整、无障碍物等。

③ 视力测试卡：视力测试卡内应该包含较大字体、大字体和正常字体三类。

④ 听力检测器：检测相关仪器为插电供电还是电池供电，若为电池供电，要确保电池余量充足。

⑤ 老年人生活辅具：如辅具由评估方提供，要提前检测辅具的安全性能，如轮椅安全带、刹车是否完好；助行架、拐杖螺丝是否拧紧；防滑垫是否完好等。

⑥ 平板电脑等电子便携设备：需安装由民政部门认可的正规的老年人能力评估系统，同时准备备用的纸质评估表，以便在电子设备出现故障时，可选择使用纸质材料完成评估。

⑦ 身体检测设备：确保选择的检测设备功能正常、检测到的结果数据准确可靠。同一类型的检测设备尽量选择易操作的设备。

⑧ 信息化评估用具：提前将老年人能力评估时使用的应用软件进行安装，事先准备好应用软件的安装载体，如手机、平板电脑、笔记本电脑等；提前测试应用软件的注册、登录、填写、查询、修改、删除等功能是否可以正常使用，将正式评估过程中需要填写的相关信息提前测试，确保软件在评估过程中正常运行。

三、环境准备

评估时尽量在老年人日常居住或熟悉的场所中进行，有合适的设施和设备，使老年人能在心情愉快、心态平和、思维平稳的心理环境下，积极配合评估员，顺利完成评估。

1. 环境标准

根据《老年人能力评估规范》，环境标准如下：

① 评估环境应清洁、安静、光线充足、空气清新、温度适宜。

② 社区老年人集中评估时，应设立等候评估的空间，评估工作在相对独立的评估室内逐一进行。开展评估工作的机构宜设立单独的评估室。

③ 评估室内物品满足评估需要，不应放置与评估无关的物品。评估室内或室外有连续的台阶和带有扶手的通道，供评估使用的楼梯和台阶各级踏步应均匀一致、平整、防滑。

2. 环境协调

① 评估尽可能在老年人日常居住的场所完成，如家、社区卫生服务中心等。若日常居住场所与申请资料中填写的地址不同，必须提前进行核实。

② 如需在家以外的场所，如医院、养老机构等进行评估时，必须与相关负责人进行沟通，在核实沟通过程中，注意对老年人隐私的保护。

3. 环境布置

① 提前沟通好评估环境的温湿度及光线照明等条件，保证评估房间的环境安静整洁、光线明亮、空气清新、温度适宜，确保老年人评估环境的舒适性。

② 注意评估环境的隐私性。选择独立房间或具备保护隐私的隔连门窗、屏风等。房间内备有流水洗手装置及清洁物品，如肥皂、洗手液、擦手纸、毛巾等。

③ 准备至少3把椅子、1张桌子。必须提前与老年人或其家属进行确认是否具备评估条件或是否有能力准备。若不具备该条件，需提前准备，保证评估当日符合条件。

④ 若使用信息化用具进行评估，须事前对评估场所的网络覆盖状况进行调查、测试，确保系统的正常运行。

四、人员准备

1. 评估员准备

评估员评估前准备好评估员证，专业着装，用七步洗手法洗净双手，需要时佩戴好口罩，保持良好的精神面貌。

2. 老年人准备

确认老年人意识清醒、心情愉悦，取舒适体位，同意接受评估，无其他需要。

若老年人心情不佳、情绪低落或亢奋，不适合直接进行评估，需等待老年人心情平复后再进行评估，或者求助于其家属或照护人员帮助调节情绪。

在评估过程中，若老年人出现心情不佳、情绪低落或亢奋，应立即中断评估，等老年人心情平复后再进行评估。

有意识障碍、认知障碍或沟通障碍的老年人，应由熟悉老年人情况的家属或照护者陪伴评估。

五、沟通准备

① 自我介绍。
② 介绍评估内容、评估时间、评估目的、需要老年人配合的事项。
③ 强调保护老年人隐私。
④ 征得老年人的同意。

问题2 老年人能力评估的评估准备过程是什么样的？

老年人能力评估的评估准备过程见图1.3.20。

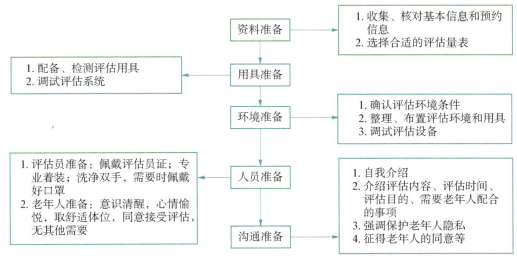

图1.3.20 评估准备过程图

主题讨论

"细节决定成败",评估准备工作小而琐碎,你有什么好办法能够无一错漏、严谨地完成呢?

知识测验

扫码进行在线知识测验。

拓展训练

[基本信息]姓名:刘＊亮;性别:男;年龄:80岁;体重:76千克;身高:165厘米。居住于幸福小区4栋205房。刘爷爷以前一直在农村务农,文盲,无宗教信仰,育有一女一子。女儿在本地,已退休。儿子在外地工作。爷爷现与配偶和女儿一同居住。

[既往病史]高血压、帕金森病。

[目前状况]刘爷爷神志清醒,言语欠流利,腿脚不便,走路不稳,日常行走需要家属搀扶,导致如厕等不能自理。半年前开始出现记忆力下降明显情况,常常忘记刚刚发生的事情。女儿照顾刘爷爷压力大,刘爷爷希望入住幸福里颐养院接受照护,评估员将为刘爷爷进行老年人能力评估。

[提供信息者]本人。

[联系人]刘＊丽,电话号码158＊＊＊2345。

任务:请为刘爷爷进行老年人能力评估的评估准备工作。

任务4　信息采集与管理

学习目标

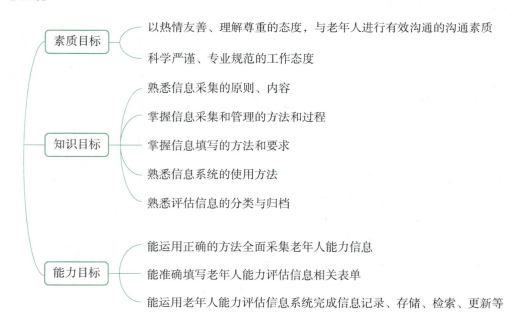

情境导入

[基本信息]朱爷爷,78岁,居住于幸福小区9栋308房。患有高血压、冠心病,病史10余年,半年前突发脑梗塞,导致左侧肢体活动障碍。家人感觉照顾爷爷力不从心,申请居家养老服务。老年人能力评估员上门为朱爷爷进行信息采集。

情境中详细的信息,可扫码查看,或至"复旦社云平台"(www.fudanyun.cn)下载。

详细信息

请思考:
1. 老年人能力评估信息采集的内容有哪些?
2. 老年人能力评估信息采集与管理的过程是怎样的?

任务实施

信息采集与管理任务实施流程,见图1.4.1。

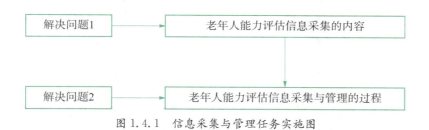

图1.4.1 信息采集与管理任务实施图

问题1 老年人能力评估信息采集与管理的内容有哪些?

一、信息采集

1. 身份信息采集

(1) 采集内容

姓名、年龄、性别、民族、籍贯、文化程度、职业经历、婚姻状况、宗教信仰等基本信息。

文化程度的准确性对认知功能评估,尤其对使用简易智力状态检查量表(MMSE)时具有明确的参考价值,另外,对后期照护计划的个性化落实也有帮助。宗教信仰信息采集,对评估后照护计划实施,尤其对临终措施的选择具有重要作用。因此,准确掌握老年人宗教信仰,有利于提高评估后老年人的个性化处置方案,避免产生不必要的矛盾。

(2) 采集原则

采集到的基本信息需与其身份证或户口信息一致,老年人的职业经历最好以社保缴纳记录为准。

(3) 采集注意事项

对老年人身份信息的采集要遵循真实性和完整性原则,同时,注意采集信息的合理必要性,不过度采集,以免侵犯老年人隐私。

2. 生命体征信息的采集

(1) 采集内容

身高、体重、体温、脉搏、血压等。

(2) 采集原则

老年人生命体征信息采集尽量在评估现场进行,通过现场测量被评估老年人,获得相关数据信息。生命体征信息的采集要保证数据的准确性和稳定性,如有较大波动,可多次重复测量。

(3) 采集方法

① 身高体重测量方法：老年人应空腹、脱鞋，只穿单薄衣服，以立正姿势站在测量板上，脚后跟并拢，脚跟、骶骨部及两肩胛间紧靠身高计的立柱，老年人应眼睛平视前方。待显示屏数值稳定，报出读数。连续测量2次，中间间隔30秒，身高误差应小于0.5厘米，体重误差应小于0.1千克。对于身体畸形的老年人（如驼背），不可强制要求站直。使用轮椅的老年人可以使用专用轮椅秤测量。

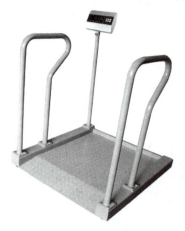

图1.4.2　轮椅秤

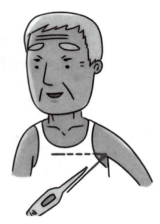

图1.4.3　测腋温

② 体温测量方法：为避免水银体温计破损而出现意外事件，可用电子体温计对老年人进行测量。使用前用75%的酒精棉球对体温计进行擦拭消毒。一般选择测量老年人腋下，腋下测量时应先擦去腋汗，探头紧插入腋窝深处。等到体温计发出鸣叫，结束测量并读数。使用后的体温计需及时消毒和保存。

③ 脉搏测量方法：老年人应保持平静，将手掌朝上放在软支持物上。评估员将一只手的中间三个手指轻压在桡动脉（腕关节拇指侧腕横纹上2厘米处），可以感受到动脉跳动。记录1分钟或半分钟脉动次数。测量脉搏前老年人必须保持平静，测试前不可吸烟、饮酒、喝茶和咖啡，不可剧烈运动，也不可服用引起心跳变化的药物。

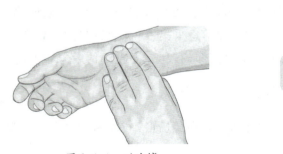

图1.4.4　测脉搏

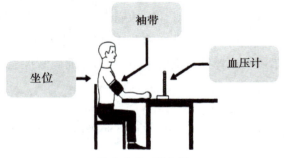

图1.4.5　测血压

④ 血压测量方法：使用上臂式电子血压计测量，老年人向上卷起前臂衣袖，前臂高度与心脏平齐，血压计平放于右上臂外侧，高度与心脏平齐。将袖带内空气排尽，袖带缠绕于右上臂中部，袖带下缘距肘窝2～3厘米，缠绕粘紧，松紧度以能插入一指为宜。安静等待血压计读数。测量血压前30分钟避免剧烈活动、进食及饮用水以外的饮料，安静休息至少5分钟。

3. 生活环境条件信息的采集

主要采集老年人的居住状况、居家适老环境、医疗费用支付方式、经济来源等环境和条件信息。采集这些信息时，需询问老年人本人及家属或照护人员，确定采集到的相关生活环境和条件信息的准确性和真实性。另外,要根据评估需求的必要性原则,采集相关信息,不过度采集。

(1) 居住状况

询问老年人本人及家属或照护人员,如实选择相应情况选项。必要时可与老年人所属街道、社区再次沟通确认,确保信息的准确性。

(2) 医疗费支付方式

询问老年人本人及家属或照护人员,如实选择医疗费用支付方式选项。除"商业医疗保险、全自费"情况以外,必要时可与老年人所属街道、社区再次沟通确认,确保信息的准确性。

(3) 经济来源

询问老年人本人及家属或照护人员,如实选择经济来源选项。了解老年人的经济状况、有无其他经济来源、经济外在支持力度如何,有助于帮助老年人本人或者家属选择能够承担的照护或者康复方案。

4. 疾病诊断信息的采集

(1) 采集内容

老年人疾病诊断信息主要涉及痴呆、精神疾病、慢性疾病三类。

(2) 采集方式

征得家属或照护人员同意,可要求查阅老年人病历、体检报告、出院诊断等客观资料;同时,也需要仔细观察老年人评估当日身心状态,并向老年人本人及家属或照护人员进行提问,进行判断及确定疾病程度。对于疾病诊断信息的采集,要注意反复核实确认,避免因老年人或者家属的某些原因隐藏疾病而未采集到位。

5. 意外事件信息的采集

(1) 采集内容及原则

老年人意外事件信息采集主要包括跌倒、走失、噎食、自杀、误吸、中毒、中暑、烫伤、冻伤等。采集时需要仔细询问老年人本人及家属或陪护人员近30天内老年人发生的意外事件情况,查阅相关病历、诊断书等证明材料,确保采集到的信息的真实性、准确性和完整性。

(2) 采集方式

在采集的过程中,仔细询问老年人、家属或陪护人员,确定具体次数。对于一些意外事件,如果被评估老年人或其家属及陪护人员不能准确了解该事件的定义,需要评估员对于意外事件进行详细的描述。如被评估老年人有日常看护人员,也可与日常看护人员进行沟通确认,确保信息准确性。采集的信息包括具体事件名称、事件发生次数、具体发生日期。同一天内多次发生,请尽量填入具体时间。若无法详细记录发生日期,可用意外事件发生频率代替。

> **主题讨论**
>
> 李奶奶,88岁,患有脑梗塞后遗症;听力下降,需要别人在耳边大声说话才能部分听见;言语表达不清,只能用简单的词语进行表达。评估员该怎么做才能收集到奶奶的完整、详细、真实的评估信息呢?

二、信息管理

1. 老年人能力评估信息采集表单的规范填写

以《老年人能力评估规范》中基本信息表填写为例说明。

表 1.4.1　老年人能力评估基本信息表填写规范

项目填写名称	填写内容	填写要求
A.1　评估信息表		
A.1.1　评估编号	□□□□□□□□	从左往右依次代表的含义如下： ① 第一位：代表"评估单位类型"，由 1 位大写英文字母表示，具体如下： ・养老机构为"J"。 ・社区为"S"。 ・第三方评估组织为"T"。 ・其他为"Q"。 ② 第二至第五位：代表"评估时间"，由 4 位大写英文字母和数字混合表示。将年月日（yyyy/mm/dd）以"yy""yy""mm""dd"的分割方法将 8 位字符进行两两分割。"0～9"的情况下，由数字"0～9"表示；"10"及以上由英文字母表示，"A"代表数字"10"，依次顺序编码至"Z"。例如，20231212 的编码为"KNCC"。 ③ 第六位：代表"评估员编号"，由 1 位大写英文字母和数字表示，"0～9"的情况下，由数字"0～9"表示；"10"及以上由英文字母表示，"A"代表数字"10"，依次顺序编码至"Z"。 ④ 第七至第八位：代表"顺编号"，由 2 位数字表示。数字由小到大表示评估顺序由先至后。
A.1.2　评估基准日期	□□□□年□□月□□日	①"日"使用两位数表示。任何一个月的第一天用"01"表示，该月其后的"日"按递增顺数编号。 ②"月"用两位数表示。1 月用"01"表示，随后的月份按递增顺序编号。 ③"年"一般用四位数表示，在"0000"到"9999"范围中取值，按公历升序编号。例如，2023 年 4 月 12 日须填入 2023（年）04（月）12（日）。
A.1.3　评估原因	□首次评估　　□常规评估 □即时评估 □因对评估结果有疑问进行的复评 □其他	① 须按被评估者的实际情况，选择相应选项。此处为单选项目。选项及定义如下： ・接受服务前首次评估 被评估者入住特定养老服务机构，接受该机构提供的一切服务项目前，进行的能力评估工作。 ・接受服务后的常规评估 被评估者入住特定养老机构，按照规范流程完成接受服务前首次评估，且接受该机构提供服务达 6 个月以上（含 6 个月），原则上每半年进行一次能力评估工作。 ・状况发生变化后的即时评估 被评估者本人觉察到，或家属、照护人注意到被评估者身心状态有任何异样、被评估者遇到突发事件等特殊情况，有可能导致能力发生变化时，获得机构、组织等相关负责人认可后所进行的能力评估工作。

(续表)

项目填写名称	填写内容	填写要求
		• 因评估结果有疑问进行的复评 被评估者本人或其家属对评估结果有异议时,可向机构、组织等相关负责人申请进行复评。获得负责人认可后所进行的能力评估工作。 ② 评估原因一般在评估发起时确定,评估员可在评估现场再次与被评估者本人、家属或陪同人员进行确认,以确保信息准确无误。
A.2　评估对象基本信息表		
A.2.1　姓名		① 必须和被评估者身份证上的姓名保持一致。 ② 须一律使用简体汉字填写,不得使用其他文字或用文字符号代替文字。顺序为先姓后名(姓与名之间不设空格)。 ③ 字数不得少于 2 个汉字,且不多于 25 个汉字。
A.2.2　性别	□男　　□女	须按被评估者的性别如实选择相应的生理性别选项。此处为单选项目。
A.2.3　出生日期	□□□□年□□月□□日	必须和被评估者身份证号中的出生日期一致。 填写要求同"A.1.2　评估基准日期"。
A.2.4　身高	cm	注意单位要求为 cm。
A.2.5　体重	kg	注意单位要求为 kg。
A.2.6　民族	□汉族　　□少数民族:　　族	必须以被评估者身份证或户口本中的信息为准,如实选择"汉族"或其他民族。
A.2.7　宗教信仰	□无　　□有	询问被评估者是否有宗教信仰。
A.2.8　公民身份号码	□□□□□□□□□□□□□□□□□□	① 征得被评估者和陪同人员的同意,查看被评估者本人的身份证件(或任何含有身份证号码的官方证明、文件等)。如果无法获得本项信息,请及时与评估小组组长或其他相关负责人联系,请求指示。 ② 身份证号必须和被评估者本人身份证上一致。填写时须从左往右依次填写,每个数字或字母各占一个空格,总共 18 位。 ③ 填写完毕后,须从左往右校对一遍,确保填写准确无误。
A.2.9　文化程度	□文盲　　□小学　　□初中 □高中/技校/中专　　□大学专科及以上　　□不详	须以被评估者户口本中的信息为准,如实选择相应的文化程度选项。此处为单选项目。
A.2.10　居住情况(多选)	□独居　　□与配偶居住 □与子女居住　　□与父母居住 □与兄弟姐妹居住　　□与其他亲属居住　　□与非亲属关系的人居住　　□养老机构	须询问被评估者本人及家属或陪同人员,如实选择居住情况选项。必要时,可与被评估者所属街道、社区或单位再次沟通确认,确保信息的准确性。此处为多选项目。

(续表)

项目填写名称		填写内容	填写要求
A.2.11 婚姻状况		□未婚　□已婚　□丧偶 □离婚　□未说明	须以被评估者户口本中的信息为准，如实选择婚姻状况选项。此处为单选项目。 如果被评估者曾经丧偶或离婚，但已经再婚，选择"已婚"选项。
A.2.12 医疗费用支付方式(多选)		□城镇职工基本医疗保险 □城乡居民基本医疗保险 □自费　□公务员补助 □企业补充保险　□公费医疗及医疗照顾对象　□医疗救助 □大病保险	须询问被评估者本人及家属或陪同人员，如实选择医疗费用支付方式选项。除"企业补充保险""自费"的情况以外，必要时可与被评估者所属街道、社区等再次沟通确认，确保信息的准确性。 此处为多选项目，最多可选4项。
A.2.13 经济来源(多选)		□退休金/养老金　□子女补贴 □亲友资助　□国家普惠型补贴 □个人储蓄 □其他补贴	① 须询问被评估者本人及家属或陪同人员，如实选择经济来源选项。 ② 如有其他未列明情况，选择"其他补贴"。 此处为多选项目，最多可选4项。 间断性的慰问金、红包等不计入经济来源，故不属于"子女补贴"和"亲友资助"定义范畴之内。
A.2.14 近30天内照护风险事件	A.2.14.1 跌倒	□无　□发生过1次　□发生过2次　□发生过3次及以上	跌倒是指突发、不自主、非故意的体位改变，倒在地上或更低的平面上。 仔细询问被评估者本人及家属或陪同人员，确定严重程度。如有必要，征得被评估者家属或陪同人员同意后，可要求提供、查看病历、诊断书等证明资料。 此处为单选项目。
	A.2.14.2 走失	□无　□发生过1次　□发生过2次　□发生过3次及以上	走失是指出去后迷了路，回不到原地或下落不明。老年人走失主要是由老年人身体疾病和失智症、记忆不清、迷路所致。 仔细询问家属或陪同人员，确定具体次数。如有必要，可与被评估者所属街道、社区等再次沟通确认，确保信息的准确性。 此处为单选项目。
	A.2.14.3 噎食	□无　□发生过1次　□发生过2次　□发生过3次及以上	噎食是指食物堵塞声门或气管引起的窒息，如堵塞造成气道部分狭窄，出现频繁或持续剧烈的咳嗽；如噎食造成气道的完全堵塞，常出现严重的呼吸困难、发绀等凶险的窒息征兆。 仔细询问家属或陪同人员，确定发生的具体次数。如被评估者有日常看护人员，也可向日常看护人员进行沟通确认，确保信息的准确性。 此处为单选项目。
	A.2.14.4 自杀、自伤	□无　□发生过1次　□发生过2次　□发生过3次及以上	自伤指自己故意实施对自己躯体组织或器官的直接残害，但无自杀观念且不会导致生命结束的行为。自杀是有意识、自愿并主动结束自己生命的行为，包括自杀欲念(有自杀的欲望但尚未实施)、自杀行为或自杀未遂(已采取行动但未获成功)、自杀已遂，自杀与精神障碍关系密切。

(续表)

项目填写名称	填写内容	填写要求
		仔细询问家属或陪同人员,确定具体次数。如被评估者有日常看护人员,也可向日常看护人员进行沟通确认,确保信息的准确性。 此处为单选项目。
A.2.14.5 其他	□无　□发生过1次　□发生过2次　□发生过3次及以上	仔细询问家属或陪同人员,确定其他照护风险事件发生具体次数。其他照护风险事件包括但不限于烫伤、冻伤、坠床、中毒、中暑等。 此处为单选项目。
A.3　信息提供者及联系人信息表		
A.3.1　信息提供者的姓名		① 须在评估实施现场要求信息提供者出示身份证、社保卡、驾照等身份证明文件,保证所填写姓名与所出示证明上的姓名保持一致。 ② 填写要求同"2.1　姓名"。 ③ 若信息提供者为被评估者本人时,评估员填写完毕后须再次确认此处填写的姓名与"2.1　姓名"处填写的内容是否一致。 ④ 若有2名以上信息提供者时,此处填写1名信息提供者姓名,以直系家属优先。 填写格式参考"3.2　信息提供者与老年人的关系"填写要求。
A.3.2　信息提供者与老年人的关系	□本人　□配偶　□子女 □其他亲属　□雇佣照顾者 □村(居)民委员会工作人员 □其他_____	① 询问家属或陪同人员与被评估者的关系后,选择相应选项。必要时,征得被评估者家属或陪同人员同意后,可要求提供、查看户口本等证明材料。 此处为单选项目。 ② 如有其他未列明情况,选择"其他"选项,如实填入具体内容。必须以简体汉字格式填写,不得使用其他文字或用文字符号代替文字,限25个字以内。例如,＊＊街道办事处人员。 ③ "其他亲属"指的是除配偶、子女外,还包括父母、兄弟姐妹、祖父母和外祖父母、孙子女和外孙子女、儿媳和公婆、女婿和岳父母以及其他三代以内的旁系血亲,如伯伯、叔叔、姑母、舅、阿姨、侄子女、甥子女、堂兄弟姐妹、表兄弟姐妹等亲属。 除以上范围之外的人,一律选择"其他"。 ④ 若有2名以上信息提供者时,此处填写"3.1　信息提供者的姓名"中所示人员与老年人的关系。 填写格式为"姓名:与老年人关系"。例如,张三:邻居。
A.3.3　联系人姓名		① 询问被评估者本人及家属或陪同人员后,如实填写。填写后须向信息提供者进行确认,确保填写准确无误。 ② 优先考虑被评估者法定监护人、直系亲属。若为孤寡老人,填写所属街道、社区等负责人姓名。

(续表)

项目填写名称	填写内容	填写要求
		原则上,不得填写保姆、护工等雇佣的家庭外部成员姓名。若取得被评估者本人或其家属同意后,可填写。 ③ 填写要求同"2.1 姓名"。
A.3.4 联系人电话		① 询问被评估者本人及家属或陪同人员后,如实填写"3.3 联系人姓名"中所要填写的联系人的电话号码。可为移动电话号码,也可为座机号码,至少保证填写其中一项。填写后须向信息提供者进行确认,确保填写准确无误。 ② 填写格式: • 一般为数字格式,限 30 个数字内。 • 若有国号、区号,国号、区号与电话号码间用"-"隔开。例如,座机号码:0575-12345678(区号-座机号码)。 • 移动电话号码:86-13812341234(国号-移动电话号码)。 • 中国国内移动电话号码须确保 11 位数字准确填写。座机号码须确保 7 位或 8 位数字准确填写(视所在地区具体情况而定)。
A.4 疾病诊断和用药情况表		
A.4.1 疾病诊断(可多选)	□高血压病 I10～I15 □冠心病 I25 □糖尿病 E10～E14 □肺炎 J12～J18 □慢性阻塞性肺疾病 J44 □脑出血 I60～I62 □脑梗塞 I63 □尿路感染(30 天内) □帕金森综合征 G20～G22 □慢性肾衰竭 N18～N19 □肝硬化 K74 □消化性溃 K20～K31 □肿瘤 C00～D48 □截肢(6 个月内) □骨折(3 个月内)M84 □癫痫 G40 □甲状腺功能减退症 E01～E03 □白内障 H25～H26 □青光眼 H40～H42 □骨质疏松症 M80～82 □痴呆 F00～F03 □其他精神和行为障碍 F04～F99 □其他(请补充): 注:疾病诊断后面编码根据 ICD-10(国际疾病分类第 10 次修订本)的诊断编码号。	疾病诊断部分采用 ICD-10 疾病分类编码列举了老年人常见慢性疾病以及对老年人能力有显著影响的其他疾病。评估员根据评估对象提供的医院诊断证明等疾病证明材料填写,无需自行进行疾病判断。
A.4.2 用药情况(目前长期服药情况)	药物名称_____ 服药方法_____ 用药剂量_____ 用药频率_____	填写评估对象长期服药情况,包括药物名称、服药方法、用药剂量和用药频率。

(续表)

项目填写名称	填写内容	填写要求
A.5　健康相关问题		健康相关问题包括意识、皮肤、疼痛、进食、营养等体现老年人能力状况的信息,与老年人照护情况密切相关。
A.5.1　压力性损伤	□无 □Ⅰ期:皮肤完好,出现指压不会变白的红印 □Ⅱ期:皮肤真皮层损失、暴露,出现水疱 □Ⅲ期:全层皮肤缺失,可见脂肪、肉芽组织以及边缘内卷 □Ⅳ期:全层皮肤、组织缺失,可见肌腱、肌肉、腱膜,以及边缘内卷,伴随隧道、潜行 □不可分期:全身皮肤、组织被腐肉、焦痂掩盖,无法确认组织缺失程度,去除腐肉、焦痂才可判断损伤程度	失能老年人是发生压力性损伤的高危人群。压力性损伤又会进一步影响老年人的身体功能,降低生活质量;会提高并发症发生率及病死率,形成恶性循环。 采取询问及皮肤检查等方法,对老年人压力性损伤情况进行判断。
A.5.2　关节活动度	□无,没有影响日常生活功能 □是,影响日常生活功能,部位无法判断	关节活动度与老年人的日常生活活动功能密切相关。 通过询问及观察等方法进行评估。 上肢关节活动度评估:让评估对象臂向前方,侧方上抬,尽量举过头顶。再依次触摸头顶、嘴、对侧肩部、对侧腰部。手背贴背部,尽量触及肩胛下,评估动作的完成度。 下肢关节活动度评估:让评估对象双脚分开站立,与肩同宽,弯曲膝盖下蹲,评估其能否独立蹲下。
A.5.3　伤口情况(可多选)	□无　　□擦伤　　□烧烫伤 □术后伤口　　□糖尿病足溃疡 □血管性溃疡　　□其他伤口	不同伤口对老年人的能力和照护负担有显著影响。 采用询问和观察的方法,对老年人的伤口和皮肤情况进行评估。
A.5.4　特殊护理情况(可多选)	□无　　□胃管　　□尿管 □气管切开　　□胃/肠/膀胱造瘘　　□无创呼吸机　　□透析 □其他	管路、造瘘等特殊医疗照顾情况对老年人的能力和照护负担有显著的影响。 通过询问和观察的方法进行评估。
A.5.5　疼痛感 注:通过表情反应和询问来判断	□无疼痛　　□轻度疼痛 □中度疼痛(尚可忍受的程度) □重度疼痛(无法忍受的程度) □不知道或无法判断	慢性疼痛给老年人生理上带来长期性的伤害,并伴随焦虑、抑郁等心理问题,最终可能导致机体部分功能丧失。 询问可以表达感受的评估对象"您身上有哪里疼吗?您什么时候疼痛呢?疼痛能忍受吗?睡眠受干扰吗?需要使用镇痛药吗?任何时候都疼痛难忍吗?"等问题。 观察不能表达感受的评估对象:通过观察面部表情判断疼痛程度。

（续表）

项目填写名称	填写内容	填写要求
A.5.6　牙齿缺失情况（可多选）	□无缺损 □牙体缺损（如龋齿、楔状缺损） □牙列缺损：○非对位牙缺失　○单侧对位牙缺失　○双侧对位牙缺失 □牙列缺失：○上颌牙缺失　○下颌牙缺失　○全口牙缺失	牙齿缺损可导致咀嚼能力受损，严重影响老年人的食物摄入和营养状况，进而影响老年人的各项功能。 可通过询问和观察口腔方法进行评估。
A.5.7　义齿佩戴情况（可多选）	□无义齿　□固定义齿 □可摘局部义齿　□可摘全/半口义齿	义齿佩戴情况与老年人咀嚼功能和营养摄入相关。询问评估对象是否佩戴义齿及义齿的种类。
A.5.8　吞咽困难的情形和症状（可多选）	□无 □抱怨吞咽困难或吞咽时会疼痛 □吃东西或喝水时出现咳嗽或呛咳 □用餐后嘴中仍含着食物或留有残余食物 □当喝或吃流质或固体的食物时，食物会从嘴角边流失 □有流口水的情况	吞咽困难严重影响老年人的营养状况，并有发生肺炎、噎食等风险，进而影响其他功能。 本处采用询问法进行评估。
A.5.9　营养不良：体质指数（BMI）低于正常值 注：BMI＝体重（kg）/[身高（m）]^2。	□无　□有	营养不良增加了老年人衰弱和失能的发生，严重影响老年人生活质量。 测量评估对象身高和体重，代入计算公式得出BMI。当BMI<18.5时，判断有营养不良。
A.5.10　清理呼吸道无效	□无　□有	清理呼吸道无效，主要是自身无法通过咳嗽来清理呼吸道分泌物。一旦不及时清理痰液，会发生缺氧、低氧血症、肺部感染、呼吸堵塞、肺不张等并发症。 询问：您觉得有痰液咳不出来吗？您觉得憋气、呼吸困难吗？您需要别人帮助排痰吗？ 观察：评估对象是否存在咳嗽无力、不能咳嗽等情况；是否存在胸闷气喘、烦躁不安、口唇发绀、有异常呼吸音等情况。
A.5.11　昏迷	□无　□有	昏迷老年人直接判定为完全失能，无需进行后续评估。呼叫评估对象不能被唤醒者为昏迷。
A.5.12　其他（请补充）：		记录其他与老年人健康相关的问题。

2. 老年人能力评估信息系统使用

老年人能力评估信息系统提供了便捷高效的数据采集工具，可以大大提升评估人员开展评估工作的效率，降低综合成本，而且避免了传统的纸质评估在大规模的评估任务后需将数据录入信息化系统可能发生信息录入错误的风险。相比较于纸质评估档案，信息化评估系统可长期保存评估档案，查阅历史数据也很方便。

（1）老年人能力评估信息系统的功能

① 信息记录。老年人能力评估信息系统可通过信息录入快速记录评估过程中采集的相关数据。

② 信息存储。在评估过程中,录入系统的信息及评估结果会实现自动存储;文字资料可以通过扫描或拍照上传方式实现存储。

③ 信息检索。在信息存储后,可根据需要进行检索查询,找到相关信息档案,比如在系统中根据老年人的姓名可找到已评估老年人的相关信息,包括评估记录、评估结果等。

④ 信息更新。根据目前的评估结果,系统会自动进行信息更新,保持展示给使用者的是当前的最新情况。之前的评估结果和痕迹依然会保存,可根据需要进行调阅。

(2) 信息化评估流程

根据老年人能力评估工作流程,本内容以比较通用的某老年人能力评估系统为例(以下简称系统),直观地展示评估内容与流程。

第一步:登录系统

电脑端打开系统登录页面,或使用手机进入 APP 或小程序登录页,输入"登录账号"和"登录密码",勾选"记住密码",点击【登录】,进入系统。

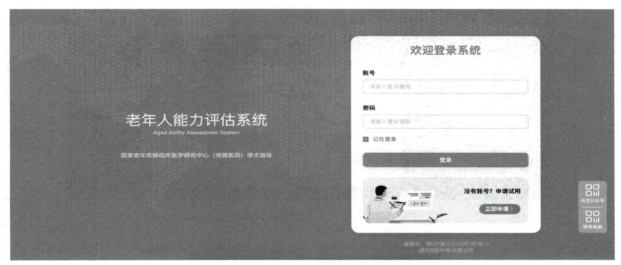

图 1.4.6　登录系统电脑端

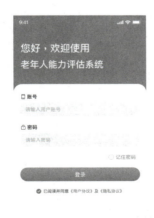

图 1.4.7　登录系统手机端

第二步:创建档案

① 开始创建档案。电脑端成功登录系统后,点击页面左下角【创建档案】,或进入档案管理页面,点击页面左上角【创建档案】开始创建。

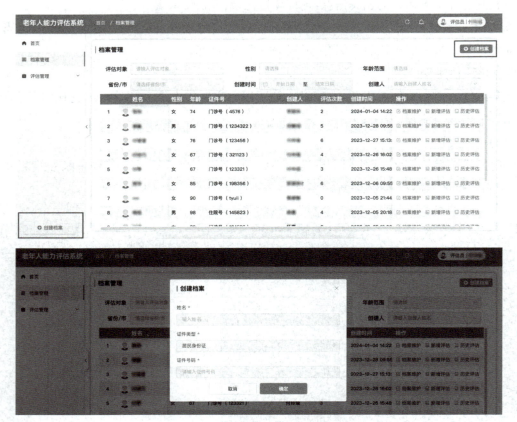

图 1.4.8　创建档案电脑端

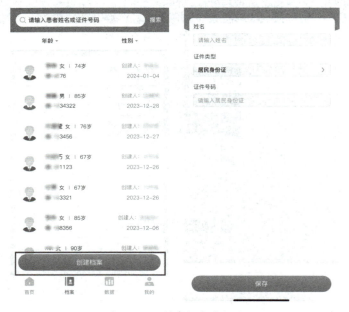

图 1.4.9　创建档案手机端

使用手机 APP 或者小程序登录成功后,点击底部导航【档案】进入档案列表页,点击底部【创建档案】,开始创建。

② 填写档案信息。根据表单指引完成基础信息填写后，点击【下一步】进入健康信息填写页面，完成健康信息采集后，点击【完成】。移动端操作与电脑端相同。

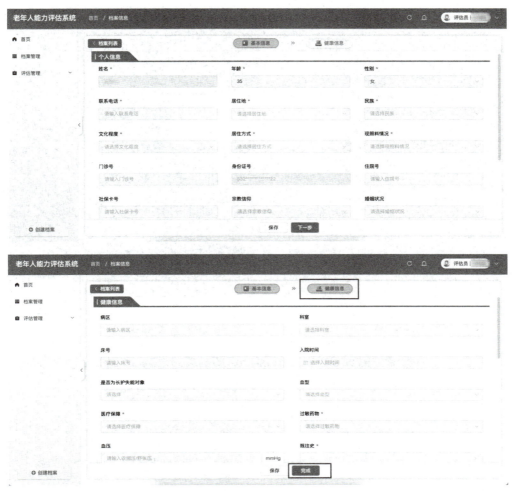

图1.4.10　填写档案信息电脑端

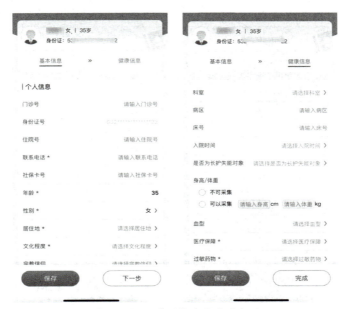

图1.4.11　填写档案信息手机端

第三步：新增评估

完成档案创建后,点击【去评估】,或通过档案管理列表页,点击档案列表操作列中的【新增评估】,选择【老年人能力评估】。移动端操作与电脑端相同。

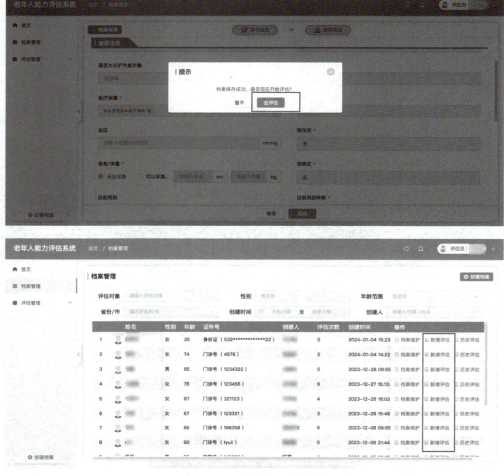

图1.4.12 新增评估电脑端

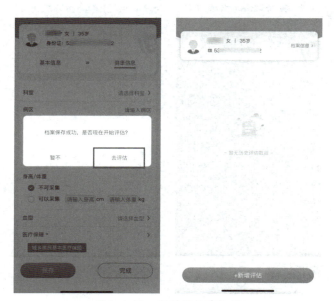

图1.4.13 新增评估手机端

第四步:补充信息

根据补充信息表单指引完成老年人补充信息采集,点击【保存】后开始评估。移动端操作与电脑端相同。

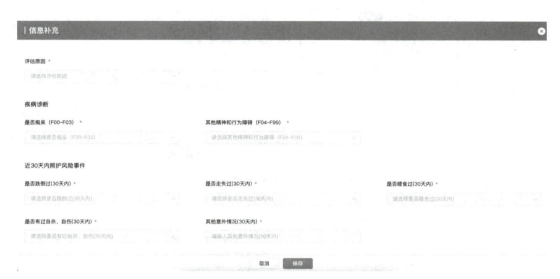

图 1.4.14　补充信息电脑端

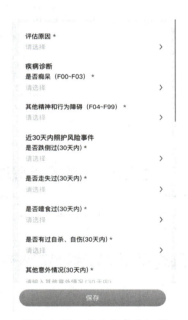

图 1.4.15　补充信息手机端

第五步:开始评估

① 评估。进入评估页面,根据量表内容完成所有评估条目,可实时查看评估进度。移动端操作与电脑端相同。

② 查看实时评估结果。完成量表评估后,电脑端可以选择右上角【实时评估结果】查看当前评估结果。

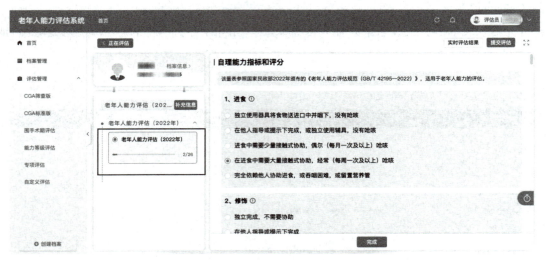

图 1.4.16　开始评估电脑端

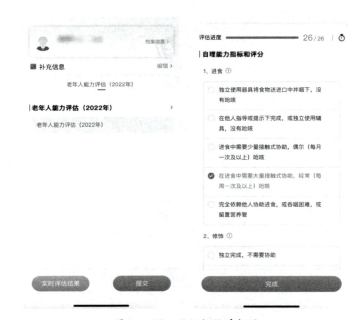

图 1.4.17　开始评估手机端

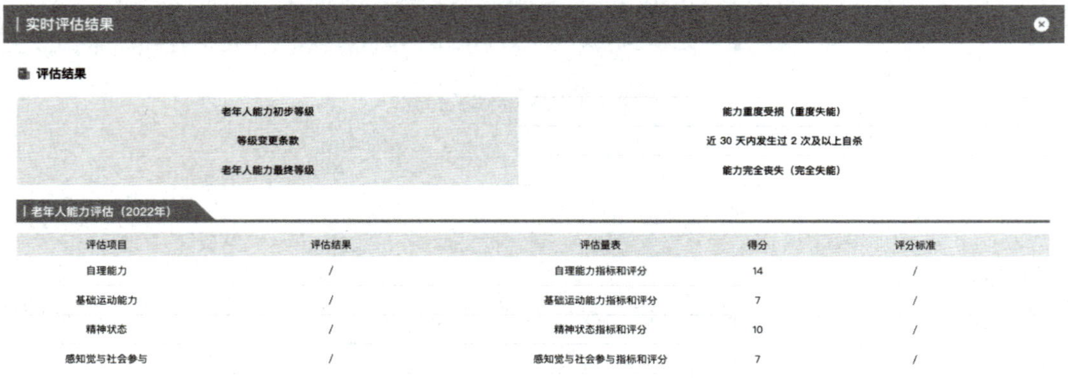

图 1.4.18　查看评估结果电脑端

移动端点击页面底部【实时评估结果】，可查看当前评估结果。

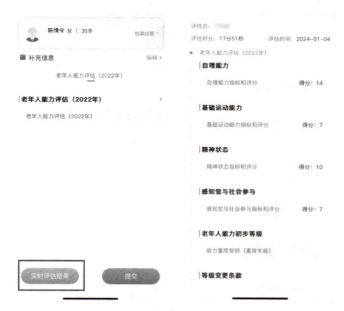

图 1.4.19　查看评估结果手机端

第六步：提交评估

完成所有评估条目后，电脑端点击页面右上角【提交评估】，签名确认后，完成提交评估。

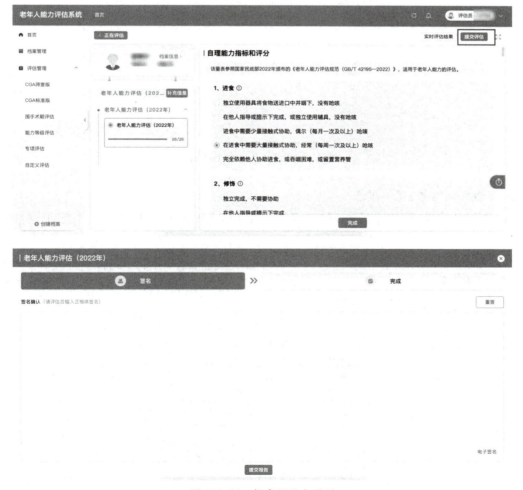

图 1.4.20　提交评估电脑端

移动端点击页面底部【提交】，签名确认后，完成提交评估。

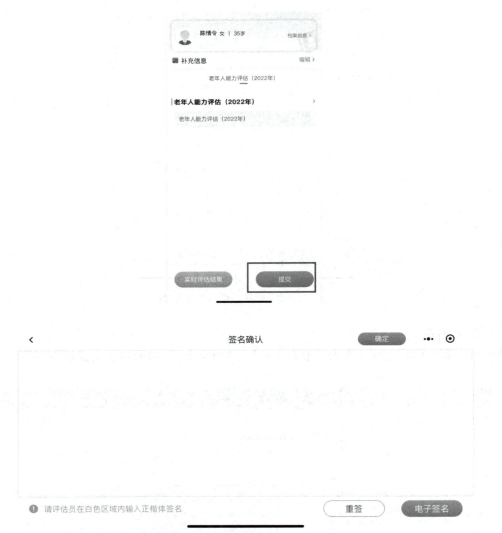

图 1.4.21 提交评估手机端

第七步：下载评估结果、评估报告

电脑端点击评估结果页面的【下载评估详情】【下载评估报告】，可下载 PDF 文件查阅或打印。

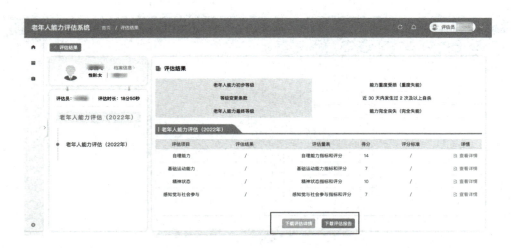

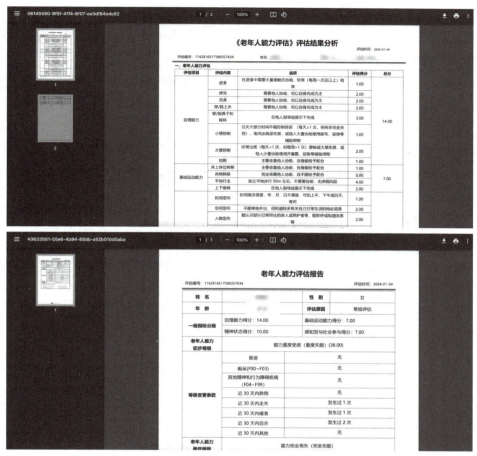

图 1.4.22　评估结果电脑端

移动端在评估结果页点击页面底部【下载评估详情】【下载评估报告】，可下载 PDF 文件查阅或打印。

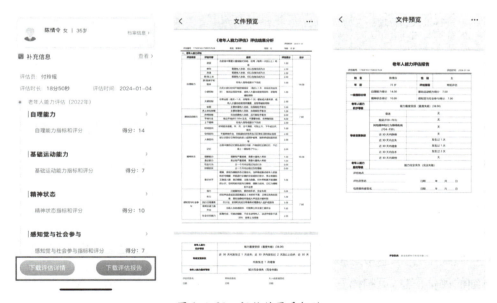

图 1.4.23　评估结果手机端

3. 老年人能力评估信息分类与归档

老年人能力评估过程产生的信息有老年人基本信息、老年人能力评估信息、老年人能力评估报告信息、老年人能力等级结果信息。

(1) 信息的分类

① 按老年人基本信息分类。一般人口学特征：姓名、性别、出生日期、身份证号、社保卡号、籍贯、民族等。社会学特征：文化程度、婚姻状况、职业、宗教信仰等。

② 按老年人能力等级可将老年人分为能力完好老年人、轻度失能老年人、中度失能老年人、重度失能老年人。

(2) 信息的归档

老年人能力评估结束后，需要将评估过程中产生和记录的纸质文件和系统中录入的信息进行归档保存，便于日后可以返回查看老年人相关评估记录和评估的详细信息。信息归档的要求包含：

① 原件归档。

② 应归档的文件材料齐全、完整。

③ 纸质文件和电子文件按其内容的联系，合并整理归档。

④ 对归档的文件材料，要保持它们之间的历史联系，区分保存价值，分类整理、存档，存档文件名应简明确切，便于保管和利用。

问题 2　信息采集与管理的过程是怎样的？

信息采集与管理过程，见图 1.4.24。

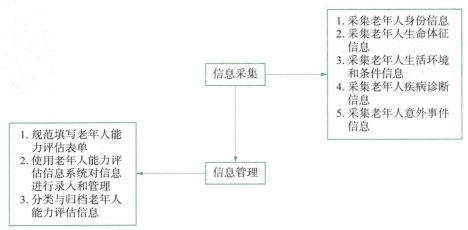

图 1.4.24　信息采集与管理过程图

知识测验

在线测验

扫码进行在线知识测验。

拓展训练

详细信息

[基本信息] 赵＊善，男，75 岁，居住在幸福小区 7 栋 203 房。患有冠心病、阿尔茨海默病。现与独子一同居住。儿子照顾压力大，赵爷爷拟入住幸福里颐养院。

情境中详细的评估信息，可扫码查看，或至"复旦社云平台"（www.fudanyun.cn）下载。

任务要求：

1. 请为赵爷爷进行老年人能力评估信息采集。

2. 请将赵爷爷的评估信息进行分类与归档。

项目二
老年人能力评估规范应用

《老年人能力评估规范》国家标准于2022年正式发布并实施,这为科学划分老年人能力等级、精准提供养老服务提供有力支撑。标准中评估指标包括4个一级指标和26个二级指标。一级指标包括自理能力、基础运动能力、精神状态、感知觉与社会参与等4个方面;二级指标包括进食、穿/脱上衣、平地行走、上下楼梯、记忆、理解能力、视力、听力、社会交往能力等26个方面。标准将老年人能力分为能力完好、能力轻度受损(轻度失能)、能力中度受损(中度失能)、能力重度受损(重度失能)、能力完全丧失(完全失能)5个等级。本项目从老年人能力评估规范运用的工作实际出发,分为自理能力评估、基础运动能力评估、精神状态评估、感知觉与社会参与评估、等级评定和报告撰写五个工作任务。

老年人能力评估规范运用
- 自理能力评估
- 基础运动能力评估
- 精神状态评估
- 感知觉与社会参与评估
- 等级评定和报告撰写

课件查看

任务 1　自理能力评估

学习目标

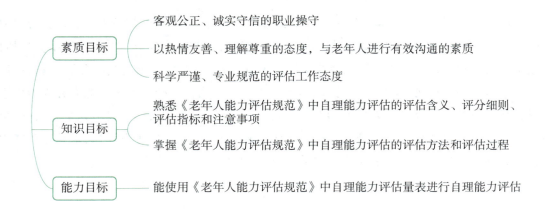

情境导入

[基本信息]王*利,男,82岁,居住于幸福小区18栋1208室,与女儿同住。

[既往病史]高血压30年、脑梗塞2年。

[目前状况]左侧肢体活动不良,右侧肢体功能正常。日常活动需要家人协助,平时借助轮椅活动。女儿感觉家庭照护困难,王爷爷希望能够入住幸福里颐养院接受养老服务。

情境中详细的评估信息,可扫码查看,也可至"复旦社云平台"(www.fudanyun.cn)下载。

详细信息

任务:请运用《老年人能力评估规范》中自理能力评估表为王爷爷进行自理能力评估。

任务分析

1. 什么是自理能力？自理能力评估包含哪些二级指标？

自理能力(self-care ability)是个体独立完成进食、洗澡、修饰、穿/脱衣、大小便控制、如厕等方面的能力。自理能力评估包括进食、洗澡、修饰、穿/脱上衣、穿/脱裤子和鞋袜、小便控制、大便控制、如厕8个二级指标。

2. 为什么要对王爷爷进行自理能力评估？

通过评估,可以准确掌握王爷爷的自我照顾能力及失能程度,了解老年人生活能否自理、需不需要照顾以及哪些方面需要照顾,进一步细化老年人的个性化需求,制订个性化的照护服务方案,有针对性地提高王爷爷的生活自理能力。

3. 自理能力评估的评估工具和评估方法是什么？

① 评估工具:国家标准《老年人能力评估规范》。

② 评估方法:提问法、观察法、测试法等。

4. 自理能力评估的过程是怎样的？

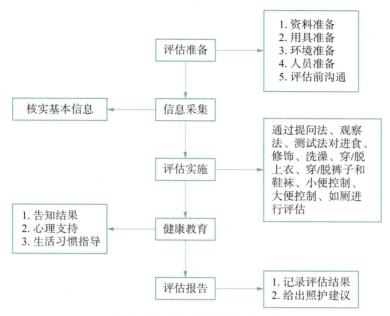

图 2.1.1　自理能力评估过程图

🛠 任务实施

任务实施可进行角色演练，具体如下：

1. 分小组进行评估，完成评估报告。
2. 小组内部分工，确定角色：评估员、老年人、观察员 2 位（请老年人扮演者扫码查看或上网下载情境案例中详细的评估信息）。
3. 各角色分享心得体会，观察员说出评判记录及感受。
4. 各角色反思。

过程一：评估准备

表 2.1.1　评估准备过程表

步骤	内容（话术示例）
资料准备	1. 熟悉王爷爷的基本信息资料、既往评估资料、病历、体检报告等。 2. 根据需要准备老年人自理能力评估表或评估系统等。
用具准备	评估桌椅、纸笔，必要时备进食辅具、洁具、便器等。
环境准备	空气清新，温湿度适宜，光线明亮，安静整洁，保护隐私。
人员准备	评估员：专业着装，洗净双手，佩戴评估员证。 老年人：意识清醒，心情愉悦，取舒适体位，同意接受评估，无其他需要。
评估前沟通	1. 自我介绍： 王爷爷，您好！我是幸福里颐养院的评估员小＊，这是我的评估员证。

(续表)

步骤	内容(话术示例)
	2. 介绍评估内容、评估时间、评估目的、需要老年人配合的事项,强调保护老年人隐私,征得老年人同意。 　　王爷爷,今天我来给您做一个自理能力评估,主要是了解您平时在进食、修饰、洗澡、穿/脱衣服、大小便控制、如厕等几个方面的情况,以便为您制定适合您的照护方案,有针对性地提高您的生活自理能力,减少对他人的依赖。我会问您一些有关于您日常生活的一些问题,您只要如实回答我就可以了。 　　您放心,您的所有信息我会妥善保管,不会泄露您的隐私。评估时间大约需要 10~15 分钟,您可以配合我吗？您还有什么其他需要吗？我们现在开始好吗？

过程二:信息采集

表 2.1.2　信息采集过程表

步骤	内容
核实基本信息	王＊利,男,82 岁,体重 72 千克,身高 178 厘米,幸福小区 18 栋 1208 室。

视频

过程三:评估实施(扫码看视频)

表 2.1.3　评估实施过程表

评估项目	内容(话术示例)
进食	1. 观察老年人有无留置营养管。 2. 询问老年人(陪同评估者): 王爷爷,您可以自己独立吃饭吗？ 将饭菜放到您面前,您可以自己吃吗？ 您每次大概需要多少时间吃饭呢？ 您吃饭的时候要用辅具吗？比如特殊的碗盘、叉、匙、筷子等。 您吃饭时需要他人帮助吗？他们是怎么帮助您的？ 吃饭时您会出现呛咳、噎食的情况吗？呛咳、噎食频繁吗？大约多久一次？ 3. 条件许可情况下,可要求老年人使用餐具或辅具完成进食动作,观察完成情况。 4. 判断评分。
修饰	1. 询问老年人(陪同评估者): 您平时是怎么洗脸(或刷牙、梳头、刮脸、剪指甲)的？需要他人帮助吗？他们是怎么帮助您的？ 给您准备好洗脸水等物品后,您可以自己洗脸吗？ 给您准备好牙刷等物品后,您可以自己刷牙吗？ 您今天的发型很整齐,是自己梳的吗？不包括准备梳子。 平常您的胡子都是自己刮的吗？不包括准备剃须刀。 平常您的手指甲、脚趾甲是自己剪的吗？不包括准备指甲剪。 2. 条件许可情况下,可要求老年人使用洗漱等相关用具或辅具完成修饰动作,观察完成情况。 3. 判断评分。
洗澡	1. 询问老年人(陪同评估者): 您自己能独立完成洗澡吗？ 您洗澡时需要他人帮助吗？ 您在洗澡的时候需要别人看着或者提醒吗？

(续表)

评估项目	内容(话术示例)
	您能自己洗头或洗脚吗？ 您洗澡能不能做到大部分自己洗、小部分需要帮忙？比如擦洗后背。 别人帮您洗澡的时候您能配合吗？比如伸胳膊。 您洗澡的时候容易摔倒、滑倒吗？ 2. 可要求老年人现场演示洗澡相关动作，观察完成情况。 3. 判断评分。
穿/脱上衣	1. 询问老年人(陪同评估者)： 您能自己穿/脱上衣吗？ 您能自己系扣子、拉拉链，解开扣子、拉开拉链吗？ 您需要别人帮您穿/脱上衣吗？是怎么帮您的？ 您穿/脱上衣的时候需要别人看着或者提醒吗？ 穿上上衣后，您需要别人帮您整理吗？ 您需要别人帮您套袖子吗？ 别人帮您穿/脱上衣的时候您能配合吗？比如伸胳膊。 2. 可要求老年人现场演示穿/脱上衣相关动作，注意保暖，观察完成情况。 3. 判断评分。
穿/脱裤子和鞋袜	1. 询问老年人(陪同评估者)： 您平时自己穿/脱裤子吗？ 您穿/脱裤子的时候自己系扣子、拉拉链吗？可以自己解开扣子或拉链吗？ 您平时自己穿/脱鞋子和袜子吗？ 您平时会穿需要系鞋带的鞋子吗？您可以自己系好鞋带吗？可以自己解开鞋带吗？ 您需要别人帮您穿/脱裤子和鞋袜吗？怎么帮您的？ 您穿/脱裤子的时候需要别人看着或者提醒吗？ 您穿/脱鞋袜的时候需要别人看着或者提醒吗？ 您穿上裤子或鞋袜后，需要别人帮您整理吗？ 您需要别人帮您套裤腿吗？ 您需要别人帮您提裤子吗？ 您需要别人帮您把脚穿入鞋子吗？ 别人帮您穿/脱裤子、鞋袜的时候您能配合吗？比如抬腿。 2. 可要求老年人现场演示穿/脱裤子和鞋袜相关动作，注意保暖，观察完成情况。 3. 判断得分。
小便控制	1. 观察老年人是否留置导尿管。 2. 询问老年人(陪同评估者)： 您平时小便正常吗？ 您有排尿困难的情况吗？ 您能控制自己的小便吗？您平时小便需要别人口头指导或提醒吗？ 您有在自己不知道的情况下把小便解在裤子里或床上的情况吗？ 如果控制不住小便，是发生在白天还是晚上？一天大概有几次？一周大概有多少次呢？ 您一天有多少次小便？晚上起夜次数多吗？ 您需要用尿布、尿垫或小便壶吗？使用的时候需要别人帮忙吗？ 用尿布、尿垫或小便壶的时候能不能做到大部分自己操作，只有小部分需要别人帮忙，如准备或处理用物？还是大部分需要别人帮忙？ 排小便时您能配合他人帮助吗？如抬屁股。 3. 判断得分。

(续表)

评估项目	内容(话术示例)
大便控制	1. 观察老年人是否使用人工肛门。 2. 询问老年人(陪同评估者)： 您能控制自己的大便吗？ 您有便在裤子里的情况吗？一周大概有多少次呢？ 您排便存在困难吗？有没有便秘？一周排便几次呢？ 您在排便时需要用辅助用具吗？如尿布、尿垫或开塞露？ 需要他人帮助取便吗？ 您用尿布、尿垫或开塞露的时候需要别人帮忙吗？ 您排便需要他人口头指导或提醒吗？ 用尿布、尿垫或开塞露的时候能不能做到大部分能自己操作,只有小部分需要别人帮忙,如准备或处理用物时？ 用尿布、尿垫或开塞露的时候大部分需要别人帮忙,如垫尿垫或挤开塞露？ 您排便时能配合他人帮您吗？如抬屁股。 3. 判断得分。
如厕	1. 询问老年人(陪同评估者)： 您能独立上厕所吗？包括解开裤子、解大/小便、擦干净、穿上裤子、冲水。 您能自己独立使用便盆及尿壶大小便吗？ 如果不能独立上厕所,需要别人给您怎样的帮助呢？ 您上厕所的时候需要别人看着或者提醒吗？ 您上厕所大部分能自己完成,小部分需要帮忙吗？比如需他人帮忙整理衣裤、坐上/蹲上便器。 别人帮您上厕所的时候您能配合吗？ 2. 条件许可情况下,可要求老年人现场演示如厕相关动作,保护隐私,观察完成情况。 3. 判断评分。

主题讨论

杨奶奶患有尿失禁,小便总是不由自主地流出,每天都需要穿戴纸尿裤。奶奶自尊心强,不愿告诉别人自己尿失禁的情况。在评估时我们该怎么做才能了解到奶奶的真实信息,并保护好奶奶的自尊心呢？

过程四：健康教育

表 2.1.4　健康教育过程表

步骤	内容(话术示例)
告知评估结果	王爷爷,通过刚才的评估了解到您的自理能力得分为 16 分。您现在在进食、修饰、洗澡、穿/脱衣裤鞋袜、大便控制和如厕方面都不同程度需要他人帮助。
进行心理支持	王爷爷,您也不用过于担心。通过积极治疗疾病和康复训练,您的自理能力是能够逐渐恢复的,慢慢地日常生活中的很多事情您也都能自己做。我们保持积极的心态,也能帮助您尽快恢复健康。
进行生活习惯指导和健康教育	王爷爷,我们日常生活中要尽量多做自己力所能及的事情,比如尽量自己使用方便的右手吃饭、穿/脱衣裤等。同时,建议您根据康复师的指导每天坚持康复训练,这样可以锻炼肢体功能,尽早恢复自理能力。

(续表)

步骤	内容（话术示例）
	您平时吃饭偶尔会呛着，可能存在噎食的风险。建议您接受噎食防护需求评估，采取相应的防护措施。您也不用太担心，吃饭细嚼慢咽，保持正确的进食体位和姿势，平时可以做一做口腔保健操，都可以预防噎食的发生。

过程五：评估报告

记录评估结果，给出照护建议。

表 2.1.5　自理能力评估报告表

姓名	王＊利	性别	男	年龄	82	住址	幸福小区 18 栋 1208 室
条目	评估得分	评估依据					
进食	2	有时出现呛咳（每月一次或以上）。					
修饰	1	以失能程度较重的行为评分为准，剪脚趾甲主要靠照护者帮忙，可以配合。					
洗澡	1	主要由照护者帮忙洗澡，可以配合。					
穿/脱上衣	4						
穿/脱裤子和鞋袜	1	以失能程度较重的行为评分为准，穿/脱鞋袜主要靠照护者帮忙，可以配合。					
小便控制	4						
大便控制	1	以失能程度较重的行为评分为准，需要照护者帮忙使用开塞露，自己可以配合。					
如厕	2	以失能程度较重的行为评分为准，主要由自己完成，需要照护者帮忙整理裤子。					
总分	16 分						
照护建议	1. 加强心理支持，耐心向老年人讲解疾病的发生发展和身体康复过程，消除消极心理，增强生活自信。 2. 请康复师为老年人制定康复训练计划并实施。 3. 在饮食、康复、心理、生活习惯等方面进行健康教育。 4. 重点关注老年人的噎食风险，进行噎食防护需求评估，采取相应的噎食防护措施，避免噎食发生。						

任务评价

自理能力评估任务评价表请扫码查看，也可至"复旦社云平台"（www.fudanyun.cn）下载。

任务评价

相关知识

按照《老年人能力评估规范》中自理能力评估表逐项对被评估者进行自理能力评估。

一、进食

1. 含义

使用适当的器具将食物送入口中并咽下，是指将放在面前的食物用餐具转移到口中，咀嚼并吞咽的一系列动作。所用餐具是老年人日常生活中常用的进食用具，可以包含各类进食辅具。

2. 评分细则

表 2.1.6 进食评估细则表

指标	指标说明	评分及说明
进食	使用适当的器具将食物送入口中并咽下	4分：独立使用器具将食物送进口中并咽下，没有呛咳。
		3分：在他人指导或提示下完成，或独立使用辅具，没有呛咳。
		2分：进食中需要少量接触式协助，偶尔（每月一次及以上）呛咳。
		1分：在进食中需要大量接触式协助，经常（每周一次及以上）呛咳。
		0分：完全依赖他人协助进食，或吞咽困难，或留置营养管。

3. 评估指标点

（1）特殊治疗

营养管：部分老年人由于昏迷、消化道异常或手术等原因，需要通过管道向胃肠内注入流质食物，从而达到提供营养的目的。类型包括鼻胃管、鼻肠管和各类造瘘管等。

（2）帮助完成程度

指实现进食的最低帮助完成程度。根据帮助完成程度从低到高：

① 需要他人监护、提醒、指导。

② 少量接触式协助——需要一个人用单手帮助。

③ 大量接触式协助——需要一个人用双手或者两个人各用一只手帮助。

④ 他人给予完全帮助，老年人能配合。

⑤ 他人给予完全帮助，老年人无法配合。

（3）进食时间

每餐在 30~40 分钟内完成。

（4）辅具

特殊碗盘，特殊杯皿，特殊叉、匙、筷子等。借助辅具，老年人能在上肢功能下降的情况下完成取食、进食。

（5）问题

噎食、呛咳、吞咽困难。噎食、呛咳频率：偶有噎食、呛咳，通常指每月大于或等于1次；频发噎食、呛咳，通常指每周大于或等于1次。

4. 注意事项

在完成所有指标的评估后，要按照各项指标中最重的程度给予评分。他人备餐、盛饭等进食前的准备工作和餐具、剩余食物收拾等进餐后处理工作不属于进食能力的考察范围。夹菜、盛饭、吃饭过程考察到老年人的上肢功能，咀嚼、吞咽食物考察到老年人的消化、吞咽功能，上述两项功能是进食能力的重点考察点。

二、修饰

1. 含义

指洗脸、刷牙、梳头、刮脸、剪指（趾）甲等。

2. 评分细则

表 2.1.7　修饰评估细则表

指标	指标说明	评分及说明
修饰	洗脸、刷牙、梳头、刮脸、剪指（趾）甲等	4 分：独立完成，不需要协助。
		3 分：在他人指导或提示下完成。
		2 分：需要他人协助，但以自身完成为主。
		1 分：主要依靠他人协助，自身能给予配合。
		0 分：完全依赖他人协助，且不能给予配合。

3. 评估指标点

（1）帮助完成程度

指实现修饰的最低帮助完成程度。

① 需要他人监护、提醒、指导。

② 需要他人协助，主要以老年人自身完成为主。

③ 主要依赖他人帮助，老年人自身能配合。

④ 他人给予完全帮助，老年人无法配合。

（2）辅具

特制牙刷、特制梳子、特制指甲刀等辅助老年人完成修饰的器具。

4. 注意事项

洗脸、刷牙、梳头、刮脸、剪手指甲、剪脚趾甲需要分别进行评估，以评估后功能最重项目为最终评分。准备各种修饰用具，如准备洗脸水、毛巾、牙刷等，不包括在修饰能力考察范围。根据老年人相关功能衰退的顺序，剪手指甲、剪脚趾甲能力较早丧失，通常是功能最差的项目。

三、洗澡

1. 含义

清洗和擦干身体，包括洗发、洗身体，可以采用沐浴（淋浴、坐浴等）或床上擦浴等方式。

2. 评分细则

表 2.1.8　洗澡评估细则表

指标	指标说明	评分及说明
洗澡	清洗和擦干身体	4 分：独立完成，不需要协助。
		3 分：在他人指导或提示下完成。
		2 分：需要他人协助，但以自身完成为主。
		1 分：主要依靠他人协助，自身能给予配合。
		0 分：完全依赖他人协助，且不能给予配合。

3. 评估指标点

（1）帮助完成程度

指实现洗澡的最低帮助完成程度。

① 需要他人监护、提醒、指导。

② 需要他人协助,主要以老年人自身完成为主。
③ 主要依赖他人帮助,老年人自身能配合。
④ 他人给予完全帮助,老年人无法配合。

(2) 辅具

使用洗澡刷(长柄浴刷)、浴球、洗澡巾、浴室内的扶手设施、浴凳等辅助洗澡用具。

(3) 风险

摔倒、滑倒。

4. 注意事项

洗澡过程中可以涂沐浴露、香皂,也可以仅用水清洗,只要能够达到洗净、擦干身体的目的即可。准备洗澡用具不包括在考察范围。

四、穿/脱上衣

1. 含义

完成穿/脱上身衣服、系扣、拉拉链等系列活动的能力。

2. 评分细则

表 2.1.9　穿/脱上衣评估细则表

指标	指标说明	评分及说明
穿/脱上衣	穿/脱上身衣服、系扣、拉拉链等	4分:独立完成,不需要他人协助。
		3分:在他人指导或提示下完成。
		2分:需要他人协助,但以自身完成为主。
		1分:主要依靠他人协助,自身能给予配合。
		0分:完全依赖他人协助,且不能给予配合。

3. 评估指标点

(1) 帮助完成程度

指实现穿/脱上衣的最低帮助完成程度。

① 需要他人监护、提醒、指导。
② 需要他人协助,主要以老年人自身完成为主。
③ 主要依赖他人帮助,老年人自己能配合。
④ 他人给予完全帮助,老年人无法配合。

(2) 辅具

穿衣杆、系扣器、拉链器等协助老年人自行穿/脱上衣器具。

4. 注意事项

该条目主要考察老年人的上肢功能,其中扣扣子、拉拉链及其反向动作考察老年人的手部精细动作。老年人在功能下降时会先丧失精细动作,所以,老年人在出现轻度功能障碍时,会出现可以穿外衣,但无法扣扣子的情况。准备要换的衣物等不包括在考察范围内。

五、穿/脱裤子和鞋袜

1. 含义

完成穿/脱裤子、鞋袜等系列活动的能力。

2. 评分细则

表 2.1.10　穿/脱裤子和鞋袜评估细则表

指标	指标说明	评分及说明
穿/脱裤子和鞋袜	穿/脱裤子、鞋袜等	4分：独立完成，不需要他人协助。
		3分：在他人指导或提示下完成。
		2分：需要他人协助，但以自身完成为主。
		1分：主要依靠他人协助，自身能给予配合。
		0分：完全依赖他人协助，且不能给予配合。

3. 评估指标点

（1）帮助完成程度

指实现穿/脱裤子和鞋袜的最低帮助完成程度。

① 需要他人监护、提醒、指导。

② 需要他人协助，主要以老年人自身完成为主。

③ 主要依赖他人帮助，老年人自己能配合。

④ 他人给予完全帮助，老年人无法配合。

（2）辅具

穿衣杆、系扣器、拉链器等协助老年人自行穿/脱裤子器具，穿袜器和长柄鞋拔等协助老年人自行穿/脱鞋袜器具。

4. 注意事项

穿/脱裤子、鞋袜主要考察老年人的下肢功能和上肢配合情况，其中系扣、拉拉链、系鞋带及其反向动作考察老年人的手部精细动作。老年人在功能下降时会先丧失精细动作，所以，老年人在出现轻度功能障碍时，会出现可以穿裤子、鞋袜，但无法扣扣子、拉拉链、系鞋带的情况。

该条目考察三项内容：穿/脱裤子、穿/脱鞋子、穿/脱袜子。需要分别评估，以其中功能障碍最重的项目为评估结果。

六、小便控制

1. 含义

控制和排出尿液的能力。

2. 评分细则

表 2.1.11　小便控制评估细则表

指标	指标说明	评分及说明
小便控制	控制和排出尿液的能力	4分：可自行控制排尿，排尿次数、排尿控制均正常。
		3分：白天可自行控制排尿次数，夜间出现排尿次数增多、排尿控制较差，或自行使用尿布、尿垫等辅助用物。
		2分：白天大部分时间可自行控制排尿，偶出现（每天<1次，但每周>1次）尿失禁，夜间控制排尿较差，或他人少量协助使用尿布、尿垫等辅助用物。

(续表)

指标	指标说明	评分及说明
		1分:白天大部分时间不能控制排尿(每天≥1次,但尚非完全失控),夜间出现尿失禁,或他人大量协助使用尿布、尿垫等辅助用物。
		0分:小便失禁,完全不能控制排尿,或留置导尿管。

3. 评估指标点

（1）导尿管

老年人由于尿失禁或者尿潴留等原因由尿道插入膀胱以便引流尿液的管道。

（2）问题

① 尿失禁是指尿液不自主排出的情况。

② 尿潴留是膀胱里充满了尿液而不能够排出的情况。

（3）问题频率

尿失禁或尿潴留发生的次数,尤其是在白天和夜间的发生情况,通常老年人夜间排尿控制较差,白天较好。

（4）帮助类型

当发生小便控制问题时,他人协助使用尿布、尿垫、纸尿裤或协助床上使用便器。

（5）帮助完成程度

指实现排尿的最低帮助完成程度。

① 需要他人监护、提醒、指导,但是可以自行使用小便壶等辅助用品完成排尿。

② 需要辅助提供、倾倒、清洗小便壶,但是老年人可自行使用小便壶等辅助用具。

③ 需要照护人员协助使用小便壶等辅助用具排尿,但以老年人自己操作为主。

④ 需要他人给予帮助使用小便壶等辅助用具排尿,老年人能配合。

⑤ 他人给予完全帮助,老年人无法配合。

（6）评估说明

在评估时需要综合考察老年人的排尿控制情况,从几个指标即问题、问题频率、帮助类型、帮助完成程度、导尿管的情况综合考量,尤其是问题频率和帮助完成程度,取功能障碍最重的项目作为评价结果。

七、大便控制

1. 含义

控制和排出大便的能力。

2. 评分细则

表 2.1.12 大便控制评估细则表

指标	指标说明	评分及说明
大便控制	控制和排出粪便的能力	4分:可正常自行控制大便排出。
		3分:有时出现(每周<1次)便秘或大便失禁,或自行使用开塞露、尿垫等辅助用物。

(续表)

指标	指标说明	评分及说明
		2分:经常出现(每天<1次,但每周>1次)便秘或大便失禁,或他人少量协助使用开塞露、尿垫等辅助用物。
		1分:大部分时间均出现(每天≥1次)便秘或大便失禁,但尚非完全失控,或他人大量协助使用开塞露、尿垫等辅助用物。
		0分:严重便秘或者完全大便失禁,需要依赖他人协助排便或清洁皮肤。

3. 评估指标点

（1）人工肛门

老年人因治疗需要在腹壁上做一个开口,随后将一段肠管拉出腹腔外并将肠管开口固定在腹壁上,用于排泄大便。

（2）问题

便秘是指排便次数减少,同时排便困难、粪便干结。正常人每日排便1～2次或1～2日排便1次,便秘患者每周排便少于3次,并且排便费力,粪质硬结、量少；大便失禁是指大便及气体不能随意控制,不自主地流出肛门外。

（3）问题频率

便秘或大便失禁发生的频率。

（4）帮助类型

当发生大便失禁问题时,他人协助使用尿布、尿垫、纸尿裤；当发生便秘问题时,他人协助使用开塞露或人工取便；老年人因为行动不便需他人协助在床上使用便器。

（5）帮助完成程度

指实现排便的最低帮助完成程度。

① 需要他人监护、提醒、指导。

② 主要由老年人自己使用开塞露,或者自己使用尿布、尿垫、纸尿裤等辅助用品,仅需他人提供少量协助。

③ 主要由照护人员使用开塞露,或者自己使用尿布、尿垫、纸尿裤等辅助用品,老年人可协助部分完成。

④ 他人给予完全帮助,老年人能配合。

⑤ 他人给予完全帮助,老年人无法配合。

4. 注意事项

在评估时需要综合考察老年人的排便控制情况,从几个指标即问题、问题频率、帮助类型、帮助完成程度、人工肛门的情况综合考量,尤其是问题频率和帮助完成程度,功能障碍最重的项目作为评价结果。

八、如厕

1. 含义

上厕所排泄大小便,并清洁身体的能力。评估中强调排泄前解开裤子、完成排泄后清洁身体、穿上裤子的能力。

2. 评分细则

表 2.1.13 如厕评估细则表

指标	指标说明	评分及说明
如厕	上厕所排泄大小便,并清洁身体	4分:独立完成,不需要他人协助。 3分:在他人指导或提示下完成。 2分:需要他人协助,但以自身完成为主。 1分:主要依靠他人协助,自身能给予配合。 0分:完全依赖他人协助,且不能给予配合。

3. 评估指标点

帮助完成程度。

指实现如厕的最低帮助完成程度。

① 需要他人监护、提醒、指导。
② 需要他人协助,以自身完成为主。
③ 主要依赖他人帮助,自身能配合。
④ 他人给予完全帮助,老年人无法配合。

4. 注意事项

如厕项目的评估包括去厕所和在床上使用便器,主要看他人的帮助完成程度。在评估时注意考察操作全流程:排泄前解开裤子,完成排泄后清洁身体、穿上裤子、冲水。

九、自理能力受损老年人健康教育和照护建议

① 居住环境温湿度适宜,活动区域宽敞明亮,地面平整,注意防滑,建议使用坐便器、淋浴椅、无障碍扶手等用具,需要的话进行辅具适配,合理使用辅具。
② 禁烟戒酒,饮食规律,营养均衡,控制体重,加强基础疾病护理。
③ 鼓励利用残存功能,主动做自己力所能及的事情,参与适当的家务活动、社会活动、康乐活动。
④ 在医生或康复师的指导下,由专人陪护进行适宜的功能康复训练。
⑤ 鼓励家属多陪伴老年人,多沟通交流,了解老年人心理需求;鼓励老年人积极面对生活、树立信心,保持乐观积极的心态。

知识测验

扫码进行在线知识测验。

拓展训练

[基本信息]孙＊兰,女,78 岁,居住于幸福小区 6 栋 203 室,老伴 2 年前去世,育有一子一女,均在外地工作,由保姆负责照顾。

[既往病史]帕金森病 15 年。

[目前状况]奶奶神志清醒,可交流。近 1 年来自理能力下降,行动较为缓慢,走路不稳。近来感觉身体功能下降,力不从心,希望申请居家养老服务。

情境中的详细信息,可扫码查看,也可至"复旦社云平台"(www.fudanyun.cn)下载。

任务: 请为孙奶奶进行自理能力评估。

详细信息

任务 2 基础运动能力评估

学习目标

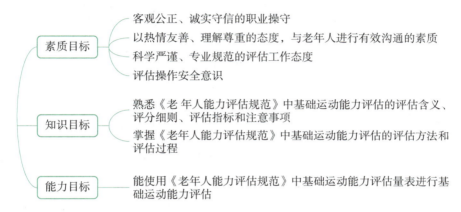

情境导入

[基本信息]周＊强,男,79岁,与独女同住于幸福小区 19 号楼 906 室。

[既往病史]冠心病、脑梗塞。

[目前状况]现意识清醒,交流正常,左侧肢体活动不良,右侧肢体功能正常,平时大部分时间在轮椅上活动。女儿白天上班,照护困难,希望周爷爷白天到社区日间照料中心接受养老服务。

案例情境中的详细信息可扫码查看,或至"复旦社云平台"(www.fudanyun.cn)下载。

任务: 请为周爷爷进行基础运动能力评估。

详细信息

任务分析

1. 什么是基础运动能力？基础运动能力评估包含哪些二级指标?

基础运动能力(basic athletic ability)是个体完成基本日常生活中床上、床椅、水平、上下躯体移位程度的能力。基础运动能力评估主要是评估老年人躯体移动能力,包括床上体位转移、床椅转移、平地行走、上下楼梯4个二级指标。

2. 为什么要对周爷爷进行基础运动能力评估?

通过评估,可以了解老年人的身体状况和功能水平等方面的情况,有助于制定个性化的照护措施和康复训练计划,以改善老年人的运动能力。基础运动能力评估还可以帮助预测老年人的跌倒风险,并采取相应的预防措施。

3. 如何对周爷爷进行基础运动能力评估?

① 评估工具:国家标准《老年人能力评估规范》。

② 评估方法:提问法、观察法、测试法等。

4. 老年人基础运动能力评估的过程是怎样的？

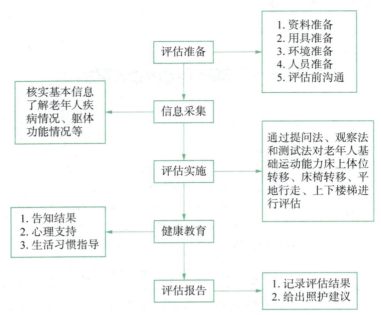

图 2.2.1 基础运动能力评估过程图

任务实施

任务实施可进行角色演练，具体如下：
1. 分小组进行评估，完成评估报告。
2. 小组内部分工，确定角色：评估员、老年人、观察员 2 位（请老年人扮演者扫码查看或上网下载情境案例中详细的评估信息）。
3. 各角色分享心得体会，观察员说出评判记录及感受。
4. 各角色反思。

过程一：评估准备

表 2.2.1 评估准备过程表

步骤	内容（话术示例）
资料准备	1. 熟悉周爷爷的基本信息资料、既往评估资料、病历、体检报告等。 2. 根据需要准备老年人基础运动能力评估表或评估系统等。
用具准备	评估桌椅、护理床、标准长度单平地步道或卷尺、台阶，必要时备轮椅、手杖、助行架等。
环境准备	空气清新，温湿度适宜，光线明亮，安静整洁，保护隐私。
人员准备	评估员：专业着装、洗净双手、佩戴评估员证。 老年人：意识清醒，心情愉悦，取舒适体位，同意接受评估，无其他需要。
评估前沟通	1. 自我介绍： 周爷爷，您好！我是幸福里照料中心的评估员小＊，这是我的评估员证。

(续表)

步骤	内容（话术示例）
	2. 介绍评估内容、时间、评估目的、需要老年人配合的事项，强调保护老年人隐私，征得老年人同意。 周爷爷，今天我是来给您做基础运动能力评估的，主要了解您在床上体位转移、床椅转移、平地行走、上下楼梯等几个方面的情况，以便为您制定适合您的照护方案，有针对性地提高您的基础运动能力，减少跌倒的发生及对他人的依赖。评估时间大约需要10～15分钟，需要您配合我回答一些问题或做几个动作。您放心，您的所有信息我都不会泄露给其他人。您可以配合我吗？您还有什么其他需要吗？我们现在开始好吗？

过程二：信息采集

表 2.2.2　信息采集过程表

步骤	内容
核实基本信息	周 * 强，男，79 岁，身高 178 厘米，体重 72 千克，居住于幸福小区 19 号楼 906 室。左侧肢体活动不良，右侧肢体功能正常，大部分时间在轮椅上活动。

过程三：评估实施（扫码看视频）

视频

表 2.2.3　评估实施过程表

步骤	内容（话术示例）
床上体位转移	1. 询问老年人。 您平时可以自己在床上左右翻身吗？ 您平时可以自己在床上坐起及躺下吗？ 您需要用翻身护理床、床旁护栏等辅助工具吗？ 您是如何使用翻身护理床、床旁护栏等辅助工具的？ 您在床上进行体位转移的时候容易坠床吗？ 如果您不能自己在床上进行体位转移，需要别人给您怎样的帮助呢？ 您能在床上操作一下吗？ 2. 观察老年人现场进行床上体位转移完成情况。 图 2.2.2　床上体位转移测试 3. 判断评分。

（续表）

步骤	内容（话术示例）
床椅转移	1. 询问老年人。 您平时可以自己从床上坐到椅子上吗？或者自己可以从床边移动到椅子上吗？ 您能自己从床上转移到椅子或轮椅上吗？包括自行坐起及独立坐稳，由床移至椅子或轮椅，使用刹车和移动脚踏板吗？您能操作一下吗？ 您需要用拐杖、助行器、移位机等辅助工具吗？ 您如何使用拐杖、助行器、移位机等辅助工具？ 您从床上移到椅子上的时候容易摔倒、坠床吗？ 如果您不能自己从床上坐到椅子上，需要别人给您怎样的帮助呢？ 2. 观察老年人现场进行床椅转移完成情况。 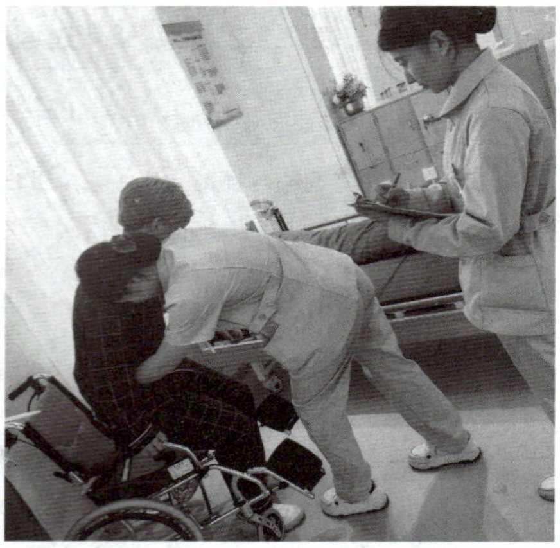 图 2.2.3　床椅转移测试 3. 判断评分。
平地行走	1. 询问老年人。 您可以自己在平地上行走吗？ 您能自己在平地走 50 米吗？您需要用手杖、拐杖、助行器、移位机、轮椅等辅助工具吗？ 您如何使用手杖、拐杖、助行器、移位机、轮椅等辅助工具？ 您平地行走的时候容易摔倒吗？ 如果您不能自己行走，需要别人给您怎样的帮助呢？ 您现在能走一走吗？ 2. 观察老年人现场进行平地行走测试。 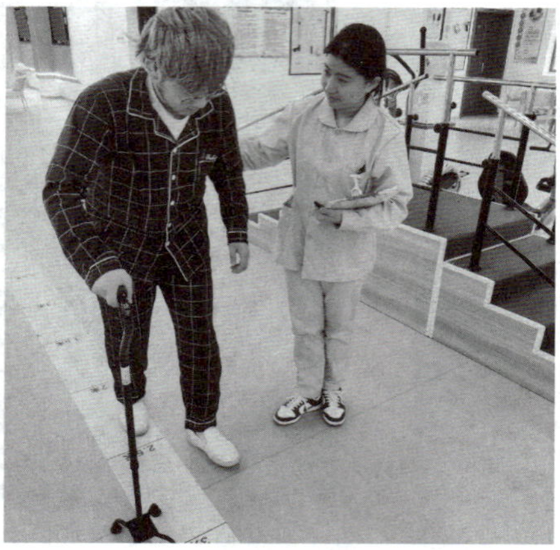 图 2.2.4　平地行走测试 3. 判断评分。

(续表)

步骤	内容（话术示例）
上下楼梯	1. 询问老年人。 您可以独立上下楼梯吗？ 您能自己连续上下 10～15 个台阶吗？ 您需要使用楼梯扶手、倚靠墙壁、手杖、拐杖、助行器等外界支撑，或移位机、爬楼机等辅助工具吗？ 您上下楼梯的时候容易摔倒吗？ 如果您不能自己上下楼梯，需要别人给您怎样的帮助呢？ 您现在能走一下楼梯吗？ 2. 观察老年人现场进行上下楼梯完成情况。 3. 判断评分。 图 2.2.5　上下楼梯测试

主题讨论

基础运动能力评估进行现场测试时，怎么做才能保证老年人的安全？

过程四：健康教育

表 2.2.4　健康教育过程表

步骤	内容（话术示例）
告知评估结果	周爷爷，通过刚才的评估了解到您的基础运动能力得分为 4 分，说明您的运动能力还是有些受限制的，平时需要使用手杖等辅助工具帮助移动。
进行心理支持	周爷爷，您别担心，通过坚持康复训练，您的运动能力会恢复得越来越好，您要有信心。
进行生活习惯指导和健康教育	周爷爷，建议您根据康复师的指导每天坚持康复训练。也可以做一些可以耐受的运动，比如散步、太极拳等，都可以锻炼您的肢体肌肉力量和平衡能力。 因为您移动能力受损，可能存在跌倒的风险。建议您接受跌倒防护需求评估，采取相应的防护措施。您也不用太担心，平时改变体位和移动的时候动作慢一些，移动的时候要在照护人员的陪同下，同时使用手杖等辅助用具帮助保持重心，平时穿合身的衣裤和防滑鞋，保持地面干燥无杂物，这都可以降低您发生跌倒的可能性。

过程五：评估报告

记录评估结果，给出照护建议，形成评估报告。

表 2.2.5 基础运动能力评估报告表

姓名	周＊强	性别	男	年龄	79	住址	幸福小区 19 号楼 906 室
条目	评估得分			评估依据			
床上体位转移	2			坐起、躺下需要护理员单手帮助，可以配合。			
床椅转移	1			需要护理员双手帮助，可以配合。			
平地行走	1			需要护理员双手帮助，可以配合。			
上下楼梯	0			无法上下楼梯。			
总分	4 分						
照护建议	1. 根据老年人基础运动能力下降情况，有针对性地进行肢体功能锻炼、平地行走锻炼等。 2. 注意老年人活动时的安全防护，避免跌倒及坠床等意外事件发生。 3. 评估老年人的跌倒防护需求，制定有针对性的跌倒预防措施。						

任务评价

基础运动能力任务评价表请扫码查看，也可至"复旦社云平台"（www.fudanyun.cn）下载。

相关知识

按照《老年人能力评估规范》中基础运动能力评估表逐项对被评估者进行基础运动能力评估。

一、床上体位转移

1. 含义

卧床翻身及坐起躺下。

2. 评估细则

表 2.2.6 床上体位转移评分细则表

指标	指标说明	评分及说明
床上体位转移	卧床翻身及坐起躺下	4 分：独立完成，不需要他人协助。
		3 分：在他人指导或提示下完成。
		2 分：需要他人协助，但以自身完成为主。
		1 分：主要依靠他人协助，自身能给予配合。
		0 分：完全依赖他人协助，且不能给予配合。

3. 评估指标点

（1）帮助完成程度

指实现床上体位转移的最低帮助程度。

① 需要他人监护、提醒、指导。
② 需要他人协助,以老年人自身完成为主。
③ 主要依赖他人帮助,老年人自身能配合。
④ 他人给予完全帮助,老年人无法配合。

（2）风险

翻身后是否能保持体位；有无坠床风险。

（3）辅具

翻身床单、楔形垫、翻身护理床、电动起身器、移位机等辅助老年人床上翻身的器具,护理床、可调靠架、起身绳梯、床旁护栏等辅助老年人床上坐起及躺下的器具。

4. 注意事项

该条目的评估包括三个项目：卧床翻身、卧床坐起、坐位躺下。需要分别进行评估,以其中功能障碍最重的条目为评估结果。

二、床椅转移

1. 含义

从坐位到站位,再从站位到坐位的转换过程。包括自行坐起及独立坐稳由床移至椅子或轮椅,使用刹车和移动脚踏板及其反向动作。

2. 评估细则

表 2.2.7 床椅转移评分细则表

指标	指标说明	评分及说明
床椅转移	从坐位到站位,再从站位到坐位的转换过程	4 分：独立完成,不需要他人协助。
		3 分：在他人指导或提示下完成。
		2 分：需要他人协助,但以自身完成为主。
		1 分：主要依靠他人协助,自身能给予配合。
		0 分：完全依赖他人协助,且不能给予配合。

3. 评估指标点

（1）帮助完成程度

指实现床椅转移的最低帮助程度。

① 需要他人监护、提醒、指导。
② 需要他人协助,以自身完成为主。
③ 主要依赖他人帮助,自身能配合。
④ 他人给予完全帮助,老年人无法配合。

（2）风险

坠床、跌倒。

（3）辅具

假肢、手杖、拐杖、助行器、移位机等辅助工具。

4. 注意事项

评估中强调整个评估流程,自行坐起及独立坐稳,由床移至椅子或轮椅,使用刹车和移动脚踏板及其反向动作,在评估时要注重所有环节的逐一评估,以其中所需帮助最大的环节为最终评估结果。

三、平地行走

1. 含义

以双脚交互的方式在地面行动,总是一只脚在前。注:包括他人辅助和使用辅助工具的步行。

2. 评估细则

表 2.2.8 平地行走评分细则表

指标	指标说明	评分及说明
平地行走	双脚交互的方式在地面行动,总是一只脚在前	4 分:独立平地步行 50 米左右,不需要协助,无摔倒风险。
		3 分:能平地步行 50 米左右,存在摔倒风险,需要他人监护或指导,或使用拐杖、助行器等辅助工具。
		2 分:在步行时需要他人少量扶持协助。
		1 分:在步行时需要他人大量扶持协助。
		0 分:完全不能步行。

3. 评估指标点

(1)帮助完成程度

指实现平地行走的最低帮助程度。

① 需要他人监护、提醒、指导。

② 需要一个人用单手帮助。

③ 需要一个人用双手或者两个人各用一只手帮助。

④ 他人给予完全帮助,老年人能配合。

⑤ 他人给予完全帮助,老年人无法配合。

(2)风险

跌倒。

(3)辅具

手杖、拐杖、助行器、移位机、轮椅等辅助工具。

4. 注意事项

老年人身体功能下降,但可以借助辅具完成行走,而在辅具当中,不同辅具所能够替代的功能有所不同,需要考察老年人目前所使用的辅具,并尽可能让老年人操作,进行客观评估。

四、上下楼梯

1. 含义

双脚交替完成楼梯台阶连续的上下移动。要求连续上下 10~15 个台阶。

2. 评估细则

表 2.2.9 上下楼梯评分细则表

指标	指标说明	评分及说明
上下楼梯	双脚交替完成楼梯台阶连续的上下移动	3 分:可独立上下楼梯(连续上下 10~15 个台阶),不需要协助。
		2 分:在他人指导或提示下完成。

(续表)

指标	指标说明	评分及说明
		1分:需要他人协助,但以自身完成为主。
		0分:主要依靠他人协助,自身能给予配合;或者完全依赖他人协助,且不能给予配合。

3. 评估指标点

（1）帮助完成程度

指实现上下楼梯的最低帮助程度。

① 需要他人监护、提醒、指导。

② 需要他人协助,以老年人自身完成为主。

③ 主要依赖他人帮助,老年人自身能配合。

④ 他人给予完全帮助,老年人无法配合。

（2）风险

跌倒。

（3）辅具

楼梯扶手、倚靠墙壁、手杖、拐杖、助行器等外界支撑,或移位机、爬楼机等辅助工具。

4. 注意事项

该项目的评估不包括电梯,所以乘坐电梯不作为评估结果,但借助爬楼机上下楼梯的情况可以作为评估结果。老年人在上下楼梯时包括两个环节考察,即上楼梯和下楼梯,要求以功能障碍最重的环节为最终评估结果。

五、基础运动能力受损老年人健康教育和照护建议

① 遵医嘱服药,积极治疗原发疾病。

② 饮食规律,营养均衡,控制体重。

③ 在医生或康复师的指导下,由专人陪护进行适宜的运动功能康复训练。

④ 鼓励老年人积极面对生活,保持乐观积极的心态。

⑤ 建议使用坐便器、淋浴椅、无障碍扶手等用具,需要的话进行辅具适配,合理使用辅具。

⑥ 做好防跌措施,排除居住环境危险因素,对老年人和家属进行跌倒防护指导。

知识测验

扫码进行在线知识测验。

在线测验

拓展训练

[基本信息]张﹡平;性别:男;年龄:86岁;居住于幸福小区3幢201室,由幸福里社区照护中心实施居家照护。

[既往病史]高血压25年,糖尿病10余年。

[目前状况]老年人神志清醒,可交流。近半年来爷爷常常感觉双腿麻木无力,行动渐渐迟缓。爷爷目前没有使用拐杖等辅具。

情境中详细的信息,可扫码查看,也可至"复旦社云平台"(www.fudanyun.cn)下载。

任务:请为张爷爷进行基础运动能力评估。

任务 3　精神状态评估

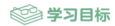 学习目标

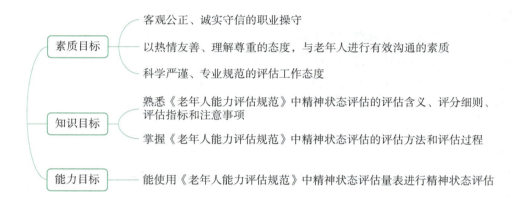

情境导入

[基本信息]廖＊宏,女,76岁,与大女儿一起居住于幸福小区1栋609房。

[既往病史]患有高血压8年,脑梗塞后1年。

[目前状况]目前左侧轻度偏瘫,日常生活尚能自理。近几个月来常常记错时间,忘记刚刚说过的话,经常骂家人,情绪不佳。在女儿的陪同下,廖奶奶来到幸福里颐养院,表达了入住愿望。

情境中详细的评估信息,可扫码查看,也可至"复旦社云平台"(www.fudanyun.cn)下载。

任务:请为廖奶奶进行精神状态评估。

任务分析

1. 什么是精神状态？精神状态评估包含哪些二级指标？

精神状态是指个体在认知功能、行为、情绪等方面的能力。精神状态评估包括老年人四个方面的功能评估:认知能力(时间定向、空间定向、人物定向、记忆),沟通能力(理解能力、表达能力),异常行为(攻击行为、抑郁症状),意识状态(意识水平),共9个二级指标。

2. 为什么要对廖奶奶进行精神状态的评估？

通过评估,确认廖奶奶是否存在精神状态方面问题,以便有针对性地采取照护及预防措施,提高奶奶生活质量,预防风险发生,提供精准服务。

3. 精神状态的评估工具和方法是什么？

① 评估工具:国家标准《老年人能力评估规范》中精神状态评估表。

② 评估方法:提问法、观察法、测试法等。

4. 精神状态评估的评估过程是怎样的？

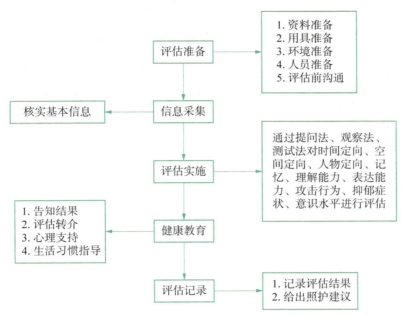

图 2.3.1　精神状态评估过程图

任务实施

任务实施可进行角色演练，具体如下：

1. 分小组进行评估，完成评估报告。
2. 小组内部分工，确定角色：评估员、老年人、观察员 2 位（请老年人扮演者扫码查看或上网下载情境案例中详细的评估信息）。
3. 各角色分享心得体会，观察员说出评判记录及感受。
4. 各角色反思。

过程一：评估准备

表 2.3.1　评估准备过程表

步骤	内容（话术示例）
资料准备	1. 熟悉、核对廖奶奶的基本信息资料。 2. 准备精神状态评估量表或信息化评估系统等。
用具准备	评估桌椅、笔、卡片（如老年人有口头表达障碍）等。
环境准备	空气清新，温湿度适宜，光线明亮，安静整洁，保护隐私。
人员准备	评估员：专业着装，洗净双手，佩戴评估员证。 老年人：意识清醒，心情愉悦，取舒适体位，同意接受评估，无其他需要。
评估前沟通	1. 自我介绍。 廖奶奶，您好！我是幸福里颐养院评估员小＊，这是我的评估员证。

（续表）

步骤	内容（话术示例）
	2. 介绍评估内容、评估时间、评估目的、需要老年人配合的事项，强调保护老年人隐私，征得老年人的同意。 廖奶奶，您想入住我们机构是吗？为了了解您具体的身体情况，我今天来帮您进行精神状态评估，会问您一些有关于您的精神、心理、情绪、行为等方面的问题，您只需要如实回答我就可以了。您放心，您的所有信息我都会为您保密，不会泄露您的隐私。通过评估，我们可以为您制定适合您的照护计划，提供更精准的养老服务。评估时间大约需要10分钟，您可以配合我吗？您现在还有什么其他的需要吗？

过程二：信息采集

表 2.3.2　信息采集过程表

步骤	内 容
核实基本信息	廖*宏，女，76岁，幸福小区1栋609房。

过程三：评估实施（扫码看视频）

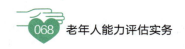
视频

表 2.3.3　评估实施过程表

评估项目	内容（话术示例）
时间定向	1. 询问老年人： 您能告诉我，今年是哪一年？ 今天是几月几号周几呢？ 现在是上半年还是下半年？ 现在是什么季节？ 现在是上午还是下午？ 现在是白天还是晚上？ 2. 判断评分。
空间定向	1. 询问老年人： 您平时可以单独出门（买菜）吗？ 平时您能出门在小区内活动吗？ 2. 您能独立去小区以外的地方活动并回家吗？ 现在我们在哪个省（市）？ 您住在什么区（县）？ 您住在什么街道？ 我们现在是在第几层楼？ 这儿是什么地方？ 3. 判断评分。
人物定向	1. 询问老年人： 您叫什么名字啊？ 您有几个孩子啊？您能告诉我他们的名字吗？ 平时由谁照顾您？

(续表)

评估项目	内容(话术示例)
	现在陪着您的是谁啊？ 经常跟您来往的朋友或亲属，你能认得出吗？能告诉我他们的姓名吗？ 您现在如果遇到以前的同事或不常来往的老朋友，你能认得出他们吗？ 您看我(陌生人)多少岁啊？ 2. 判断评分。
记忆	1. 询问老年人(按照提问顺序进行)： 我说三样东西"苹果、手表、国旗"，我说完后，请您重复一遍并记住，待会还会问您。 廖奶奶，您早餐(中餐)吃了什么菜啊？ 您还记得您年轻时候的老朋友或者老同事吗？能跟我介绍一下他们吗？ (10~15分钟后)廖奶奶，我刚才问您的三样东西您还记得吗？ 2. 判断评分。
理解能力	1. 观察前面条目的评估交流过程并判断： ① 老年人能否完全正确理解评估员表达的意思。 ② 老年人如何才能理解评估员的话。 2. 询问陪伴评估者： 老年人平时能和家人正常交流吗？ 老年人平时可以完全正确理解你们表达的意思吗？ 3. 判断评分。
表达能力	1. 观察前面条目的评估交流过程并判断： ① 老年人是否能正常通过语言或特定非语言准确表达完整的意思。 ② 老年人需要如何才能表达自己的意思。 2. 询问陪伴评估者： 老年人平时能和家人正常交流吗？ 老年人平时能正确地表达自己的想法和需要吗？ 3. 判断评分。
攻击行为	1. 观察老年人的精神状态和行为，如老年人有情绪或行为问题出现(精神不振、情绪不佳、评估中骂人或打人等)，可单独询问家属或其他陪伴评估者： 近1个月内，老年人发脾气的时候会出现身体攻击行为吗？比如打、踢、推、咬、抓、摔东西等。 近1个月内，老年人出现过语言攻击行为吗？比如骂人、语言威胁、尖叫等。 2. 判断评分。
抑郁症状	1. 观察老年人的精神状态和行为并提问，如老年人有情绪问题出现(精神不振、情绪不佳、沉默寡言等)，可单独询问家属或其他陪伴评估者： 您(他)平时有什么兴趣爱好吗？ 您(他)平时喜欢干些什么呢？ 您(他)最近1个月有没有情绪低落、不爱说话、不爱梳洗、不爱参加活动的情况？ 您(他)最近1个月内有过妄想、幻觉吗？ 您(他)最近1个月有没有自杀、自残的念头和行为呢？ 2. 判断评分。
意识水平	根据前面评估条目过程判断，也可通过呼叫评估对象观察其反应： 您好，我来看看您精神状态怎么样啊？

过程四：健康教育

表 2.3.4　健康教育过程表

步骤	内容（话术示例）
告知评估初步结果	廖奶奶，您精神状态评估表得到 23 分。您在时间定向、记忆、攻击行为、抑郁症状等方面出现了一些障碍，这些是可能导致您平时记错时间、忘记刚刚说过的话、容易发脾气、情绪不佳的主要原因。
介绍下一步评估转介	我刚才对您进行的评估只是一个初步的筛查，您的精神状态需要进一步的专业评估。如果您需要的话，我可以给您介绍专业的医生过来帮助您。
进行心理支持	您也不用过于担心，通过一些心理辅导和康复训练，您的情况是可以有效控制的，我也会教给您一些适合您的饮食、康复训练、心理放松等方法。
进行生活习惯指导和健康教育	廖奶奶，您平时在饮食上多吃富含卵磷脂等有益于补脑的食物，如坚果、深海鱼等。 康复方面您可以做记忆力训练和勤做手指操来改善认知功能，如点钞计算、制作记忆相册、卡片游戏等。 心理方面您可以运用心理放松的方法缓解情绪、放松心情，如深呼吸法、转移注意法等。 日常生活中您还可以利用手机闹钟、记事本等来提醒、记录重要事件，您房间的家具及衣服等个人用品要定点放置，方便查找。

过程五：评估记录

记录评估结果，给出照护建议。

表 2.3.5　精神状态评估报告表

姓名	廖＊宏	性别	女	年龄	76	住址	幸福小区 1 栋 609 房
条目	评估得分	评 估 依 据					
时间定向	2	能说出现在是上半年还是下半年及现在的季节。					
空间定向	4	能买菜，接送外孙，能说清居住信息。					
人物定向	4	能说出与日常相关所有人物信息。					
记忆	3	即时记忆只能回忆出一个词语，可回忆上一顿饭和年轻时的朋友。					
理解能力	4	能完全理解评估员的话，平时生活中也可正常理解他人信息。					
表达能力	4	能与评估员正常交流，平时生活中可以正常表达需要和想法。					
攻击行为	0	近一个月持续出现骂人的行为。					
抑郁症状	0	近一个月持续情绪低落。					
意识水平	2	神志清醒，与评估员正常沟通。					
总分	23 分						
照护建议	1. 转介给专业医生进行进一步评估。 2. 加强心理支持，给予安慰和关心。 3. 在饮食、康复、心理、生活习惯等方面进行健康教育。 4. 加强巡视，重点关注老年人的攻击行为发生情况和频率，避免老年人与他人冲突。 5. 加强巡视，重点关注老年人的抑郁症状发生情况和频率，避免老年人自残、自杀。						

主题讨论

如果老年人在精神状态评估中对自己的实际情况进行隐瞒,如不愿承认自己有情绪或行为问题,我们该怎么办呢?怎么做才能让评估结果尽可能接近真实呢?

任务评价

精神状态评估任务评价表请扫码查看,也可至"复旦社云平台"(www.fudanyun.cn)下载。

任务评价

相关知识

按照《老年人能力评估规范》中精神状态评估表逐项对被评估者进行精神状态评估。

一、时间定向

1. 含义

知道并确认时间的能力。

2. 评分细则

表 2.3.6 时间定向评估细则表

指标	指标说明	评分及说明
时间定向	知道并确认时间的能力	4 分:时间观念(年、月)清楚,日期(或星期几)可相差一天。
		3 分:时间观念有些下降,年、月、日(或星期几)不能全部分清(相差两天或以上)。
		2 分:时间观念较差,年、月、日不清楚,可知上半年或下半年或季节。
		1 分:时间观念很差,年、月、日不清楚,可知上午、下午或白天、夜间。
		0 分:无时间观念。

3. 评估指标点

年份、月份、季节、日期、一天的时段。

4. 注意事项

① 老年人可借助日期、时间判断工具如日历、手表等判断时间。

② 根据对老年人状态的观察,可以调整时间段和时间点问题的顺序,如老年人有认知障碍,可先问时间段的问题。

二、空间定向

1. 含义

一个人知道并确认空间的能力。

2. 评分细则

表 2.3.7 空间定向评估细则表

指标	指标说明	评分及说明
空间定向	知道并确认空间的能力	4 分：能在日常生活范围内单独外出，如在日常居住小区内独自外出购物等。
		3 分：不能单独外出，但能准确知道自己日常生活所在地的地址信息。
		2 分：不能单独外出，但知道较多有关自己日常生活的地址信息。
		1 分：不能单独外出，但知道较少自己居住或生活所在地的地址信息。
		0 分：不能单独外出，无空间观念。

3. 评估指标点

单独外出能力、日常生活的地址信息（楼层、省市、区县、街道、小区，家还是养老机构等）。

4. 注意事项

"单独外出"考虑是否发生走失现象及多寡程度。以"A.2.14.2 走失"信息采集结果为准。

三、人物定向

1. 含义

知道并确认人物的能力。

2. 评估细则

表 2.3.8 人物定向评估细则表

指标	指标说明	评分及说明
人物定向	知道并确认人物的能力	4 分：认识长期共同一起生活的人，能称呼并知道关系。
		3 分：能认识大部分共同生活居住的人，能称呼或知道关系。
		2 分：能认识部分日常同住的亲人或照护者等，能称呼或知道关系等。
		1 分：只认识自己或极少数日常同住的亲人或照护者等。
		0 分：不认识任何人（包括自己）。

3. 评估指标点

自己、照护者、家人、常往来熟人、不常往来熟人、陌生人。

4. 注意事项

须提前做好准备工作，对老年人的家庭关系进行了解，老年人回答后与家属核实老年人所述信息的准确性。

四、记忆

1. 含义

短时、近期和远期记忆能力。

2. 评估细则

表 2.3.9　记忆评估细则表

指标	指标说明	评分及说明
记忆	短时、近期和远期记忆能力	4分：总是能保持与社会、年龄所适应的记忆能力，能完整地回忆。
		3分：出现轻度的记忆紊乱或回忆不能（不能回忆即时信息，3个词语经过5分钟后仅能回忆0～1个）。
		2分：出现中度的记忆紊乱或回忆不能（不能回忆近期记忆，不记得上一顿饭吃了什么）。
		1分：出现重度的记忆紊乱或回忆不能（不能回忆远期记忆，不记得自己的老朋友）。
		0分：记忆完全紊乱或者完全不能对既往事物进行正确的回忆。

3. 评估指标点

远期记忆、近期记忆、短期记忆、记忆紊乱程度。

4. 注意事项

① 老年人记忆丧失的顺序，是短时记忆先于近期记忆，近期记忆先于远期记忆。在评估时先考察短时记忆，先考察三个词语，如果三个词语完全记住，则不需考察其他问题。如果记不住，再进一步考察近期记忆，再远期记忆。三个词语可以不是"苹果、手表、国旗"，但要求是不同类名词。第一次提问，要求老年人逐一复述，保证老年人听到。第二次才是对短期记忆的考察。

② 如果老年人有语言功能障碍，不能口述三个词语，可准备卡片、模型、实物等帮助老年人表达。

五、理解能力

1. 含义

理解语言信息和非语言信息的能力（可借助平时使用助听设备等），即理解别人的话。

2. 评估细则

表 2.3.10　理解能力评估细则表

指标	指标说明	评分及说明
理解能力	理解语言信息和非语言信息的能力（可借助平时使用助听设备等），即理解别人的话	4分：能正常理解他人的话。
		3分：能理解他人的话，但需要增加时间。
		2分：理解有困难，需频繁重复或简化口头表达。
		1分：理解有严重困难，需要大量他人帮助。
		0分：完全不能理解他人的话。

3. 评估指标点

（1）完成程度

能否正常理解他人的意思。

（2）帮助程度

能够实现理解的最低帮助程度。帮助程度从轻到重：

① 花费更长的时间理解别人的话。

② 多次重复或简单话语才能理解。

③ 别人反复解释或帮助才能理解。

④ 完全不能理解。

4. 注意事项

该项目的评估不需要单独进行，通过对前面条目的评估可以判断老年人的理解能力状况。

六、表达能力

1. 含义

表达信息能力，包括口头的和非口头的，即表达自己的想法。

2. 评估细则

表 2.3.11　表达能力评估细则表

指标	指标说明	评分及说明
表达能力	表达信息能力，包括口头的和非口头的，即表达自己的想法	4 分：能正常表达自己的想法。
		3 分：能表达自己的需要，但需要增加时间。
		2 分：表达需要有困难，需频繁重复或简化口头表达。
		1 分：表达有严重困难，需要他人大量帮助。
		0 分：完全不能表达需要。

3. 评估指标点

（1）完成程度

能否正常表达自己的想法。

（2）帮助程度

能够实现理解的最低帮助程度。帮助程度从轻到重：

① 花费更长的时间表达自己的意思。

② 多次重复或简单话语表达自己的意思。

③ 在别人帮助下才能表达自己的意思。

④ 完全无法表达自己的意思。

4. 注意事项

① 该项目的评估不需要单独进行，通过对前面条目的评估可以判断老年人的表达能力状况。

② 表达的时候不限于语言表达；语言障碍者可以采用书面语言或身体语言表达。

七、攻击行为

1. 含义

主要指的是身体攻击行为和语言攻击行为两部分。

2. 评估细则

表 2.3.12　攻击行为评估细则

指标	指标说明	评分及说明
攻击行为	身体攻击行为（如打/踢/推/咬/抓/摔东西）和语言攻击行为（如骂人、语言威胁、尖叫）	1分：未出现。 0分：近一个月内出现过攻击行为。

3. 评估指标点

① 身体攻击：如打、踢、推、咬、抓及摔东西等。
② 语言攻击：如骂人、语言威胁、尖叫等。
③ 持续时间：2 周及以上。

4. 注意事项

① 由于家属可能已经习惯老年人的日常攻击行为，所以描述可能会淡化，认为老年人没有恶意不属于攻击行为。为了避免评估结果受到影响，评估员须注意观察老年人家属或他人向其提供服务时的反应。若条件允许，除家属外，可单独询问与老人来往较多的人员，如邻居等。
② 无需关注攻击行为背后的意图。
③ 攻击行为的要求是长期行为状态，持续 2 周及以上，如果仅因为特殊原因偶然出现过，不属于存在攻击行为。

八、抑郁症状

1. 含义

存在情绪低落、兴趣减退、活力减退等症状，甚至出现妄想、幻觉、自杀念头或自杀行为。

2. 评估细则

表 2.3.13　抑郁症状评估细则

指标	指标说明	评分及说明
抑郁症状	存在情绪低落、兴趣减退、活力减退等症状，甚至出现妄想、幻觉、自杀念头或自杀行为	1分：未出现。 0分：近一个月内出现过负性情绪。

3. 评估指标点

① 抑郁表现：情绪低落、兴趣减退、活力减退，有自杀念头。
② 精神症状：妄想、幻觉。
③ 抑郁行为：自残、自伤行为。
④ 持续时间：2 周及以上。

4. 注意事项

① 抑郁症状的要求是长期行为状态，持续 2 周及以上，如果仅因为特殊原因如丧偶、思念子女等偶然出现过，不属于抑郁症状。
② 老年人存在隐瞒情况的，或不擅表述的，细心观察，应向照护者了解情况。既包括评估当天，也包

括之前1个月内情况。

③ 此项评估,需注意老年人的文化背景,做好预备功课。最好先告知涉及情绪方面的问题,问对方是否愿意回答,并尊重老年人的意愿。

九、意识水平

1. 含义

机体对自身和周围环境的刺激做出应答反应的能力程度,包括清醒和持续的觉醒状态(处于昏迷状态者,直接评定为重度失能)。

2. 评估细则

表2.3.14 意识水平评估细则

指标	指标说明	评分及说明
意识水平	机体对自身和周围环境的刺激做出应答反应的能力程度,包括清醒和持续的觉醒状态	2分:神志清醒,对周围环境能做出正确反应。
		1分:嗜睡,表现为睡眠状态过度延长。当呼唤或推动老年人的肢体时可唤醒,并能进行正确的交谈或执行指令,停止刺激后又继续入睡;意识模糊,注意力涣散,对外界刺激不能清晰地认识,空间和时间定向力障碍,理解力迟钝,记忆力模糊和不连贯。
		0分:昏睡,一般的外界刺激不能使其觉醒,给予较强烈的刺激时可有短时的意识清醒,醒后可简短回答提问,当刺激减弱后又很快进入睡眠状态;或者昏迷:意识丧失,随意运动丧失,对一般刺激全无反应。

3. 评估指标点

老年人意识状态。

4. 注意事项

如果评估员无法判断,可以参考老年人病历等医学诊断。医护背景的评估员可以使用格拉斯哥昏迷量表辅助判断。

表2.3.15 格拉斯哥昏迷量表

项目	刺激	患者反应	评分	实得分
睁眼反应	自发	自己睁眼	4	
	言语刺激	呼叫时患者睁眼	3	
	疼痛刺激	疼痛时患者能睁眼	2	
	疼痛刺激	任何刺激不睁眼	1	
言语反应	言语	能正确会话,并回答医生他在哪、他是谁及年和月	5	
		言语错乱,定向障碍	4	
		说话能被理解,但无意义	3	
		发出声音但不能被理解	2	
		不发声	1	

(续表)

项目	刺激	患者反应	评分	实得分
运动反应	口令	能执行简单命令	6	
	疼痛刺激	疼痛时患者拨开医生的手	5	
	疼痛刺激	疼痛时患者肢体回缩	4	
	疼痛刺激	疼痛时患者身体呈"去皮质强直"姿势	3	
	疼痛刺激	疼痛时患者身体呈"去大脑强直"姿势	2	
	疼痛刺激	疼痛时患者毫无反应	1	
总分				

说明:最高分15分,最低分3分。分数越低,意识障碍越重。3~8分重度昏迷;9~12分中度昏迷;13~15分轻度昏迷。

十、精神状态受损老年人健康教育和照护建议

① 接受心理治疗师、医生等进一步精神心理评估。
② 加强心理支持,给予安慰和关心。
③ 鼓励家属加强对老年人关怀,增加与老年人沟通交流。
④ 鼓励老年人参加社交活动,扩大交往范围,争取更多社会支持。
⑤ 教会老年人情绪放松方法,如深呼吸法、肌肉放松法等。
⑥ 加强巡视,重点关注老年人情绪和行为,避免老年人自残、自杀。

知识测验

扫码进行在线知识测验。

在线测验

拓展训练

[基本信息]钟＊伟,男,82岁,与独子共同居住于幸福小区5栋102房。

[既往病史]糖尿病10年,阿尔茨海默病3个月。

[目前状况]爷爷目前日常生活能自理,但近期记忆力下降厉害,常常忘记刚刚说过的话,重复要求吃饭,情绪也很低落。儿子工作繁忙,感觉家庭照护困难,钟爷爷来到幸福里颐养院,表达了入住愿望。

情境中详细的评估信息,可扫码查看,也可至"复旦社云平台"(www.fudanyun.cn)下载。

详细信息

任务:请为钟爷爷进行精神状态评估。

任务 4　感知觉与社会参与评估

学习目标

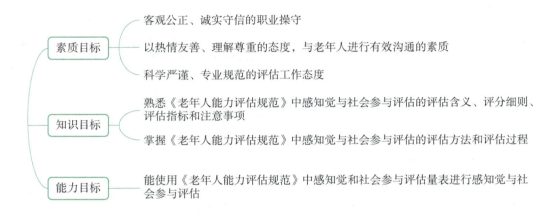

情境导入

[基本信息]秦*云,女,71岁,现和女儿一起居住于幸福小区3栋310房。

[既往病史]高血压8年,脑梗塞1年。

[目前状况]脑梗塞经治疗康复后,肢体活动基本正常。视力有所下降,听力正常,平时日常事务需要女儿协助。奶奶性格开朗,喜欢参加社区的广场舞活动。女儿工作繁忙,感觉照护负担较重,奶奶希望到社区日间照料中心接受养老服务。

情境中详细的评估信息,可扫码查看,也可至"复旦社云平台"(www.fudanyun.cn)下载。

任务要求:请为秦奶奶进行感知觉与社会参与评估。

任务分析

1. 什么是感知觉与社会参与？感知觉与社会参与评估包括哪些二级指标？

感知觉与社会参与指个体在视力、听力以及与周围人群和环境的联系与交流等方面的能力。感知觉与社会参与评估包括老年人三个方面的功能评估:感知觉能力(视力、听力),工具性日常生活活动能力(执行日常事务、使用交通工具外出),社会参与能力(社会交往能力),共5个二级指标。

2. 为什么要对秦奶奶进行感知觉与社会参与评估？

通过评估,确认秦奶奶是否存在感知觉与社会参与方面的问题,以便有针对性地采取照护及预防措施,提升秦奶奶社会参与度,预防风险发生,提供精准服务。

3. 感知觉与社会参与评估的评估工具和方法是什么？

① 评估工具:国家标准《老年人能力评估规范》中感知觉与社会参与评估量表。

② 评估方法:提问法、观察法、测试法等。

4. 感知觉与社会参与评估的评估过程是怎样的？

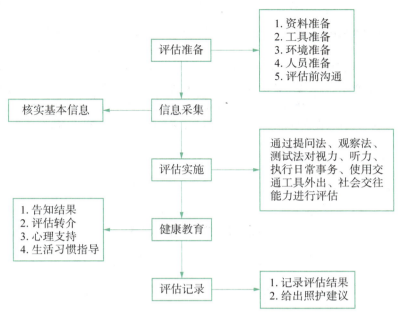

图 2.4.1 感知觉与社会参与评估过程图

任务实施

任务实施可进行角色演练，具体如下：

1. 分小组进行评估，完成评估报告。
2. 小组内部分工，确定角色：评估员、老年人、观察员 2 位（请老年人扮演者扫码查看或上网下载情境案例中详细的评估信息）。
3. 各角色分享心得体会，观察员说出评判记录及感受。
4. 各角色反思。

过程一：评估准备

表 2.4.1 评估准备过程表

步骤	内容（话术示例）
资料准备	1. 熟悉、核对秦奶奶的基本信息资料。 2. 准备《老年人能力评估规范》中感知觉与社会参与评估量表或信息化评估系统等。
工具准备	评估桌椅、量表、视力测量卡（或报纸）、纸、笔等。
环境准备	空气清新，温湿度适宜，光线明亮，安静整洁，保护隐私。
人员准备	评估员：专业着装，洗净双手，佩戴评估员证。 老年人：意识清醒，心情愉悦，取舒适体位，同意接受评估，无其他需要。
评估前沟通	1. 自我介绍。 秦奶奶，您好！我是幸福里颐养院评估员小＊，这是我的评估员证。

(续表)

步骤	评估内容（话术示例）
	2. 介绍评估内容、评估时间、评估目的、需要老年人配合的事项，强调保护老年人隐私，征得老年人的同意。 秦奶奶，您希望来我们日间照料中心接受服务对吧？为了了解您的具体身体情况，我今天来帮您进行一次感知觉与社会参与评估，会问您一些有关于您的日常生活的一些问题，您只需要如实回答我就可以了。您放心，您的所有信息我都会为您保密，不会泄露您的隐私。通过评估，我们可以为您制定适合您的照护措施，提供更精准的养老服务。评估时间大约需要 10 分钟，您可以配合我吗？您现在还有什么其他的需要吗？

过程二：信息采集

表 2.4.2　信息采集过程表

步骤	内　　容
核实基本信息	秦＊云，女，71 岁，幸福小区 3 栋 310 房。

视频

过程三：评估实施（扫码看视频）

表 2.4.3　评估实施过程表

评估项目	内容（话术示例）
视力	1. 确认矫正工具使用情况：秦奶奶，您平时戴眼镜吗？（如果戴，请老年人戴上） 2. 询问日常视力情况：您平时看书、看报吗？ 3. 测试：（拿视力测量卡或报纸给老年人看，距老年人眼睛 30 厘米的位置）您能看清楚正文里的字吗？请您读一下？ 那您能看清楚标题的大字吗？请您读一下？ （指着一样东西，如笔）您看这是什么？ （指着一样东西，如笔）这个是什么颜色呢？是什么形状呢？ 早上天亮了，或者晚上开灯了，您能感觉到光线吗？ 4. 判断评分。 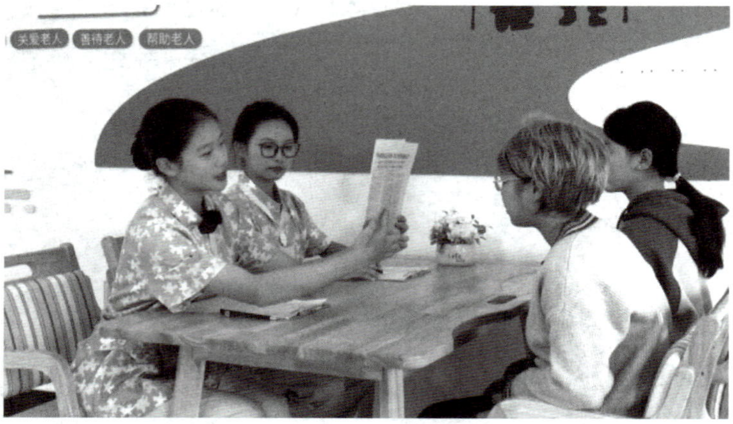

图 2.4.2　刘奶奶进行视力测试

(续表)

评估项目	内容（话术示例）
听力	1. 确认矫正工具使用情况：秦奶奶，您平时戴助听器吗？（如果戴，请老年人戴上） 2. 询问日常情况：平常家里人和您说话能听清楚吗？ 3. 根据观察之前的评估过程判断老年人在正常社交距离内是否能听清。 4. 测试： ① 轻声说话或距离大于 2 米时，能否听清。 ② 安静环境或大声说话，能否听清。或者只能听到部分。 ③ 重复说话或说话很慢的时候，能否听清。 5. 判断评分。
执行日常事务	1. 询问老年人： 秦奶奶，您平时可以自己计划、安排和完成日常事务吗？ 自己洗衣服可以吗？ 自己出门小金额购物可以吗？ 独自服药可以吗？ 您平时需要使用洗衣机、计算器、智能药盒等辅助工具吗？ 您会自己使用这些辅助工具吗？ 您需要别人怎么帮助您呢？ 2. 判断评分。
使用交通工具外出	1. 询问老年人： 秦奶奶，您去比较远的地方能自己独立去吗？ 您能自己骑车外出吗？ 您能自己乘坐公交车、地铁等交通工具吗？需要别人帮助吗？ 您能乘坐出租车外出吗？需要别人帮助吗？ 您完全不能出门吗？ 您坐车出门时有没有跌倒风险？有没有走失风险？ 2. 判断评分。
社会交往能力	1. 询问：秦奶奶，您平时和朋友会出去聚会吗？ 您平时参加社区里的活动吗？ 您平时和其他人一起聊天吗？ 您还记得上一次参加活动或聚会的情景吗？能说一说吗？ （可问陪伴评估者）老年人平时与朋友、邻居相处得怎么样？您觉得平时老年人和他人交往时有困难吗？ 2. 根据评估过程观察老年人与他人相处情况判断。 3. 判断评分。

过程四：健康教育

表 2.4.4　健康教育过程表

步骤	内容（话术示例）
告知评估初步结果	秦奶奶，您的感知觉和社会参与评估得了 13 分。您在视力、执行日常事务等方面有一些欠缺。
介绍下一步评估转介	我刚才对您进行的评估只是一个初步的筛查，您的感知觉与社会参与评估需要进一步的专业评估。如果您需要的话，我可以给您介绍专业的医生、社工过来帮助您。

（续表）

评估项目	内容（话术示例）
进行心理支持	您也不用过于担心，年龄大了，视力下降，日常事务需要帮助也是很常见的情况。我们通过一些生活习惯的改良，您的相关功能下降的问题是可以有效控制的，我也会给您一些健康指导。
进行生活习惯指导和健康教育	秦奶奶，您平时要养成良好的用眼习惯，看书时选择字体较大的书；不在强光下或昏暗处看书或做精细工作，坐车时不看书看报；生活应有规律，劳逸结合，保证充足的睡眠，定时做眼保健操消除眼部疲劳；注意饮食营养，多吃蔬菜水果，多锻炼身体。定期进行眼科评估，年龄65岁以上的老年人，每年进行1~2次。平时能自己做的事情尽量自己做，家务也可以适当地做一些，这样可以锻炼我们的肢体功能，也可以延迟大脑的退化。

过程五：评估记录

记录评估结果，给出照护建议。

表2.4.5 感知觉与社会参与评估报告表

感知觉与社会参与评估报告					
姓名	秦＊宏	性别	女	年龄	71	房号	幸福小区3栋310房
条目	评估得分	评 估 依 据			
视力	1	能看清报纸上大标题，看不清正文标准字体。
听力	2	在正常社交距离内能听清评估员的话，评估员轻声说话仍能听清，日常生活中也没有听力下降的情况。
执行日常事务	3	需要他人提醒洗衣服和服药。
使用交通工具外出	3	自己搭乘公交车外出。
社会交往能力	4	与邻居关系融洽，喜欢参加社区广场舞活动，能回忆活动中的人和事，评估过程中待人接物恰当。
总分	13分	
照护建议	1. 老年人视力下降，转介给医生进行进一步检查。 2. 对老年人进行用眼卫生和习惯的健康教育。 3. 鼓励老年人根据自己的能力，适当参与家务，锻炼肢体功能，延迟大脑退化。	

主题讨论

刘奶奶，89岁，近一年来听力下降明显，交流时需要在耳边大声说话。奶奶能够听见一部分，但常出现答非所问的情况。我们在为刘奶奶实施评估的过程中应该注意些什么呢？

任务评价

感知觉与社会参与任务评价表请扫码查看，也可至"复旦社云平台"（www.fudanyun.cn）下载。

相关知识

按照《老年人能力评估规范》中感知觉与社会参与评估表逐项对被评估者进行感知觉与社会参与评估。

一、视力

1. 含义

感受存在的光线并感受物体的大小、形状的能力。在个体的最好矫正视力下进行评估。

2. 评分细则

表 2.4.6　视力评估细则表

指标	指标说明	评分及说明
视力	感受存在的光线并感受物体的大小、形状的能力。在个体的最好矫正视力下进行评估	2分：视力正常。
		1分：能看清楚大字体，但看不清书报上的标准字体；视力有限，看不清报纸大标题，但能辨认物体。
		0分：只能看到光、颜色和形状；完全失明。

3. 评估指标点

① 视力程度。由好到坏：标准字体＞大字体＞物体＞形状/颜色＞光线。
② 辅具：眼镜（老花镜等）、放大镜。

4. 注意事项

① 在光线充足的环境下评估。
② 若平日戴老花镜或近视镜，应在佩戴眼镜的情况下评估。
③ 评估员使用视力测量工具，放在平行距眼 30 厘米左右位置，为老年人进行评估。
④ 视力考察顺序是标准字体→大字体→物体→形状/颜色→光线。

二、听力

1. 含义

能辨别声音的方位、音调、音量和音质的有关能力（可借助平时使用助听设备等）。

2. 评估细则

表 2.4.7　听力评估细则表

指标	指标说明	评分及说明
听力	能辨别声音的方位、音调、音量和音质的有关能力（可借助平时使用助听设备等）	2分：听力正常。
		1分：在轻声说话或说话距离超过 2 米时听不清；正常交流有些困难，需在安静的环境或大声说话才能听到。
		0分：讲话者大声说话或说话很慢，才能部分听见；完全失聪。

3. 评估指标点

① 听力程度。

② 辅具：助听器。

4. 注意事项

① 在安静的环境下观察、测试。

② 若平时佩戴助听器，应在佩戴助听器的情况下评估。

三、执行日常事务

1. 含义

计划、安排并完成日常事务，包括但不限于洗衣服、小金额购物、服药管理。

2. 评分细则

表 2.4.8　执行日常事务评估细则表

指标	指标说明	评分及说明
执行日常事务	计划、安排并完成日常事务，包括但不限于洗衣服、小金额购物、服药管理	4 分：能完全独立计划、安排和完成日常事务，无需协助。 3 分：在计划、安排和完成日常事务时需要他人监护或指导。 2 分：在计划、安排和完成日常事务时需要少量协助。 1 分：在计划、安排和完成日常事务时需要大量协助。 0 分：完全依赖他人进行日常事务。

3. 评估指标点

（1）完成程度

完全能独立完成；需他人协助。

（2）辅具

计算器、(智能)药盒等辅助工具。

（3）帮助程度

指执行日常事务的最低帮助程度。

① 需要他人监护、提醒、指导。

② 以老年人自己完成计划、安排和完成日常事务等活动为主，但需要他人从旁少量协助。

③ 以他人帮助老年人为主，老年人自己完成为辅，进行计划、安排和完成日常事务等活动。

④ 他人给予老年人帮助完成计划、安排和完成日常事务等活动，老年人能配合。

⑤ 他人给予完全帮助，老年人无法配合。

4. 注意事项

执行日常事务包括但不限于 3 个项目评估：洗衣服、小金额购物、服药，分别进行评估。按照功能障碍最重的项目作为评估结果。

四、使用交通工具外出

1. 含义

往返乘坐交通工具外出。包括骑车、乘坐公共交通工具(公交车、地铁、出租车等)和私家车。

2. 评分细则

表 2.4.9　使用交通工具外出评估细则表

指标	指标说明	评分及说明
使用交通工具外出	—	3分：能自己骑车或搭乘公共交通工具外出。
		2分：能自己搭乘出租车，但不会搭乘其他公共交通工具外出。
		1分：当有人协助或陪伴，可搭乘公共交通工具外出。
		0分：只能在他人协助下搭乘出租车或私家车外出；完全不能出门，或者外出完全需要协助。

3. 评估指标点

（1）交通工具类型

各类交通工具对老年人能力要求从高到低：骑车＞搭乘公交、地铁等公共交通工具＞搭乘出租车＞搭乘私家车。

（2）帮助程度

完成使用交通工具外出的最低帮助程度。

① 需要他人协助或陪伴才能搭乘公共交通工具。

② 需要他人协助搭乘出租车或私家车。

③ 无法出门。

4. 注意事项

使用交通工具外出能力属于工具性日常生活活动能力评估范围。考察顺序是：骑车→搭乘公交、地铁等公共交通工具→搭乘出租车→搭乘私家车。

五、社会交往能力

1. 含义

指参与社会，能觉察他人情绪意向、有效地理解他人和善于同他人交际的能力。

2. 评估细则

表 2.4.10　社会交往能力评估细则表

指标	指标说明	评分及说明
社会交往能力	—	4分：参与社会，在社会环境有一定的适应能力，待人接物恰当。
		3分：能适应单纯环境，主动接触他人，初见面时难让人发现智力问题，不能理解隐喻语。
		2分：脱离社会，可被动接触，不会主动待他人，谈话中很多不适词句，容易上当受骗。
		1分：勉强可与他人接触，谈吐内容不清楚，表情不恰当。
		0分：不能与人交往。

3. 评估指标点

① 社会参与能力：老年人在社会上是否能参与社会活动，包括主动参与和被动参与。

② 人际交往能力：老年人保持较好的人际关系，与家庭成员以外的社会上其他人进行交往的能力，包

括老年人与人交往时的表现是否具备人际感受能力、人际理解力、人际想象力、风度和表达力等。

③ 人事记忆力：记忆与交往对象及其交往活动相关的一切信息的能力，如交往对象形象特征、交往情景、交往内容等。

4. 注意事项

该项目可以询问老年人日常社会参与、交往等情况；同时结合与老年人相处情况、老年人与其他人相处情况判断。

六、感知觉与社会参与能力受损老年人健康教育和照护建议

① 视力、听力等感知觉下降建议接受医生进一步检查和治疗。
② 在专业人员的指导下，配备和使用老花镜、助听器等辅具。
③ 鼓励家属加强对老年人关怀，增加与老年人沟通交流。
④ 鼓励老年人参与力所能及的家务活动、社交活动等。

知识测验

扫码进行在线知识测验。

拓展训练

[基本信息] 刘＊宇，男，78岁，现居住于幸福小区1楼202室。

[既往病史] 患有糖尿病10年，类风湿性关节炎5年。

[目前状况] 左侧手指功能活动轻度受限，能自理。视力、听力均有所下降。执行日常性事务和使用交通工具外出均需要家人协助。性格开朗，愿意参加社区太极拳活动。现申请幸福里社区养老服务中心实施居家照护。

情境中详细的评估信息，可扫码查看，也可至"复旦社云平台"（www.fudanyun.cn）下载。

任务：请为刘爷爷进行感知觉与社会参与评估。

任务5　等级评定和报告撰写

学习目标

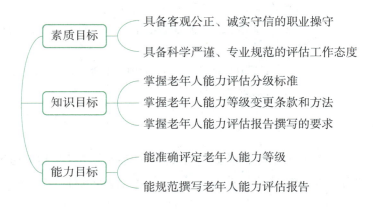

情境导入

[基本信息]刘爷爷,80岁,居住在幸福小区20栋1602室。4个月前刘爷爷突发脑梗塞,现右侧偏瘫,左侧肢体功能正常,行走需借助拐杖,可借助轮椅出行。因家庭照护困难,申请居家养老服务。评估员上门为刘爷爷进行能力评估,已评估刘爷爷一级项目自理能力17分,基础运动能力6分,精神状态26分,感知觉与社会参与11分。

扫码可查看详细案例及评估过程,也可至"复旦社云平台"(www.fudanyun.cn)下载文本。

任务要求:请为刘爷爷评定能力等级及撰写评估报告。

详细信息

任务分析

1. 老年人能力等级评定标准是什么?

表 2.5.1　老年人能力等级划分标准

能力等级	等级名称	等级划分
0	能力完好	总分 90
1	能力轻度受损(轻度失能)	总分 66～89
2	能力中度受损(中度失能)	总分 46～65
3	能力重度受损(重度失能)	总分 30～45
4	能力完全丧失(完全失能)	总分 0～29

说明1:处于昏迷状态者,直接评定为能力完全丧失(完全失能)。若意识状态改变,应重新进行评估。

说明2:有以下情况之一者,在原有能力级别上应提高一个级别。①确诊为痴呆(F00～F03);②精神科专科医生诊断的其他精神和行为障碍疾病(F04～F99);③近30天内发生过2次及以上照护风险事件(如跌倒、噎食、自杀、自伤、走失等)。

注:说明2中F00～F99是ICD-10(国际疾病分类第10次修订本)精神和行为障碍诊断编码号。

2. 老年人能力等级评定和老年人能力评估报告撰写的过程是怎样的?

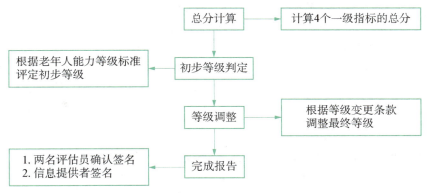

图 2.5.1　等级评定和报告撰写过程图

任务实施

步骤1:计算自理能力、基础运动能力、精神状态、感知觉与社会参与4个一级项目总分之和,填写刘爷爷老年人能力总得分。

表 2.5.2　老年人能力总得分

老年人能力总得分：__60__ 分

步骤 2：根据老年人能力等级标准评定刘爷爷能力初步等级。
步骤 3：根据等级变更条款调整最终等级。
步骤 4：撰写刘爷爷的老年人能力评估报告。

表 2.5.3　老年人能力评估报告

C.1 一级指标分级	C.1.1　自理能力得分：17 分	C.1.2　基础运动能力分：6 分
	C.1.3　精神状态得分：26 分	C.1.4　感知觉与社会参与得分：11 分
C.2　初步等级得分	60 分	
C.3　老年人能力初步等级	□能力完好 □能力轻度受损（轻度失能） ☑能力中度受损（中度失能） □能力重度受损（重度失能） □能力完全丧失（完全失能）	
C.4　能力等级变更依据	依据附录 A 中表 A.5 的 A.5.11"昏迷"、表 A.4 的 A.4.1"疾病诊断"和表 A.2 的 A.2.14"近 30 天内照护风险事件"确定是否存在以下导致能力等级变更的项目： □处于昏迷状态者，直接评定为能力完全丧失（完全失能） □确诊为痴呆（F00～F03）、精神科专科医生诊断的其他精神和行为障碍疾病（F04～F99），在原有能力级别上提高一个等级 □近 30 天内发生过 2 次及以上照护风险事件（如跌倒、噎食、自杀、自伤、走失等），在原有能力级别上提高一个等级	
C.5　老年人能力最终等级	综合 C.3"老年人能力初步等级"和 C.4"能力等级变更依据"的结果，判定老年人能力最终等级： □能力完好 □能力轻度受损（轻度失能） ☑能力中度受损（中度失能） □能力重度受损（重度失能） □能力完全丧失（完全失能）	

评估地点　__幸福小区 20 栋 1602 室__

评估人员签名　__李*琳__　、__王*芳__　　　　　　　　　　日期　__2024__ 年 __×__ 月 __××__ 日

信息提供者签名　__王*兰__　　　　　　　　　　　　　　　日期　__2024__ 年 __×__ 月 __××__ 日

任务评价

任务评价

等级评定和报告撰写任务评价表请扫码查看，或至"复旦社云平台"（www.fudanyun.cn）下载。

相关知识

等级评定和评估报告撰写要求：

① 评估员根据 4 个一级指标的得分，确定老年人能力初步等级，依据等级变更条款评定最终等级。

② 填写老年人能力评估报告，须经 2 名评估员确认并签字。同时，请信息提供者签字。

③ 形成老年人能力评估报告后，评估结果应告知申请人（本人或监护人）。

📝 知识测验

扫码进行在线知识测验。

在线测验

拓展训练

[基本信息]李＊秀,70岁,半年前和老伴入住幸福里颐养院。患糖尿病20余年,5年前因脑梗塞致左侧肢体偏瘫,日常生活需要他人协助。入住半年后,机构对老年人能力进行常规评估。

详细的评估信息请扫码查看,或至"复旦社云平台"(www.fudayun.cn)下载。

任务:请运用《老年人能力评估规范》中评估量表为李奶奶进行老年人能力评估并形成评估报告。

详细信息

项目三
老年人精神心理专项评估

随着年龄的增长，人的生理机能、社会角色发生变化，相伴而来的是精神心理状态的变化。老年人常出现一些心理问题，甚至精神障碍，损害老年人的健康，降低生命质量。准确评估老年人精神心理健康是制定个性化照护方案不可缺少的重要前提。项目二任务3在《老年人能力评估规范》的框架下对老年人整体精神状态评估作了探讨；项目三对老年人的认知功能障碍筛查、焦虑评估、抑郁评估进行专项论述。

老年人精神心理专项评估
- 认知功能障碍筛查
- 焦虑评估
- 抑郁评估

课件查看

任务1 认知功能障碍筛查

学习目标

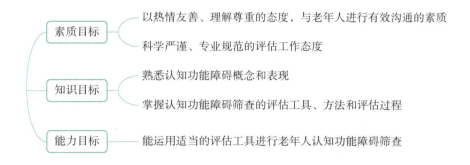

- 素质目标
  - 以热情友善、理解尊重的态度，与老年人进行有效沟通的素质
  - 科学严谨、专业规范的评估工作态度
- 知识目标
  - 熟悉认知功能障碍概念和表现
  - 掌握认知功能障碍筛查的评估工具、方法和评估过程
- 能力目标
  - 能运用适当的评估工具进行老年人认知功能障碍筛查

情境导入

[基本信息] 姓名：林＊珠；性别：女；年龄：89岁；体重：55千克；身高：159厘米。居住于幸福小区3栋206室。高中文化水平，退休前为语文老师。

[既往病史] 高血压20余年，长期服用硝苯地平缓释片。

[目前状况] 近1年来有健忘现象。近几个月来加重，经常找不到自己存放在家中的物品；出门忘记锁门；购物时账目计算不清；经常忘记自己是否服药，导致血压忽高忽低；子女来看望时出现错认。目前活动能力尚好，可以自己吃饭、穿衣，自己洗澡、洗小件衣物。

情境中详细的评估信息，可扫码查看，也可至"复旦社云平台"（www.fudanyun.cn）下载。

详细信息

任务：请为林奶奶进行认知功能障碍筛查。

任务分析

1. 什么是认知功能障碍？

认知功能障碍（cognitive impairment）泛指各种原因导致的不同程度的认知功能损坏，包括轻度认知功能障碍和痴呆。轻度认知功能障碍（mild cognitive impairment，MCI）是一种介于正常衰老和痴呆之间的认知状态，记忆力或其他认知功能进行性衰退，但不影响日常生活活动能力，且未达到痴呆的诊断标准。

2. 为什么要对林奶奶进行认知功能障碍筛查？

通过筛查，明确林奶奶是否需要专业医生进一步进行认知功能评估和对应治疗。并根据筛查结果，积极采取针对性措施，加强针对性照护和认知功能训练，延缓痴呆的发生，维护老年人及其家庭的生活品质。

3. 认知功能障碍筛查的评估工具和方法有哪些？

① 评估工具：简易精神状态检查量表（mini-mental state examination，MMSE）、简易认知评估量表（Mini-Cog）、认知障碍自评表（ascertain dementia 8，AD 8）、画钟测验（clock drawing test，CDT）等。

② 评估方法：提问法、观察法、查阅法、测试法等。

4. 认知功能障碍筛查的过程是怎样的？

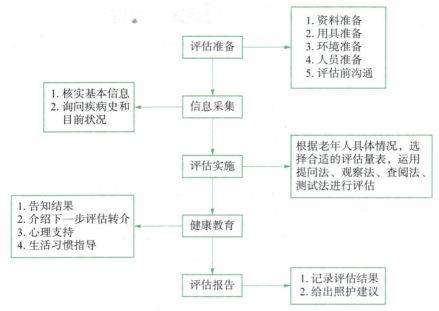

图 3.1.1　认知功能障碍筛查过程图

任务实施

任务实施可进行角色演练，具体如下：

1. 分小组进行评估，完成评估报告。
2. 小组内部分工，确定角色：评估员、老年人、观察员 2 位（请老年人扮演者扫码查看或上网下载情境案例中详细的评估信息）。
3. 各角色分享心得体会，观察员说出评判记录及感受。
4. 各角色反思。

过程一：评估准备

表 3.1.1　评估准备过程表

步骤	内容（话术示例）
资料准备	1. 熟悉林奶奶的基本信息资料、过往评估资料、病历、体检报告、沟通交流情况、喜好等。 2. 根据林奶奶情况选择合适的认知功能障碍评估量表或评估系统等。
用具准备	评估桌椅、纸笔、手表、铅笔、写有"请您闭上眼睛"的卡片、A4 纸等。
环境准备	空气清新，温湿度适宜，光线明亮，安静整洁，保护隐私，根据老年人喜好布置个性化环境（如准备老年人喜爱的颜色、物件、绿植、音乐等）。
人员准备	评估员：专业着装，洗净双手，佩戴评估员证。 老年人：意识清醒，心情愉悦平静，取舒适体位，同意接受评估，无其他需要。
评估前沟通	1. 自我介绍： 林奶奶，您好！我是幸福里颐养院评估员小＊，这是我的评估员证。

（续表）

步骤	内容（话术示例）
	2. 介绍评估内容、评估时间、评估目的、需要老年人配合的事项，强调保护老年人隐私，征得老年人的同意。 林奶奶，我今天来帮您进行一次认知功能评估，以便为您选取相应的照护措施、制定相应的康复计划。我会问您一些问题，您只需要如实回答我，并按照我的指令完成一些指定的动作就可以了。您放心，您的所有信息我都不会泄露给他人的。我们的评估时间大约需要 10～20 分钟，您可以配合我吗？您现在还有什么其他的需要吗？

过程二：信息采集

表 3.1.2　信息采集过程表

步骤	内容（话术示例）
核实基本信息	林＊珠，女，89 岁，幸福小区 3 栋 206 室，文化程度高中。
询问既往疾病史	您患有哪些疾病？ （有脑血管病、帕金森病、脑外伤、脑炎、癫痫、甲状腺功能障碍、肝肾功能不全、酗酒、药物滥用等？） 服用何种药物？ 请出示一下过往的病历、体检报告，或出院诊断书等。
询问目前状况	您平时出现过记忆下降的情况吗？ 平时出现过认错人的表现吗？ 能够一个人出门吗？有走失过吗？ 买东西找零能算清吗？ 什么时候开始出现以上症状的？用何种方式干预过？ 是否影响到了您的日常生活和社交？

过程三：评估实施（扫码看视频）

表 3.1.3　评估实施过程表

视频

步骤	内 容
认知功能障碍快速筛查	选用画钟测试（CDT）对林奶奶的认知功能障碍进行快速筛查。 图 3.1.2　林奶奶画钟

(续表)

步骤	内容
总体认知功能评估	选用简易精神状态检查量表(MMSE)对林奶奶的总体认知功能进行评估。 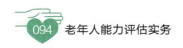 图 3.1.3　林奶奶进行空间结构能力评估 林奶奶的评估结果可扫码查看,或至"复旦社云平台"(www.fudanyun.cn)下载。

评估结果

> **主题讨论**
>
> 　　林奶奶在评估时出现注意力不集中、发呆,对评估员的提问不回应的现象。请思考并讨论:认知功能受损的老年人在评估中还可能出现哪些问题导致评估困难?作为评估员你该怎么办呢?

过程四:健康教育

对老年人和家属(照护者)进行健康教育。

表 3.1.4　健康教育过程表

步骤	内容(话术示例)
告知评估初步结果	林奶奶,通过刚才的评估,您可能存在认知功能障碍。
介绍下一步评估转介	我刚刚对您的认知评估只是一个初步筛查,建议您接受医生的进一步认知功能障碍评估和治疗。如果您需要的话,我为您介绍医生来帮助您。
进行心理支持	您不要过于担心,很多老年人高龄之后都可能出现大脑功能退化,通过有针对性的照护和康复训练,是可以延缓这个过程的。您放松心情,医生、康复师和我们都会尽力帮助您的。
进行生活习惯指导和健康教育	林奶奶,我们平时要养成良好的生活习惯,规律作息,保证睡眠,适当培养一些兴趣爱好,如养花、阅读、听音乐等。 平时要保持饮食均衡,多摄入高蛋白和富含维生素的食物,如牛奶、蛋、牛肉和新鲜的水果、蔬菜等。 坚持做一些有氧运动,如散步、八段锦、太极拳等,每周做两到三次。 在医生和康复师的指导下,可以做一些记忆力、计算力等康复训练,帮助延缓脑退化。

过程五:评估报告

记录评估结果,给出照护建议,形成评估报告。

表 3.1.5　认知功能障碍筛查报告表

姓名	林*珠	性别	女	年龄	89	住址	幸福小区 3 栋 206 室
既往疾病史：高血压 20 余年，长期服用硝苯地平缓释片。							
目前状况： 1. 健忘。经常找不到自己存放在家中的物品；出门忘记锁门；经常忘记自己是否服药，导致血压不稳定。 2. 计算能力下降，购物时账目计算不清。							
认知功能评估结果： 1. 画钟测试(CDT)：2 分，认知功能障碍。 2. 简易精神状态检查量表(MMSE)：22 分，认知功能障碍。							
照护建议： 1. 将老年人转介至医生进一步检查和治疗。 2. 关心、重视、接受和肯定老年人的感受，主动询问并观察其身体状况。 3. 鼓励老年人做力所能及的日常活动和家务活动。 4. 建议在医生和康复师指导下进行认知功能训练。 5. 加强巡视，进行门禁管理或专人陪护，预防走失。							

任务评价

认知功能障碍筛查任务评价表请扫码查看，也可至"复旦社云平台"（www.fudanyun.cn）下载。

任务评价

相关知识

一、认知功能障碍

1. 概念

认知功能包括记忆、计算能力、时间、空间定向能力、执行能力、语言理解和表达能力等方面。认知功能障碍按照损害的程度可以分为轻度认知功能障碍和痴呆。

轻度认知功能障碍（mild cognitive impairment, MCI）是指患者有记忆或认知损害，但对日常生活活动能力无明显影响，未达到痴呆的程度，是介于正常衰老和痴呆的中间状态。MCI 是痴呆的高危人群，发展成痴呆的危险性是正常老年人的 10 倍，部分患者是痴呆的前期阶段。

2. 原因

认知功能障碍危险因素包括高龄，遗传因素，不良的生活方式（吸烟、饮酒、缺乏体力和脑力活动等），文化程度低，疾病因素（颅脑损伤、脑血管疾病、高血压、糖尿病、血脂异常等）。

3. 表现

认知功能障碍的核心症状是认知功能减退。临床表现为记忆力、语言功能、执行功能、视空间结构功能或计算力的减退等。记忆力减退是最主要也是最常见的临床症状。

二、认知功能障碍筛查

认知功能障碍在老年人群中患病率高、危险因素多、病因复杂、危害性大。对老年人进行认知功能障碍的早期筛查、早期诊断、早期干预具有重要意义。

认知功能障碍筛查是早期发现轻度认知功能障碍和痴呆的重要手段之一，成本低，耗时短，应用较为广泛。简易精神状态检查量表(MMSE)是目前临床应用最广泛的认知功能评估量表,推荐用于老年人总体认知功能评估。与 MMSE 相比,蒙特利尔认知评估量表(Montreal cognitive assessment,MoCA)对轻度认知功能障碍更为敏感。画钟测试(CDT)、简易认知评估量表(Mini-Cog)和认知障碍自评表(AD 8)简便易行,具有良好的敏感度和特异度,推荐用于社区和养老护理院老年人的认知障碍快速筛查。

1. 简易精神状态检查量表(MMSE)

简易精神状态检查量表(MMSE)是目前应用最广泛的认知功能筛查工具,用于老年人总体认知功能评估。评估内容包括时间和空间定向力、即刻记忆力、注意力和计算力、回忆能力、物品命名能力、语言复述能力、阅读理解能力、语言理解能力、语言表达能力与空间结构能力等 11 个认知领域的 30 个条目。简单易行,耗时较短。但 MMSE 对轻度认知功能障碍较不敏感,可以联合其他检查以提高敏感性。

表 3.1.6　简易精神状态检查量表(MMSE)

评定项目		评分		评定项目		评分	
时间定向力	1. 今年是哪一年	1	0	回忆能力	19. 回忆:皮球	1	0
	2. 现在是什么季节	1	0		20. 回忆:国旗	1	0
	3. 今天是几号	1	0		21. 回忆:树木	1	0
	4. 今天是星期几	1	0	物品命名能力	22. 辨认:手表	1	0
	5. 现在是几月份	1	0		23. 辨认:铅笔	1	0
空间定向力	6. 你现在在哪一省(市)	1	0	语言复述能力	24. 复述:四十四只石狮子	1	0
	7. 你现在在哪一县(区)	1	0	阅读理解能力	25. 按卡片闭眼	1	0
	8. 你现在在哪一乡(镇、街道)	1	0	语言理解能力	26. 用右手拿纸	1	0
	9. 你现在在哪一层楼上	1	0		27. 将纸对折	1	0
	10. 这里是什么地方	1	0		28. 将纸放在大腿上	1	0
即刻记忆力	11. 复述:皮球	1	0	语言表达能力	29. 写一句完整的句子	1	0
	12. 复述:国旗	1	0	空间结构能力	30. 按样作图		
	13. 复述:树木	1	0				
注意力和计算力	14. 100－7	1	0				
	15. 93－7	1	0				
	16. 86－7	1	0				
	17. 79－7	1	0				
	18. 72－7	1	0				
总分							

(1) 评估方法

① 时间定向力。首先询问日期,之后再针对性地询问其他部分,如"您能告诉我现在是什么季节",每答对 1 题得 1 分。

② 空间定向力。请依次提问"您能告诉我你住在什么省市吗?"(区县/街道/什么地方/第几层楼)每答对 1 题得 1 分。

③ 即刻记忆力。告诉老年人您将问几个问题来检查其记忆力,然后清楚、缓慢地说出 3 个相互无关

的东西的名称(如皮球、国旗、树木,大约1秒钟说一个)。说完所有的3个名称之后,要求老年人重复它们。老年人的得分取决于他们首次重复的答案。(答对1个得1分,最多得3分)。如果他们没能完全记住,可以重复,但重复的次数不能超过5次。如果5次后他们仍未记住所有的3个名称,那么对于回忆能力的检查就没有意义了(请跳过"回忆能力"部分的检查)。

④ 注意力和计算力。要求老年人从100开始减7,之后再减7,一直减5次(即93,86,79,72,65)。每答对1个得1分,如果前次错了,但下一个答案是对的,也得1分。

⑤ 回忆能力。如果前次老年人完全记住了3个名称,现在就让他们再重复一遍,每正确重复1个得1分,最高3分。

⑥ 物品命名能力。拿出手表给测试者看,要求他们说出这是什么。之后拿出铅笔问他们同样的问题。

⑦ 语言复述能力。要求老年人注意你说的话并重复一次,注意只允许重复一次。这句话是"四十四只石狮子",只有正确、咬字清楚的才记1分。

⑧ 阅读理解能力。拿出一张"闭上您的眼睛"卡片给老年人看,要求老年人读它并按要求去做。只有他们确实闭上眼睛才能得分。

⑨ 语言理解能力。给老年人一张空白的平纸,要求对方按评估员的命令去做,注意不要重复或示范。只有他们按正确顺序做的动作才算正确,每个正确动作计1分。

⑩ 语言表达能力。让老年人自发地写出一句完整的句子。句子必须有主语、动词,并有意义。注意不能给予任何提示。

⑪ 空间结构能力。在一张白纸上画有交叉的两个五边形,要求老年人照样准确地画出来。评分标准:五边形需画出5个清楚的角和5个边。同时,两个五边形交叉处形成菱形。线条的抖动和图形的旋转可以忽略。

(2) 判定标准

最高得分为30分,分界值与受教育程度有关。文盲组≤17分,小学文化程度≤20分,中学或以上文化程度≤24分,认为认知功能障碍。

2. 蒙特利尔认知评估量表(MoCA)

蒙特利尔认知评估量表(MoCA)主要用于筛查轻度认知功能障碍老年人。评估内容涉及多个认知领域,包括注意与集中、执行功能、记忆、语言、视结构技能、抽象思维、计算力和定向力等8个认知领域的11个检查项目。该量表总分30分,如果评估对象受教育年限小于或等于12年(高中及以下水平),总得分可加1分,但总得分不能超过30分。一般以26分作为认知功能障碍的划界值。

表3.1.7 蒙特利尔认知评估量表北京版(MoCA‑BJ)

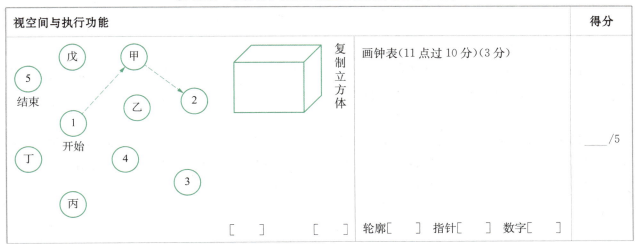

(续表)

命名							
	[ ]		[ ]		[ ]		___/3
记忆	读出下列词语,然后由患者重复上述过程,重复2次,5分钟后回忆。		面孔	天鹅绒	教堂	菊花	红色	不计分
		第一次						
		第二次						
注意	读出下列数字,请患者重复(每秒1个)。			顺背[ ] 倒背[ ]	2 1 8 5 4 7 4 2		___/2
	读出下列数字,每当数字出现1时,患者敲一下桌面,错误数大于或等于2不给分。		[ ]52139411806215194511141905112				___/1
	100 连续减7	[ ]93	[ ]86	[ ]79	[ ]72	[ ]65	___/3
	4~5个正确给3分,2~3个正确给1分,全部错误为0分。						
语言	重复:我只知道今天张亮是来帮过忙的人。[ ]狗在房间的时候,猫总是躲在沙发下面。[ ]						___/2
	流畅性:在1分钟内尽可能多地说出动物的名字。[ ]_____(N≥11 名称)						___/1
抽象	词语相似性:香蕉—橘子=水果 [ ]火车—自行车 [ ]手表—尺子						___/2
延迟回忆	回忆时不能提醒	面孔[ ]	天鹅绒[ ]	教堂[ ]	菊花[ ]	红色[ ]	仅根据非提示记忆得分	___/5
	分类提示:						
	多选提示:						
定向	日期[ ] 月份[ ] 年代[ ] 星期几[ ] 地点[ ] 城市[ ]						___/6
总分							___/30

3. 画钟测试(CDT)

画钟测试(CDT)除了空间构造技巧外,还需记忆、注意、计算、时间和空间定向等多种认知功能。操作简单、省时,也易被老年人接受。CDT的评定方法"0~4分法"简单、敏感和易行。

(1) 方法

要求老年人画一钟的盘面,并把表示时间的数目字写在正确的位置,待老年人画一圆并添完数字后,再命老年人画上分时针,把时间指到8点20分等。指导语:请您在纸上画一个圆形的钟,标出钟盘面上的数字,时针分针指向的时间为8点20分。

（2）分值

① 画一封闭的圆 1 分。

② 数目字位置正确 1 分。

③ 12 个数目字无遗漏 1 分。

④ 分时针位置正确 1 分。

4 分，认知功能正常；<4 分，存在认知功能下降。

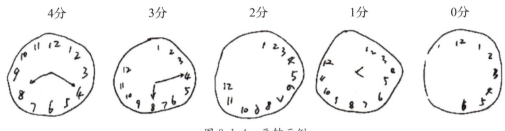

图 3.1.4　画钟示例

4. 简易认知评估量表（Mini-Cog）

简易认知评估量表由画钟测试（CDT）和三个回忆条目组成。

表 3.1.8　简易认知评估量表（Mini-Cog）

步骤	内　　容	评分
第一步	确定被评估者已集中注意力。	
	指导被评估者认真听并记住 3 个不相关的词，并跟着重复一遍（确定被评估者已听清楚）。	
第二步（CDT 检测）	指导被评估者在一张白纸上画一个钟盘。	
	让他在钟盘上画出时针和分针，标识一个给定的时间（11:10 或 8:20 最常用）。	
第三步	让被评估者重复之前提到的 3 个词。	

评分方法：

正确标明时钟数字、数字位置顺序正确、正确显示所给定的时间，为 CDT 正确。

① 3 个词 1 个也记不住为 0 分，为认知功能障碍。

② 能记住 3 个词中的 1~2 个为 1~2 分，CDT 不正确，为认知功能障碍；CDT 正确，为认知功能正常。

③ CDT 正确，且能记住 3 个词为 3 分，为认知功能正常。

5. 认知障碍自评表（AD 8）

认知障碍自评表（AD 8）用于极早期认知障碍快速筛查。它也可以供老年人家属或照护者使用，作为认知障碍风险的评估。该量表侧重于老年人是否产生了八种特定的"变化"，回答是否有变化，能帮助筛查认知障碍症状。因为它是考察"变化"，建议定期使用该量表，观察对比老年人是否有特定的情形变化。

表 3.1.9　认知障碍自评表（AD 8）

第一栏中的"是"表示在过去的几年中在认知能力方面（记忆或者思考）出现问题	是	不是	无法判断	备注
1. 判断力出现问题（在解决日常生活问题、经济问题时有困难，如不会算账了，做出的决定经常出错；辨不清方向或容易迷路）。				测查被评估者定向/计算/判断力及造成的相应功能下降
2. 缺乏兴趣、爱好了，活动减少了。比如：几乎整天和衣躺着看电视；平时厌恶外出，常闷在家里，身体懒得活动，无精打采。				个人性格变化，丧失主动性
3. 不断重复同一件事：比如总是提相同的问题，一句话重复多遍等。				重复语言、言语空洞乏义
4. 学习使用某些日常工具或者家用电器（比如遥控器、微波炉等）有困难。				学习能力和工具性日常生活活动能力受损
5. 记不清当前的月份或者年份。				时间定向障碍
6. 处理个人财务困难（忘了付水、电、煤气账单等）。				处理个人财务困难、工具性日常生活活动能力受损
7. 记不住和别人的约定：如忘记和家人已约好的聚会，拜访亲朋好友的计划。				记忆障碍造成日常生活活动能力下降
8. 日常记忆和思考能力出现问题。比如自己放置的东西经常找不着；经常忘了服药；想不起熟人的名字；忘记要买的东西；忘记看过的电视、报纸、书籍的主要内容；与别人谈话时，无法表达自己的意思等等。				
总分				

评分标准：如果2项或2项以上回答"是"，则高度提示认知障碍。

6. 认知功能障碍筛查注意事项

（1）根据老年人特点做好评估准备

评估前尽可能了解老年人基本信息、疾病、沟通情况、喜好等。选择安静、光线充足、温湿度适宜的地方进行评估。根据老年人的喜好布置评估环境，如可准备老年人喜欢的绿植、音乐等。

（2）根据老年人情况调整评估时间和方法

评估时间每次最好不超过30分钟。评估中如果老年人无法集中注意力或情绪等发生变化，可暂时中止评估，待老年人平静后状态较好时再行评估。评估中调整语速、语调，保持耐心，等待反应，不要催促。

（3）与老年人迅速地建立信任关系

心无旁骛地与老年人及其家属交流，让老年人感觉到被理解和发自内心的关心，积极地倾听他们的想法和担心。这样就能与老年人迅速地建立信任关系。

（4）保护老年人隐私

不要刻意探究与评估无关的事情，妥善保管评估对象的资料，评估前向老年人和家属强调会保护他们的隐私。

三、认知功能障碍老年人健康教育和照护建议

① 建议老年人接受专业医生的进一步认知功能障碍评估和治疗。

② 加强对老年人的心理支持,给予安慰和关心,耐心向老年人讲解认知功能变化、缓解过程,消除消极心理,增强生活自信。

③ 鼓励家属加强对老年人关怀,关心、重视、接受和肯定老年人的感受,理解老年人可能发生的异常行为,主动询问并观察其身体状况,细心、耐心安慰引导。

④ 鼓励老年人做力所能及的日常活动和家务活动,减缓病情进展,如洗脸、刷牙、穿衣、扫地等。

⑤ 建议老年人在医生和康复师指导下进行认知功能训练。

⑥ 合理饮食,多吃富含维生素以及优质蛋白和富含钙、锌的食物。

⑦ 加强巡视,进行门禁管理或专人陪护,预防走失。在老年人衣袋中放记有本人姓名、年龄、性别、家庭住址、家属姓名和电话号码的卡片以便走失后获得救助联系。

知识测验

扫码进行在线知识测验。

在线测验

拓展训练

[基本信息] 姓名:宋*丽;性别:女;年龄:88岁;体重:49千克;身高:165厘米。居住于幸福里颐养院302房1床。

[既往病史] 糖尿病10余年,高血压5年。

[目前状况] 近3个月有健忘现象,分不清季节;经常问护理员自己到颐养院多久了,是否有家人来看望自己;有时会忘记吃药。活动能力尚好,可以自己穿衣、吃饭,但洗澡需要协助。

情境中详细的评估信息,可扫码查看,也可至"复旦社云平台"(www.fudanyun.cn)下载。

任务:请为宋奶奶进行认知功能障碍筛查。

详细信息

任务2 焦虑评估

学习目标

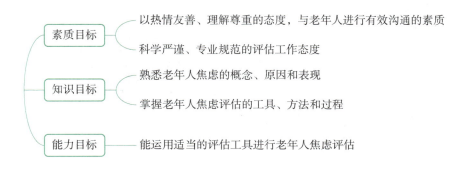

情境导入

[基本信息] 姓名:王*美;性别:女;年龄:70岁;体重:48千克;身高:155厘米。居住于幸福里颐养院101房2床。

详细信息

[既往病史]高血压、冠心病。服用降压药硝苯地平,冠心病治疗药物氯吡格雷、盐酸曲美他嗪等。

[目前状况]患高血压10年,冠心病3年,目前身体服药控制良好。因儿子去外地工作,奶奶于一个月前入住幸福里颐养院。最近两周,奶奶常在房间走来走去,坐立不安,担心有不好的事情发生。晚上睡不着觉,白天也很难放松下来,容易对护理员和其他老年人发脾气,总觉得事情不顺心意。不愿意出去活动,没有活动,饮食状况正常,体重稳定。

案例情境中的详细信息请扫码查看,或至"复旦社云平台"(www.fudanyun.cn)下载。

任务要求:请为王奶奶进行焦虑评估。

任务分析

1. 什么是焦虑?

焦虑是指对实际上并不存在的危险产生紧张、担心和恐惧,或者其紧张不安与惊恐的程度与现实处境不相称。王奶奶最近两周常在房间走来走去,坐立不安,担心有不好的事情发生。晚上睡不着觉,白天也很难放松下来,容易发脾气。根据王奶奶的情况,可能出现了焦虑。

2. 为什么要对王奶奶进行焦虑评估?

通过评估,确认王奶奶是否出现焦虑,以及焦虑的严重程度,及时发现情绪问题。如果程度严重,及时转介给医生进行治疗,并对其进行心理健康教育,提升对焦虑的识别能力和心理调适能力,增强老年人身心健康,提高老年人的生活质量。

3. 老年人焦虑评估的工具和方法有哪些?

① 评估工具:焦虑常使用焦虑量表进行评估,常使用的焦虑量表有焦虑自评量表(self-rating anxiety scale, SAS)、广泛性焦虑量表(generalized anxiety disorde-7, GAD-7)、汉密尔顿焦虑量表(Hamilton anxiety scale, HAMA)、贝克焦虑量表(Beck anxiety inventory, BAI)等。

② 评估方法:提问法、观察法、测试法等。

4. 老年人焦虑评估的评估过程是怎样的?

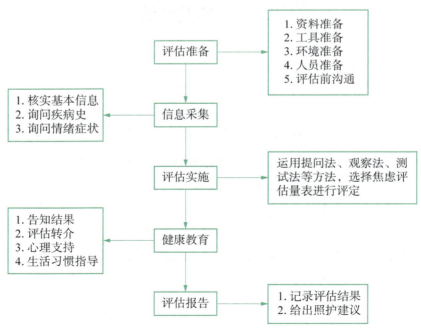

图 3.2.1 焦虑评估过程图

任务实施

任务实施可进行角色演练,具体如下:
1. 分小组进行评估,完成评估报告。
2. 小组内部分工,确定角色:评估员、老年人、观察员 2 位(请老年人扮演者扫码查看或上网下载情境案例中详细的评估信息)。
3. 各角色分享心得体会,观察员说出评判记录及感受。
4. 各角色反思。

过程一:评估准备

表 3.2.1 评估准备过程表

步骤	内容(话术示例)
资料准备	1. 熟悉王奶奶的基本信息资料、过往评估资料、病历、体检报告等。 2. 准备焦虑评估量表、评估记录表格或信息化评估系统等。
用具准备	评估桌椅、放大镜或老花镜、笔、纸巾等。
环境准备	空气清新,温湿度适宜,光线明亮,安静整洁,保护隐私。
人员准备	评估员:专业着装,洗净双手,佩戴评估员证。 老年人:意识清醒,心情愉悦平静,取舒适体位,同意接受评估,无其他需要。
评估前沟通	1. 自我介绍: 王奶奶,您好!我是幸福里颐养院评估员小＊,这是我的评估员证。 2. 介绍评估内容、评估时间、评估目的、需要老年人配合的事项,强调保护老年人隐私,征得老年人的同意。 王奶奶,最近两周您有点紧张是吗?现在我想对您紧张的情绪做一个评估,我会问您一些有关于您身体和情绪方面的一些问题,您只要如实回答我就行了。评估后,我们可以为您制定针对性的照护方案。您放心,我会妥善保管您所有的信息,不会泄露您的隐私。整个过程大概需要 15 分钟,您可以配合我吗?您现在还有什么其他的需要吗?

过程二:信息采集

表 3.2.2 信息采集过程表

步骤	内容(话术示例)
核实基本信息	王＊美,女,70 岁,幸福里颐养院 101 房 2 床。
询问疾病史	有无脑血管疾病、精神疾病、内分泌系统疾病等疾病? 目前服用哪些药物?
询问情绪症状	有什么事情发生导致您紧张不安吗? 紧张不安具体从什么时候开始的?共持续了多长时间? 紧张不安对身体或者生活产生了什么样的影响? 有没有采取解决措施或者寻求其他帮助?是否有效? 平时是否参加活动或者进行运动?活动或运动的形式和频率如何? 平时的睡眠如何? 饮食状况如何?体重有无变化?

过程三：评估实施（扫码看视频）

视频

表 3.2.3　评估实施过程表

步骤	内容
使用标准化量表进行焦虑评估	为王奶奶选择合适的焦虑筛查工具焦虑自评量表（SAS）进行评估。 图 3.2.2　王奶奶进行焦虑自评 王奶奶的评估结果请扫码查看，或至"复旦社云平台"（www.fudanyun.cn）下载。

评估结果

过程四：健康教育

表 3.2.4　健康教育过程表

步骤	内容（话术示例）
告知评估初步结果	王奶奶，通过刚才的评估，您可能有轻度的焦虑，您最近有一些紧张不安，这样的症状一定程度上影响了您的生活。
介绍下一步评估转介	我刚才对您进行的评估只是一个初步的筛查，您的情绪症状需要进一步的检查和专业评估。如果您觉得需要的话，我会给您介绍专业的医生过来帮助您。
进行心理支持	您不用过于担心，您的症状是比较轻微的。通过一些心理辅导和自我放松是能够得到改善的。我们平时偶尔出现一些不好的情绪也是正常的，您也可以学习一些自我放松的方法。
进行生活习惯指导和健康教育	王奶奶，平时跟您的子女、机构的其他老年人，也可以跟我们照护员，多聊聊天，多交流沟通，有助于您情绪的排解。 　　平时生活中要保证稳定的心态，凡事都要看开，避免情绪的强烈波动，不要大悲大喜，不要轻易发怒。 　　您紧张不安的时候，可以采用一些自我放松的方法，比如腹部呼吸法。我们可以把手放在肚子上，深吸一口气，感觉到肚子鼓起来，再慢慢地把气吐出去，感觉到肚子缩进去，这样一吸一呼，我们的紧张情绪就会慢慢消解了。

过程五：评估报告

记录评估结果，给出照护建议，形成评估报告。

表 3.2.5 焦虑评估报告表

姓名	王﹡美	性别	女	年龄	70	住址	幸福里颐养院 101 房 2 床
疾病史和服用药物：高血压、冠心病。服用降压药硝苯地平，冠心病治疗药物氯吡格雷、盐酸曲美他嗪等。							
情绪症状：最近两周常在房间走来走去，坐立不安，担心有不好的事情发生。晚上睡不着觉，白天也很难放松下来，容易对护理员和其他老年人发脾气，总觉得事情不顺心意。不愿意出去活动，饮食正常，体重稳定。							
焦虑量表评估结果：焦虑自评量表（SAS）59 分。提示轻度焦虑。							
照护建议： 1. 转介给医生进行进一步评估与治疗。 2. 加强心理支持，给予安慰和关心，耐心向老年人讲解情绪变化的过程，消除恐惧心理，避免对自身状况过于担忧。 3. 加强与老年人沟通及交流，耐心听取老年人的倾诉，了解其想法和需求。 4. 鼓励老年人做一些力所能及的事情，转移注意力。 5. 教会老年人使用自我放松方法：深呼吸放松法、肌肉放松法、自我暗示法、音乐减压放松等。							

主题讨论

评估中，王奶奶情绪很紧张，担心自己的病情信息泄露被其他老年人讨论，坐立不安。我们怎么样才能让奶奶放松下来、安心接受评估呢？请从评估准备、沟通、健康教育等方面想想办法吧。

任务评价

焦虑评估任务评价表请扫码查看，也可至"复旦社云平台"（www.fudanyun.cn）下载。

任务评价

相关知识

一、焦虑概念

焦虑是指对实际上并不存在的危险产生紧张、担心和恐惧，或者其紧张不安与惊恐的程度与现实处境不相称；可伴有自主神经系统症状和运动不安。焦虑的核心是不安全感，包括对自身安全（包括疾病）、亲人的担忧及对将来的不确定感。表现为没有任何原因，患者体验是每天陷于惶恐紧张之中，或者现实生活中的问题导致担心或烦恼明显过度，并明显妨碍了其日常生活。

焦虑是老年期最常见的心理症状之一，焦虑障碍在患躯体疾病的老年人身上更为常见，而且往往与抑郁障碍同时发生。焦虑评估对老年人群中焦虑症的早期识别与诊断以及后续的干预和治疗具有指导意义。

二、老年人焦虑的特点

① 以躯体症状为主。老年人躯体疾病多，对躯体疾病的感受直接影响了情绪，与躯体疾病共同作用形成恶性循环，进一步加重焦虑情绪。

② 产生过度依赖。老年人患躯体疾病后，可能出现心理上的依赖，强烈希望征求医生的建议，或者过度依赖家属。

③ 对自己的病情产生不现实的担忧。尽管可能医生已经告知不会产生严重的后果，但仍心存疑虑并过度关注自己身体的任何不适，紧张、担心，总是预感到自己会患某种重病。

④ 药成瘾,不能自拔。对镇静催眠药等药物,出现耐受性和依赖性,危害很大。

⑤ 毫不隐瞒自杀想法。总是说"活着没意思""不如死了算了"等话,可能产生冲动性自杀念头。焦虑的老年患者不排除潜在的自杀风险。

三、焦虑评估

焦虑评估通常通过运用评定量表,与老年人交谈与观察进行初步评估。有疑似焦虑症状的老年人应接受一般医学评估,特别注意神经系统、心血管系统和内分泌系统等功能评估,确定有无器质性的躯体疾病。

常使用的焦虑量表有焦虑自评量表(SAS)、广泛性焦虑量表(GAD-7)、汉密尔顿焦虑量表(HAMA)、贝克焦虑量表(BAI)等。

1. 焦虑自评量表(SAS)

SAS 由 Zung 等于 1971 年编制,用于评定受试者焦虑的主观感受,适用于具有焦虑的成年人。该量表含有 20 个反映焦虑主观感受的项目。

表 3.2.6 焦虑自评量表(SAS)

评定项目	很少有	有时有	大部分	绝大多数
1. 我感到比往常更加神经过敏和焦虑。	1	2	3	4
2. 我无缘无故感到担心。	1	2	3	4
3. 我容易心烦意乱或感到恐慌。	1	2	3	4
4. 我感到我的身体好像被分成几块,支离破碎。	1	2	3	4
*5. 我感到事事都很顺利,不会有倒霉的事情发生。	4	3	2	1
6. 我的四肢抖动和震颤。	1	2	3	4
7. 我因头痛、颈痛和背痛而烦恼。	1	2	3	4
8. 我感到无力而且容易疲劳。	1	2	3	4
*9. 我感到很平静,能安静坐下来。	4	3	2	1
10. 我感到我的心跳较快。	1	2	3	4
11. 我因阵阵的眩晕而不舒服。	1	2	3	4
12. 我有阵阵要昏倒的感觉。	1	2	3	4
*13. 我呼吸时进气和出气都不费力。	4	3	2	1
14. 我的手指和脚趾感到麻木和刺痛。	1	2	3	4
15. 我因胃痛和消化不良而苦恼。	1	2	3	4
16. 我必须时常排尿。	1	2	3	4
*17. 我手总是温暖而干燥。	4	3	2	1
18. 我觉得脸发烧发红。	1	2	3	4
*19. 我容易入睡,晚上休息很好。	4	3	2	1
20. 我做噩梦。	1	2	3	4

SAS 评定采用 1~4 制记分,评定时间为过去一周内。SAS 的 20 个项目中,第 5、9、13、17、19 条、

此 5 个项目的计分,必须反向计算。各题得分相加,乘以 1.25,四舍五入取整数得标准分。分值越小越好,分界值为 50 分。按中国常模,50～59 分为轻度焦虑;60～69 分为中度焦虑;70 分及以上为严重焦虑。

2. 广泛性焦虑量表(GAD-7)

GAD-7 由 Spitzer 等人于 2006 年编制的,共 7 项,是较为简便实用的自评量表,询问的是近期症状(即过去的两周内的症状),并且剔除了躯体症状,避免将老年人躯体疾病的症状和焦虑混淆。

表 3.2.7　广泛性焦虑量表(GAD-7)

在过去的 2 周内,你被以下问题所困扰的频率为?	完全没有	几天	超过一半时间	几乎每天
1. 感到紧张、焦虑或者不安。				
2. 无法停止或控制担忧。				
3. 过于担心各种事情。				
4. 无法放松下来。				
5. 焦虑不安以至于无法安静地坐着。				
6. 容易生气或者易激惹。				
7. 感到害怕,好像会发生可怕的事情。				

让老年人按照顺序依次在 7 个条目里自行选择 4 种频率等级的选项。若老年人视力减退,可借助放大镜或老花镜来完成。若老年人因视力或者文化程度等因素不能自填的,由评估员依次读出问题和答案,供老年人自行选择。

7 个条目里,选择"完全没有""几天""超过一半时间""几乎每天"的得分依次是 0、1、2、3 分。因此,量表分数范围为 0～21 分。随着分数的增加,焦虑加重。0～4 分可视为正常范围;5～9 分显示轻度焦虑;10～14 分为中度焦虑;15～21 分为重度焦虑。

3. 汉密尔顿焦虑量表(HAMA)

汉密尔顿焦虑量表(HAMA)由 Hamilton 于 1959 年编制,包括 14 个项目,是广泛用于评定焦虑严重程度的他评量表。

表 3.2.8　汉密尔顿焦虑量表(HAMA)

条目	症　状　表　现	得分
1. 焦虑心境	担心、担忧,感到有最坏的事将要发生,容易激惹。	
2. 紧张	紧张感、易疲劳、不能放松、情绪反应,易哭、颤抖,感到不安。	
3. 害怕	害怕黑暗、陌生人、一人独处、动物、乘车或旅行及人多的场合。	
4. 失眠	难以入睡、易醒、睡得不深、多梦、夜惊、醒后感疲倦。	
5. 认知功能	记忆、注意障碍,注意力不能集中,记忆力差。	
6. 抑郁心境	丧失兴趣、对以往爱好缺乏快感、抑郁、早醒、昼重夜轻。	
7. 躯体性焦虑	肌肉系统:肌肉酸痛、活动不灵活、肌肉抽动、肢体抽动、牙齿打颤、声音发抖。	

(续表)

条目	症 状 表 现	得分
8. 躯体性焦虑	感觉系统：视物模糊、发冷发热、软弱无力感、浑身刺痛。	
9. 心血管系统	心动过速、心悸、胸痛、心管跳动感、昏倒感、心搏脱漏。	
10. 呼吸系统症状	胸闷、窒息感、叹息、呼吸困难。	
11. 胃肠道症状	吞咽困难、嗳气、消化不良（进食后腹痛、腹胀、恶心、胃部饱感）、肠动感、肠鸣、腹泻、体重减轻、便秘。	
12. 生殖泌尿神经系统症状	尿意频数、尿急、停经、性冷淡、早泄、阳痿。	
13. 植物神经系统症状	口干、潮红、苍白、易出汗、起鸡皮疙瘩、紧张性头痛、毛发竖起。	
14. 会谈时行为表现	① 一般表现：紧张、不能松弛、忐忑不安、咬手指、紧紧握拳、摸弄手帕、面肌抽动、不宁顿足、手发抖、皱眉、表情僵硬、肌张力高、叹气样呼吸、面色苍白。 ② 生理表现：吞咽、打呃、安静时心率快、呼吸快（20 次/分以上）、腱反射亢进、震颤、瞳孔放大、眼睑跳动、易出汗、眼球突出。	

各项目采用5级评分法：0＝无症状；1＝轻度；2＝中度，有肯定的症状，但不影响生活与劳动；3＝重度，症状重，需进行处理，影响生活和劳动；4＝极重度，症状极重，严重影响生活。由经过训练的两名专业人员采用交谈与观察的方式进行联合检查，然后分别独立评分。除第14项需要结合观察外，其他所有项目可根据老年人的口头叙述进行评分。

总分＜7分，没有焦虑；总分≥7分，可能有焦虑；总分≥14分，肯定有焦虑；总分≥21分，有明显焦虑；总分≥29分，可能为严重焦虑。

4. 贝克焦虑量表（BAI）

贝克焦虑量表（BAI）由美国阿隆·贝克（Aaron T. Beck）等于1985年编制，是一个含有21个项目的自评量表。该量表用4级评分，主要评定受试者被多种焦虑烦扰的程度。适用于具有焦虑的成年人，能比较准确地反映主观感受到的焦虑程度。BAI是一种分析受试者主观焦虑的相当简便的临床工具。它的特点是项目内容简明，容易理解，操作分析方便。

表 3.2.9　贝克焦虑量表（BAI）

指导语：本量表含有21道关于焦虑一般症状的问题，请仔细阅读每一道题，指出最近一周内（包括当天），被各种症状烦扰的程度，并按以下标准进行选择：选1表示"无"；选2表示"轻度，无多大烦扰"；选择3表示"中度，感到不适但尚能忍受"；选4表示"重度，只能勉强忍受"。填在后面括号里。		
题 目	选项	选择
1. 身体麻木或刺	1—2—3—4	
2. 感到发热	1—2—3—4	
3. 腿部颤抖	1—2—3—4	
4. 不能放松	1—2—3—4	
5. 害怕要发生不好的事情	1—2—3—4	
6. 感到头晕目眩	1—2—3—4	
7. 心悸或心率加快	1—2—3—4	

(续表)

题　　目	选项	选择
8. 心神不宁	1—2—3—4	
9. 感到惊吓	1—2—3—4	
10. 紧张	1—2—3—4	
11. 有窒息感	1—2—3—4	
12. 手发抖	1—2—3—4	
13. 摇晃	1—2—3—4	
14. 害怕失控	1—2—3—4	
15. 呼吸困难	1—2—3—4	
16. 害怕快要死去	1—2—3—4	
17. 感到恐慌	1—2—3—4	
18. 消化不良或腹部不适	1—2—3—4	
19. 昏厥	1—2—3—4	
20. 脸发红	1—2—3—4	
21. 出汗(不是因为天气热)	1—2—3—4	

各项目采用4级评分法：1＝无；2＝轻度，无多大烦扰；3＝中度，感到不适但尚能忍受；4＝重度，只能勉强忍受。将自评完成后的量表中21个项目多项分数相加，得到粗分，再将粗分乘以1.19取整数后转换成标准分。一般将标准分≥45分作为焦虑阳性的判断标准。

四、焦虑老年人健康教育与照护建议

① 转介给医生进行进一步评估与干预。

② 加强与老年人沟通及交流，耐心听取老年人的倾诉，了解其想法和需求。

③ 根据老年人的实际情况和生活习惯，给予适度的关心和照顾，鼓励老年人做一些力所能及的事情，转移注意力。

④ 加强心理支持，给予安慰和关心，耐心向老年人讲解情绪变化的过程，消除恐惧心理，避免对自身状况过于担忧。

⑤ 教会老年人使用自我放松方法：深呼吸放松法、肌肉放松法、自我暗示法、音乐减压放松等。

知识测验

扫码进行在线知识测验。

在线测验

拓展训练

您和您身边的人，尤其是您的长辈们，有过紧张不安的感受吗？如果有的话，请运用学习过的评定量表，为自己和他人进行一次焦虑评估吧。请记录好评估结果，并对评估对象进行相关健康教育。

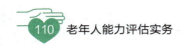

任务 3　抑郁评估

学习目标

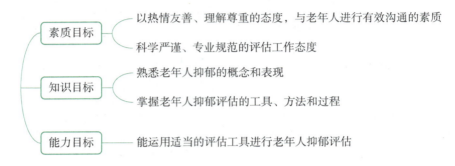

素质目标
— 以热情友善、理解尊重的态度，与老年人进行有效沟通的素质
— 科学严谨、专业规范的评估工作态度

知识目标
— 熟悉老年人抑郁的概念和表现
— 掌握老年人抑郁评估的工具、方法和过程

能力目标
— 能运用适当的评估工具进行老年人抑郁评估

情境导入

[基本信息]姓名：陈＊焕；性别：女；年龄：68 岁；体重：52 千克；身高：166 厘米。居住于幸福里颐养院 201 房 1 床。

[既往病史]高血压、糖尿病、乳腺癌。服用降压药硝苯地平、降糖药达格列净以及乳腺癌辅助治疗药物。

[目前状况]奶奶患高血压 10 年，糖尿病 8 年，4 年前被诊断为乳腺癌，行手术治疗，目前身体恢复良好。奶奶配偶于 3 年前去世，女儿工作繁忙无法照顾，遂将其送入颐养院居住。最近两周，陈奶奶常唉声叹气，情绪低落，觉得自己体弱多病，是女儿的负担，生活也没有意思；常常因思念老伴，悲伤情绪不能自已，希望老伴把自己带走。也不愿意参加院内活动，常常只在自己房间活动，平时喜欢去活动室打牌现在也不愿意打了，不愿意进行任何活动，没有运动；午睡时间较长，有时可以睡两三个小时；早上早醒；饮食状况正常，体重稳定。

案例情境中的详细信息请扫码查看，或至"复旦社云平台"（www.fudanyun.cn）下载。

详细信息

任务要求：请为陈奶奶进行抑郁评估。

任务分析

1. 什么是抑郁？

抑郁是由各种原因引起的以显著而持久的心境低落为主要临床特征的一类心境障碍。陈奶奶最近两周常唉声叹气，情绪低落、悲伤，自我价值感降低，对之前感兴趣的活动也不愿意参加，奶奶可能出现了抑郁症状。

2. 为什么要对陈奶奶进行抑郁评估？

通过评估，确认陈奶奶是否出现抑郁症状以及症状的严重程度，及时发现情绪问题。如果程度严重，及时转介给医生进行治疗。并可对其进行心理引导和健康教育，增强其对抑郁症状的识别能力和心理调适能力，提高老年人的生活质量，避免出现自残自杀的风险。

3. 老年人抑郁评估的工具和方法有哪些？

① 评估工具：抑郁常使用抑郁量表进行评估，常用的抑郁评估量表包括 Zung 抑郁自评量表（self-rating depression scale, SDS)、汉密尔顿抑郁量表（Hamilton depression scale, HAMD），以及较适用于老年人的老年抑郁量表（geriatric depression，GDS-30，GDS-15）等。

② 评估方法：提问法、观察法、测试法等。

4. 老年人抑郁评估的评估过程是怎样的？

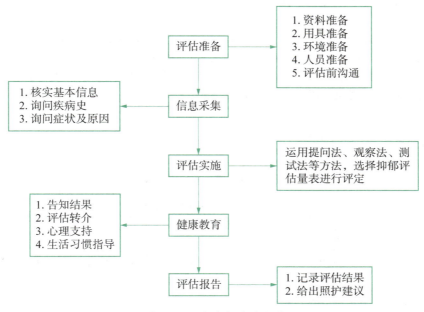

图 3.3.1　抑郁评估过程图

任务实施

任务实施可进行角色演练，具体如下：

1. 分小组进行评估，完成评估报告。
2. 小组内部分工，确定角色：评估员、老年人、观察员 2 位（老年人扮演者扫码查看或上网下载情境案例中详细的评估信息）。
3. 各角色分享心得体会，观察员说出评判记录及感受。
4. 各角色反思。

过程一：评估准备

表 3.3.1　评估准备过程表

步骤	内容（话术示例）
资料准备	1. 熟悉陈奶奶的基本信息资料、过往评估资料、病历、体检报告等。 2. 准备抑郁量表、评估记录表格或评估信息化系统等。
用具准备	评估桌椅、放大镜或老花镜、笔、纸巾等。
环境准备	空气清新，温湿度适宜，光线明亮，安静整洁，保护隐私。
人员准备	评估员：专业着装，洗净双手，佩戴评估员证。 老年人：意识清醒，心情愉悦平静，取舒适体位，同意接受评估，无其他需要。

(续表)

步骤	内容（话术示例）
评估前沟通	1. 自我介绍： 陈奶奶，您好！我是幸福里颐养院评估员小＊，这是我的评估员证。 2. 介绍评估内容、评估时间、评估目的、需要老年人配合的事项，强调保护老年人隐私，征得老年人的同意。 陈奶奶，最近两周发现您心情不是很好，是吗？当我们出现不好的情绪时，需要及时疏导和排解。现在我想为您进行一个心理方面的评估，我会问您一些有关您日常生活和情绪方面的一些问题，您只要如实回答就行了。评估后，我们可以为您制定针对性的疏导解决方案。整个过程大概需要25分钟，您可以配合吗？您现在还有什么其他的需要吗？

过程二：信息采集

表 3.3.2　信息采集过程表

步骤	内容（话术示例）
核实基本信息	陈＊焕，女，68岁，幸福里颐养院201房1床。
询问疾病史	有无脑血管疾病、精神疾病、帕金森病、痴呆、恶性肿瘤、慢性肺病、甲状腺功能减退等疾病？ 目前服用哪些药物？
询问情绪症状	是因为什么原因导致了情绪低落？ 情绪低落具体从什么时候开始的？共持续了多长时间？ 情绪低落对身体或者生活产生了什么样的影响？ 是否存在不能用躯体疾病充分解释的症状？如头晕、食欲不振、便秘、失眠等。 平时是否参加活动或者进行运动，活动或运动的形式和频率如何？ 平时的睡眠如何？ 饮食状况如何？体重有无变化？ 有没有伤害自己的想法？ 有没有采取措施或者寻求其他帮助，是否有效果？

过程三：评估实施（扫码看视频）

表 3.3.3　评估实施过程表

步骤	内容
运用标准化量表进行抑郁评估	选择老年抑郁量表（GDS-30）为陈奶奶进行评估。 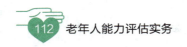 图 3.3.2　陈奶奶进行抑郁评估 陈奶奶的评估结果请扫码查看，或至"复旦社云平台"（www.fudanyun.cn）下载。

过程四:健康教育

表 3.3.4 健康教育过程表

步骤	内容(话术示例)
告知评估初步结果	陈奶奶,通过刚才的评估,您可能有轻度的抑郁。您最近两周的情绪症状有一些不佳,同时这些症状一定程度上影响了您的生活。
介绍下一步评估转介	我刚才对您进行的评估只是一个初步的筛查,您的情绪症状需要进一步的检查和专业评估。如果您觉得可以的话,我会给您介绍专业的医生过来帮助您。
进行心理支持	您不用过于担心,你的症状是比较轻微的。通过一些心理辅导和自我放松是能够得到改善的。我们平时偶尔出现一些不好的情绪也是正常的,所以您也可以学习一些自我调适的方法。
进行生活习惯指导和健康教育	陈奶奶,平时跟您的子女、机构的其他老年人,也可以跟我们照护人员,多聊聊天,多交流沟通,有助于您情绪的排解。 平时生活中要保证日常充足的水分和营养;培养良好的睡眠规律,有好的身体才能有好心情。 可以多参加户外活动和运动,在外面散散步,做做操,接受阳光的沐浴,微风吹过,赏赏花草,心情真的会变好呢! 您心情不好的时候,可以采用一些放松的方法,如深呼吸法、转移注意力法,缓解情绪症状。

过程五:评估报告

记录评估结果,给出照护建议,形成评估报告。

表 3.3.5 抑郁评估报告表

姓名	陈*焕	性别	女	年龄	68	床号	幸福里颐养院 201 房 1 床

疾病史和服用药物:高血压、糖尿病、乳腺癌。服用降压药硝苯地平、降糖药达格列净以及乳腺癌辅助治疗药物。

情绪症状:两周前开始出现情绪低落,悲伤,自我价值感变低,产生无用感、无意义感;兴趣丧失,活动减少,有不想活下去的想法。以前喜欢长期久坐打麻将,近期不愿意进行任何活动,没有运动;午睡时间较长,有时可以睡两三个小时;早上早醒;饮食状况正常,体重稳定。

抑郁量表评估结果:GDS - 30 评分为 15 分,提示轻度抑郁。

照护建议:
1. 转介给心理治疗师或医生进行进一步评估与治疗。
2. 加强心理支持,给予安慰和关心,耐心向老年人讲解情绪变化的过程,消除恐惧心理,避免对自身状况过于担忧。
3. 鼓励老年人积极表达自己的想法。善于倾听、理解,通过疏导、鼓励等方式,不批判、不评价,使老年人产生安全感,树立自信。
4. 组织开展丰富的活动,鼓励老年人参加集体活动,建立良好的人际关系,获得更多的社会支持。
5. 对老年人的运动和睡眠习惯进行健康教育,鼓励老年人定期运动,合理安排睡眠,保证良好的睡眠质量。
6. 保证老年人休息环境安静舒适、光线充足,便于观察病情。
7. 保证设施安全,加强巡视,避免出现自残自杀。

主题讨论

陈奶奶在接受评估的过程中,有较强的病耻感,害怕别人知道自己的乳腺癌病史,不愿意提及。怎么做才能让奶奶信任我们,告知真实信息呢?

任务评价

抑郁评估任务评价表请扫码查看,也可至"复旦社云平台"(www.fudanyun.cn)下载。

相关知识

一、抑郁概念

抑郁是指由各种原因引起的以显著而持久的心境低落为主要临床特征的一类心境障碍。

老年抑郁症是指60岁以上老年人发生的抑郁症,但严格而狭义的老年抑郁症特指60岁以上首次发病的原发性抑郁,是老年期常见的精神障碍,容易使老年人出现社会剥夺、孤独感,生活质量差,健康和家庭照顾费用增加,认知减退,日常生活活动能力下降,慢性疾病增多,自杀及自杀未遂和死亡率增加等不良后果。抑郁症状在我国老年人群中的发生率为20.8%。评估抑郁症状,对老年人群中抑郁症的早期识别与诊断,以及后续的干预和治疗具有指导意义。

二、老年抑郁表现

老年抑郁症患者临床表现有时并不典型,其心境低落、快感缺失和兴趣减退的核心症状常被其他主诉掩盖,其常见临床特征包括以下几点。

① 焦虑/激越明显:是最为常见而突出的特点,主要表现为过分担心、灾难化的思维与言行以及冲动易激惹。

② 躯体不适突出:表现为慢性疼痛在内的各种躯体不适,历经检查及对症治疗效果不佳。

③ 伴有幻觉、妄想等精神病性症状:疑病、虚无、被遗弃、贫穷和灾难以及被害等是老年期抑郁症患者妄想症状的常见内容。

④ 自杀行为:老年期抑郁症患者自杀观念频发且牢固,自杀计划周密,自杀死亡率高。

⑤ 认知功能损害:认知功能损害常与老年期抑郁症共存。

⑥ 睡眠障碍:表现形式包括入睡困难、易醒、早醒以及矛盾性失眠(也称主观性失眠、睡眠知觉障碍,患者过多地把实际睡眠时间感知为觉醒)。

三、抑郁的评估

抑郁的评估通常运用评定量表,与老年人交谈与观察进行初步评估。对疑似有抑郁症状的老年人应进行详细的躯体检查,尤其注意心血管系统与神经系统的检查,避免与躯体疾病相混淆。严重的抑郁可进行脑部CT或MRI扫描,排除脑血管疾病、脑肿瘤等。

常用的抑郁评估量表包括Zung抑郁自评量表(SDS)、汉密尔顿抑郁量表(HAMD)、老年抑郁量表(GDS-30,GDS-15)等。

1. Zung抑郁自评量表(SDS)

SDS含有20个条目。其特点是使用简便,并能相当直观地反映抑郁患者的主观感受及其在治疗中的变化,主要适用于具有抑郁症状的成年人。只是对严重迟缓症状的抑郁,评定有困难。同时,SDS对于文化程度较低或智力水平稍差的人使用效果不佳。

表 3.3.6　Zung 抑郁自评量表(SDS)

指导语:以下描述列出了有些人可能会有的问题,请您仔细阅读每一条,然后根据最近一个星期以内您的实际感觉,选出最符合的描述。

项　　目	无或偶尔	有时	经常	总是	得分
1. 我觉得闷闷不乐,情绪低沉。					
*2. 我觉得一天之中早晨最好。					
3. 我一阵阵地哭出来或者觉得想哭。					
4. 我晚上睡眠不好。					
*5. 我吃的跟平常一样多。					
*6. 我与异性密切接触时和以往一样感到愉快。					
7. 我发觉我的体重在下降。					
8. 我有便秘的苦恼。					
9. 我心跳比平时快。					
10. 我无缘无故感到疲乏。					
*11. 我的头脑跟平常一样清楚。					
*12. 我觉得做以前经常做的事并没有困难。					
13. 我觉得不安而平静不下来。					
*14. 我对将来抱有希望。					
15. 我比平常容易激动。					
*16. 我觉得作出决定是容易的。					
*17. 我觉得自己是个有用的人,有人需要我。					
*18. 我的生活过得很有意思。					
19. 我认为如果我死了别人会生活得好些。					
*20. 平常感兴趣的事我仍然照样感兴趣。					
总分					

评估标准:按症状出现频度评定,分 4 个等级:无或偶尔、有时、经常、总是如此。若为正向评分题,依次评分:1、2、3、4。反向评分题为 2、5、6、11、12、14、16、17、18、20 项,评分为 4、3、2、1。总分 20～80 分。

SDS 评定的抑郁严重度指数按下列公式计算:抑郁严重度指数=各条目累计分/80(最高总分)。指数范围为 0.25～1.0。指数越高,抑郁程度越重。

抑郁严重度指数 0.5 以下者为无抑郁;0.50～0.59 为轻微至轻度抑郁;0.60～0.69 为中至重度抑郁;0.70 以上为重度抑郁。

2. 汉密尔顿抑郁量表(HAMD)

汉密尔顿抑郁量表(HAMD)是目前使用最为广泛的抑郁评估工具。HAMD 属于他评量表,一个明显的优点是可以用于评估文盲和症状严重的受试者。

表 3.3.7 汉密尔顿抑郁量表(HAMD)

项目	分　　值	分数
(1) 抑郁情绪	0 分＝没有 1 分＝只在问到时才诉述 2 分＝在访谈中自发地表达 3 分＝不用言语也可以从表情、姿势、声音或欲哭中流露出这种情绪 4 分＝病人的自发言语和非语言表达(表情、动作)几乎完全表现为这种情绪	
(2) 有罪感	0 分＝没有 1 分＝责备自己,感到自己已连累他人 2 分＝认为自己犯了罪,或反复思考以往的过失和错误 3 分＝认为目前的疾病是对自己错误的惩罚,或有罪恶妄想 4 分＝罪恶妄想伴有指责或威胁性幻觉	
(3) 自杀	0 分＝没有 1 分＝觉得活着没有意义 2 分＝希望自己已经死去,或常想与死亡有关的事 3 分＝消极观念(自杀念头) 4 分＝有严重自杀行为	
(4) 入睡困哪(初段失眠)	0 分＝没有 1 分＝主诉入睡困难,上床半小时后仍不能入睡(要注意平时病人入睡的时间) 2 分＝主诉每晚均有入睡困难	
(5) 睡眠不深(中段失眠)	0 分＝没有 1 分＝睡眠浅,多噩梦 2 分＝半夜(晚 12 点钟以前)曾醒来(不包括上厕所)	
(6) 早醒(末段失眠)	0 分＝没有 1 分＝有早醒,比平时早醒 1 小时,但能重新入睡,应排除平时习惯 2 分＝早醒后无法重新入睡	
(7) 工作和兴趣	0 分＝没有 1 分＝提问时才诉述 2 分＝自发地直接或间接表达对活动、工作或学习失去兴趣,如感到没精打彩,犹豫不决,不能坚持或需强迫自己去工作或劳动 3 分＝活动时间减少或成效下降,住院患者每天参加病房劳动或娱乐不满 3 小时 4 分＝因目前的疾病而停止工作,住院者不参加任何活动或者没有他人帮助便不能完成病室日常事务。注意:不能凡住院就打 4 分	
(8) 阻滞(指思维和言语缓慢,注意力难以集中,主动性减退)	0 分＝没有 1 分＝精神检查中发现轻度阻滞 2 分＝精神检查中发现明显阻滞 3 分＝精神检查进行困难 4 分＝完全不能回答问题(木僵)	
(9) 激越	0 分＝没有 1 分＝检查时有些心神不定 2 分＝明显心神不定或小动作多 3 分＝不能静坐,检查中曾起立 4 分＝搓手、咬手指或头发、咬嘴唇	

(续表)

项目	分 值	分数
(10) 精神性焦虑	0分＝没有 1分＝问及时诉述 2分＝自发地表达 3分＝表情和言谈流露出明显忧虑 4分＝明显惊恐	
(11) 躯体性焦虑(指焦虑的生理症状,包括口干、腹胀、腹泻、打呃、腹绞痛、心悸、头痛、过度换气和叹气,以及尿频和出汗)	0分＝没有 1分＝轻度 2分＝中度,有肯定的上述症状 3分＝重度,上述症状严重,影响生活或需要处理 4分＝严重影响生活和活动	
(12) 胃肠道症状	0分＝没有 1分＝食欲减退,但不需他人鼓励便自行进食 2分＝进食需他人催促或请求和需要应用泻药或助消化药	
(13) 全身症状	0分＝没有 1分＝四肢、背部或颈部沉重感,背痛、头痛、肌肉疼痛、全身乏力或疲倦 2分＝症状明显	
(14) 性症状(指性欲减退、月经紊乱等)	0分＝没有 1分＝轻度 2分＝重度 3分＝不能肯定,或该项对被评者不适合(不计入总分)	
(15) 疑病	0分＝没有 1分＝对身体过分关注 2分＝反复考虑健康问题 3分＝有疑病妄想 4分＝伴幻觉的疑病妄想	
(16) 体重减轻	(1) 按病史评定 0分＝没有 1分＝患者诉说可能有体重减轻 2分＝肯定体重减轻 (2) 按体重记录评定 0分＝1周内体重减轻0.5 kg以内 1分＝1周内体重减轻超过0.5 kg 2分＝1周内体重减轻超过1 kg	
(17) 自知力	0分＝知道自己有病,表现为忧郁 1分＝知道自己有病,但归咎伙食太差、环境问题、工作过忙、病毒感染或需要休息 2分＝完全否认有病	
(18) 日夜变化(如果症状在早晨或傍晚加重,先指出哪一种,然后按其变化程度评分)	0分＝早晚情绪无区别 1分＝早晨或傍晚轻度加重 2分＝早晨或傍晚严重	

(续表)

项目	分　值	分数
(19) 人格解体或现实解体(指非真实感或虚无妄想)	0分＝没有 1分＝问及时才诉述 2分＝自发诉述 3分＝有虚无妄想 4分＝伴幻觉的虚无妄想	
(20) 偏执症状	0分＝没有 1分＝有猜疑 2分＝有牵连观念 3分＝有关系妄想或被害妄想 4分＝伴有幻觉的关系妄想或被害妄想	
(21) 强迫症状(指强迫思维和强迫行为)	0分＝没有 1分＝问及时才诉述 2分＝自发诉述	
(22) 能力减退感	0分＝没有 1分＝仅于提问时方引出主观体验 2分＝病人主动表示有能力减退感 3分＝需鼓励、指导和安慰才能完成病室日常事务或个人卫生 4分＝穿衣、梳洗、进食、铺床或个人卫生均需要他人协助	
(23) 绝望感	0分＝没有 1分＝有时怀疑"情况是否会好转"，但解释后能接受 2分＝持续感到"没有希望"，但解释后能接受 3分＝对未来感到灰心、悲观和绝望，解释后不能排除 4分＝自动反复诉述"我的病不会好了"或诸如此类的情况	
(24) 自卑感	0分＝没有 1分＝仅在询问时诉述有自卑感不如他人 2分＝自动诉述有自卑感 3分＝病人主动诉说自己一无是处或低人一等(与评2分者只是程度的差别) 4分＝自卑感达妄想的程度，例如"我是废物"或类似情况	
总分		

评分标准：总分＜8分正常；总分8~20分轻度抑郁；总分21~35中度抑郁；总分＞35分严重抑郁。

3. 老年抑郁量表

老年抑郁量表(GDS-30)，是目前国际上使用最为广泛的老年群体专用抑郁症状筛查量表，具有症状特异性高和问题回答简单、易于理解的优点；共有30个条目，基于肯定与否定的2级评分法；作为专门用于老年人的抑郁筛查量表。国内研究表明，老年抑郁量表(GDS-30)的信度和效度良好。

表3.3.8　老年抑郁量表(GDS-30)

下面请选择最符合你最近一周的感受。		
*1. 您对生活基本上满意吗？	是	否
2. 您是不是放弃了许多活动和爱好？	是	否
3. 您是不是觉得生活没有意义？	是	否

（续表）

	是	否
4. 您经常感到没意思吗？	是	否
*5. 您觉得您的未来有希望吗？	是	否
6. 您是不是觉得有一些无法摆脱的想法，让您觉得烦恼？	是	否
*7. 您大部分时间都感到精神很好吗？	是	否
8. 您是不是害怕会有不好的事情发生在您身上？	是	否
*9. 您大部分时间都感到幸福吗？	是	否
10. 您是不是经常觉得自己得不到帮助？	是	否
11. 您经常坐立不安、心烦意乱吗？	是	否
12. 您是不是更愿意待在家里而不愿意出去做一些新的事情？	是	否
13. 您经常担心将来的事吗？	是	否
14. 您是不是觉得您的记忆力比大多数年纪跟您差不多的人都要差？	是	否
*15. 您是不是觉得活着很不错？	是	否
16. 您经常觉得心情不好、闷闷不乐吗？	是	否
17. 您觉得活着没有意义吗？	是	否
18. 您总为过去的事烦恼吗？	是	否
*19. 您觉得生活很令人兴奋吗？	是	否
20. 您开始做一件新的事情很困难吗？	是	否
*21. 您觉得精力充沛吗？	是	否
22. 您是不是觉得您的处境没有希望？	是	否
23. 您是不是觉得大多数人生活得比您好？	是	否
24. 您是不是经常因为小事而烦躁？	是	否
25. 您是不是经常觉得想哭？	是	否
26. 您集中注意力有困难吗？	是	否
*27. 您早上起床感觉很好吗？	是	否
28. 您是不是更愿意避开和别人打交道？	是	否
*29. 您做决定容易吗？	是	否
*30. 您的头脑像往常一样清晰吗？	是	否

根据老年抑郁量表的指导语，让老年人按照顺序依次在30个条目里自行选择是或者否的选项。若老年人视力减退，可借助放大镜或老花镜来完成。若老年人因视力或者文化程度等因素不能自填的，由评估员依次读出问题和答案，供老年人自行选择。

量表计分方式：第2、3、4、6、8、10、11、12、13、14、16、17、18、20、22、23、24、25、26、28题为正向计分，即回答"是"计1分；第1、5、7、9、15、19、21、27、29、30题为反向计分，即回答"否"计1分。分数范围为0~30分。

评估结果分析：分数越高，抑郁症状越严重。

0~10分可视为正常范围。

11~20分显示轻度抑郁。

21～30分为中重度抑郁。

因部分有躯体疾病或合并痴呆的老年人容易疲劳及注意力涣散,因此Sheikh和Yesavage于1986年发布了15个项目的简版老年抑郁量表(GDS-15),包含了老年抑郁的核心表现,如情绪低落、活动减少、易激惹、退缩、痛苦的想法,以及对过去、现在与将来的消极评价。

表3.3.9 老年抑郁量表(GDS-15)

选择1周以来最适合您的感受	是/否	得分
*1. 您对您的生活基本上满意吗?		
2. 您是否放弃了很多以往的活动和爱好?		
3. 您是否觉得自己生活不够充实?		
4. 您是否常常感到心烦?		
*5. 您是否多数时候都感到心情愉快呢?		
6. 您是否担心有不好的事情发生在自己身上?		
*7. 您是否多数时候都感到幸福?		
8. 您是否常常感到无依无靠?		
9. 您是否宁愿在家,也不愿去做自己不太熟悉的事情?		
10. 您是否觉得自己的记忆力要比其他老人差?		
*11. 您是否认为活到现在真是太好了?		
12. 您是否觉得自己很没用?		
*13. 您是否感到精力充沛?		
14. 您是否觉得自己的处境没有希望?		
15. 您是否觉得多数人比你强很多?		

评分标准:GDS-15共有15个条目,以问题的形式列出,要求受试者以"是"或"否"作答(回答"是"得1分,"否"得0分);其中1、5、7、11、13条5个项目的计分,需反向计算,采用0~1级计分。总分值为0~15分,得分越高表明抑郁程度越高。正常:得分<8分;抑郁:得分≥8分。

四、抑郁老年人健康教育和照护建议

① 转介给医生进行进一步评估与干预;由专科医生诊治后决定是否使用抗抑郁药物治疗。

② 保证老年人休息环境安静舒适、光线充足、设施安全,便于观察病情。

③ 加强心理支持,给予安慰和关心,耐心向老年人讲解情绪变化的过程,消除恐惧心理,避免对自身状况过于担忧;鼓励老年人积极表达自己的想法。善于倾听、理解,通过疏导、鼓励等方式,不批判、不评价,使老年人产生安全感,树立自信。

④ 对老年人的运动和睡眠习惯进行健康教育,鼓励老年人定期运动,合理安排睡眠,保证良好的睡眠质量。

⑤ 鼓励老年人家属加强陪伴、交流与照护;视老人抑郁程度,决定是否需要专人陪护。

⑥ 组织开展丰富的活动,鼓励老年人参加集体活动,建立良好的人际关系,获得更多的社会支持。

⑦ 加强巡视,密切关注老年人言行举止,妥善保管可能的自伤、自杀性工具和药物,防止意外事件

发生。

⑧ 监督或协助老年人遵医嘱按时服药,看服到口,妥善保管药物。

知识测验

扫码进行在线知识测验。

在线测验

拓展训练

请联系当地养老机构,针对机构内老年人组织一次以"老年抑郁评估与健康宣教"为主题的志愿活动。

项目四

老年人环境评估

环境是指围绕着某一事物,并会对该事物产生某些影响的所有外界事物。广义的环境是指人类生存的空间及其中可以直接或间接影响人类生活和发展的各种自然因素。狭义的环境则是指环绕个体的区域,如居室、病房等。对于老年人来说,随着年龄的增长,个体的条件能力和适应环境的能力逐渐下降。老年人的生存环境对健康有着很大的影响,因此,对老年人的生存环境评估是老年人能力评估中的重要组成部分。通过老年人环境评估,可发现老年人环境中影响生活舒适度和身体健康的危险因素,及时调整,可以为老年人营造一个安全、方便、实用、舒适、美观的生活环境。老年人环境评估可以进一步分为物理环境(适老环境)评估和社会环境评估。

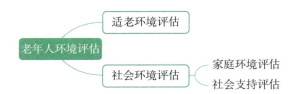

课件查看

任务1　适老环境评估

学习目标

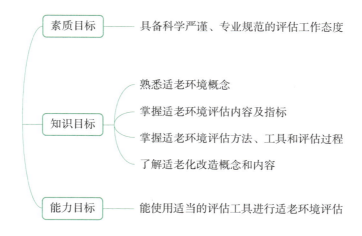

情境导入

[基本信息]姓名:王＊进;性别:男;年龄:71岁;体重:51千克;身高:158厘米;居住于幸福小区9栋109房。

[既往病史]高血压、糖尿病、关节炎。

[目前状况]王＊进,71岁,患有高血压、帕金森病,白内障术后。居住于幸福小区9栋109房,育有一子,在外地工作,是一户空巢老夫妻家庭。目前王爷爷腿脚不便,动作迟缓,视力下降明显。王爷爷居住的房子较为老旧,今年上半年在卫生间跌倒过两次,幸好无大碍。王爷爷和老伴在社区活动中心听健康讲座时了解到生活环境对老年人健康的重要性,对自己居住的环境安全甚是担忧,于是向社区申请进行居家适老环境评估。

案例情境中的详细信息请扫码查看,或至"复旦社云平台"(www.fudanyun.cn)下载。

详细信息

任务:请为王爷爷进行居家适老环境评估。

任务分析

1. 什么是适老环境?

适老环境是以无障碍设计为基础,考虑老年人的身体机能及行动特点,适合老年人居养的环境。适老环境评估包括社区适老环境评估、养老机构适老环境评估、公共设施适老环境评估和居家适老环境评估。本任务是对王爷爷进行居家适老环境评估。

2. 为什么要对王爷爷进行居家适老环境评估?

王爷爷因高龄和疾病导致腿脚不便,动作迟缓,视力下降明显。王爷爷居住的房子老旧,今年上半年在卫生间跌倒过两次。这些情况说明王爷爷的居养环境已经不能满足老年人安全、适用、方便等需求。通过评估,确认王爷爷居住环境存在的安全隐患,解决老年人在日常生活中遇到的不方便,减少影响老年人生活环境的不良物理因素和社会因素,补偿老年人机体缺损的功能,帮助老年人选择或改造良好的独立生存环境,让老年人有一个安全、省力、方便、适用、舒适、美观的生活环境。科学合理的适老环境评估也是适老环境改造方案设计和实施的依据。

3. 适老环境评估的评估工具和方法有哪些?

① 评估工具:评估桌椅、纸笔、测量尺或测距仪、手电筒、适老环境评估表等量表。

② 评估方法:提问法、观察法、实地考察法、测试法等。

4. 适老环境评估的评估过程是怎样的?

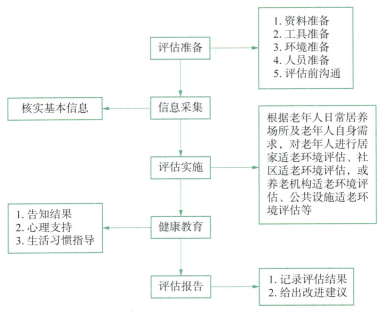

图 4.1.1　适老环境评估过程图

任务实施

任务实施可进行角色演练,具体如下:

1. 分小组进行评估,完成评估报告。

2. 小组内部分工,确定角色:评估员、老年人、观察员 2 位(请老年人扮演者扫码查看或上网下载情境案例中详细的评估信息)。

3. 各角色分享心得体会,观察员说出评判记录及感受。

4. 各角色反思。

过程一:评估准备

表 4.1.1　评估准备过程表

步骤	内容(话术示例)
资料准备	1. 核实并熟悉王爷爷的基本信息资料。 2. 根据老年人日常养老场所及需求准备居家适老环境评估表、社区适老环境评估表,或养老机构适老环境评估表、公共设施适老环境评估表等。 王爷爷为居家养老,此次为王爷爷准备居家适老环境评估表进行评估。
工具准备	评估桌椅、纸笔、测量尺或测距仪、手电筒等。
环境准备	确认被评估环境具体地址为老年人日常居住场所。

(续表)

步骤	内容（话术示例）
人员准备	评估员：专业着装，洗净双手，佩戴评估员证。 老年人：意识清醒，心情愉悦，取舒适体位，同意接受评估，无其他需要。
评估前沟通	1. 自我介绍： 王爷爷，您好！我是＊＊机构评估员小＊，这是我的评估员证。 2. 介绍评估内容、评估时间、评估目的、需要老年人配合的事项，强调保护老年人隐私，征得老年人的同意。 王爷爷，我听社区工作人员说您今年在卫生间摔倒过，特别担心您的生活环境中的安全隐患。我今天是来帮您进行居家适老环境评估的，可以为我们之后进行适老化改造提供科学合理的依据。我需要您和您的家属配合我回答一些问题，我还会到您的家中进行实地观察和测量。您放心，我不会向任何人泄露您的信息，会保护好您的隐私。我在您家中评估时间大约需要30分钟，您可以配合我吗？现在还有什么其他的需要吗？那我们现在开始吧？

过程二：信息采集

表4.1.2 信息采集过程表

步骤	内　　容
核实基本信息	王＊进，男，71岁，居住于幸福小区9栋109房。

过程三：评估实施

表4.1.3 评估实施过程表

步骤	内　　容
居家适老环境评估	运用居家适老环境评估评估表，通过访谈、实地考察对王爷爷进行居家适老环境评估，包括照明环境、无障碍环境、洗浴环境、如厕环境、厨房环境、起居环境、阳台环境评估。 图4.1.2 观察地面障碍情况　　图4.1.3 观察如厕环境情况 图4.1.4 观察起居环境中家具防护设计　　图4.1.5 观察起居环境中床垫质地 王爷爷居家环境评估结果请扫码查看，或至"复旦社云平台"（www.fudanyun.cn）下载。

评估结果

过程四:健康教育

表 4.1.4　健康教育过程表

步骤	内容(话术示例)
告知评估初步结果	王爷爷,您家里的空间设计、温湿度、空气质量等都还不错,较为舒适;但是居家环境存在着一些危险因素,有可能增加您和奶奶发生不安全事件的可能性。建议您可以对居家环境进行适老化改造。
进行心理支持	您也不用过于担心。在适老化改造之前,您和奶奶需要多注意防跌,我也会告知您一些防跌的方法和注意事项。
进行生活习惯指导和健康教育	王爷爷,您家里的日用品要固定摆放在方便取放的位置,不要将杂物放在经常行走的通道上,以免绊倒。平时要保持地面平整、干燥,若是拖地板须等干了再行走。卫生间是活动最频繁的场所,也是最容易跌倒的地方,卫生间的地面最好放置防滑橡胶垫,并且保持干燥。浴室和马桶旁应安装扶手。卧室要安装小夜灯,起夜时要先开灯再下床。平时穿着合身的衣物和防滑鞋;如果走路不方便,最好选择必要的辅助工具,如手杖等。

过程五:评估报告

记录评估结果,给出建议,形成评估报告。

表 4.1.5　适老环境评估报告表

姓名	王*进	性别	男	年龄	71岁	住址	幸福小区9栋109房
评 估 结 果							

居家适老环境评估总分:60分。
(1) 照明环境
① 老年人居室到就近卫生间的路径上没有夜间照明设备。
② 盥洗池,没有局部照明。
(2) 无障碍环境
① 卫生间到客厅有门槛,门槛高度与地面相差10厘米,无斜面过渡。
② 桌子有明显突出棱角。
③ 没有配置适老家具。
④ 居家拖鞋不防滑。
⑤ 居室照明电源插座及开关位置过低。
(3) 洗浴环境
① 浴室与卫生间没有干湿分离。
② 地面排水不通畅,不能保持干燥。
③ 没有设置紧急呼叫设备。
④ 控制淋浴的开关没有清晰的冷热水标识。
⑤ 没有设置抓杆。
(4) 如厕环境
① 马桶无可抓握扶手。
② 没有干湿分离。
③ 没有设置紧急呼叫设备。
④ 盥洗池旁没有抓握的固定扶手。
(5) 厨房环境
老年人需攀高拿储藏室的东西。

(续表)

(6) 起居环境 家具及墙壁没有特殊防护设计。 (7) 阳台环境 阳台没有伸缩晾衣竿。
改 进 建 议
建议接受适老化改造,改造内容包括: (1) 照明环境 近卫生间的通道和盥洗池增加局部照明。 (2) 无障碍环境 ① 卫生间到客厅有门槛,需增加斜面过渡。 ② 桌子等家具增加防护装置。 ③ 配置换鞋凳、适老沙发等适老家具。 ④ 更换防滑居家鞋。 ⑤ 调整居室照明电源插座及开关位置。 (3) 洗浴环境 ① 浴室与卫生间设置干湿分离。 ② 通畅地面排水。 ③ 设置紧急呼叫设备。 ④ 控制淋浴的开关设置清晰的冷热水标识。 ⑤ 浴室增加抓杆。 (4) 如厕环境 ① 马桶旁增加扶手。 ② 设置紧急呼叫设备。 ③ 盥洗池旁增加抓握的固定扶手。 (5) 厨房环境 增加高度合适的储藏空间,厨房物品放置于随手可拿处。 (6) 起居环境 家具及墙壁增加特殊防护设计。 (7) 阳台环境 阳台增加伸缩晾衣竿。 改造之前,向老年人和家属宣教居住环境中危险因素等对老年人的健康影响,讲解生活环境中引起跌倒的危险因素,以及如何排除引发跌倒的危险因素。

  任务评价

适老环境评估任务评价表请扫码查看,也可至"复旦社云平台"(www.fudanyun.cn)下载。

任务评价

相关知识

居住环境是老年人生活的场所,随着年龄的增长,老年人的调节能力和适应环境的能力逐渐下降,生活环境对健康有很大的影响。因此,对老年人的生活环境评估是老年人评估中的重要部分。通过评估可发现环境中影响生活舒适度和身体健康的危险因素,及时调整,或作适老化改造,为老年人营造一个安全、方便、实用、舒适、美观的生活环境。

一、适老环境评估

资料

适老环境是以无障碍设计为基础的,考虑老年人的身体机能及行动特点,适合老年人居养的环境。2023年,民政部组织起草了《适老环境评估导则(征求意见稿)》国家标准,面向社会公开征求意见。根据该意见稿,适老环境评估可分为社区适老环境评估、养老机构适老环境评估、公共设施适老环境评估和居家适老环境评估。以下适老环境的评估内容及指标、评估结果均参照该意见稿。该意见稿可扫码查看,也可至"复旦社云平台"(www.fudanyu.cn)下载。

1. 评估内容及指标

(1) 社区适老环境评估

社区适老环境应具备以下基本条件:

① 以住区为中心,建立15分钟便民生活圈,覆盖老年人出行、购物、就餐、医疗等需求。

② 住区道路通畅便捷,路面材质防滑,路面宽度满足双向错行通过要求,具备轮椅回转空间。

③ 住区主要出入口、建筑单元出入口、电梯、公共活动场所无障碍。

④ 设有明显的公共信息图形标志,并符合 GB/T 10001.1 和 GB/T 10001.9 的规定。

⑤ 步行道与机动车交叉位置、临水、高差等特殊位置设置安全标志和安防设施。

⑥ 安全标志的颜色和设置应符合 GB 2893、GB 2894 的规定。

⑦ 住宅安全疏散出口符合 GB 50016—2014 中 5.5 的规定。

⑧ 设有满足老年人交往与日常活动的公共空间。

⑨ 绿化植物选择应适应当地气候、土壤条件及植物多样性要求,不应对老年人生活和健康造成危害。

社区适老环境评估应包括以下内容:

①出行便捷度;②周边生活设施;③公共信息图形标志;④社区无障碍;⑤照明;⑥环境绿化。

(2) 养老机构适老环境评估

养老机构适老环境应符合消防、建筑标准中的强制性规定及要求,具备以下基本条件:

① 以机构为中心,周边1千米内,满足老年人出行、购物、就餐、医疗的需求。

② 机构公共交通空间无障碍,地面平整、防滑、无缺损。

③ 公共活动空间照度充足、均匀,灯具无明显眩光。

④ 公共区域设有信息准确、具有一致性、连续性和显著性的公共信息图形标志,公共信息图形标志包括应急导向标识、通行导向标识、服务导向标识等。

⑤ 直接为老年人服务的各类设施均应进行无障碍设计,符合 GB 37276—2018 的要求。

⑥ 机构自然环境安静、光照充足,绿化植物选择应适应当地气候、土壤多样性要求,不应对老年人生活和健康造成危害。

养老机构适老环境评估应包括以下内容:

①交通便捷度;②周边服务设施;③公共信息图形标志;④机构内无障碍;⑤温度;⑥噪声;⑦绿化。

(3) 公共设施适老环境评估

公共设施包括银行、商场、图书馆、影剧院、博物馆、公园、景区等。公共设施无障碍应符合 GB 50763、GB 55019 的规定,公共设施适老环境应具备以下基本条件:

① 道路系统架构清晰,交通组织便捷流畅,保证老年人及无障碍人群能自行到达。

② 公共场地及道路无障碍,排水通畅,雨天无积水。

③ 设有紧急送医通道。

④ 临水和临空的活动场所、踏步及坡道等设施,设置安全护栏、扶手及照明设施,满足老年人安全

需要。

⑤ 设置公共卫生间，公共卫生间应采取适老化措施。

公共设施适老环境评估应包括以下内容：

① 交通便捷度；②周边服务设施；③公共信息图形标志；④公共场所无障碍；⑤绿化。

（4）居家适老环境评估

居家适老环境应具备以下基本条件：

①居室光线明亮柔和、空气清新；②居住地面防滑；③居室路径、起居无障碍。

居家适老环境评估应包括以下内容：

①照明环境；②居家无障碍；③起居环境；④如厕环境；⑤洗浴环境；⑥厨房环境；⑦阳台环境。

2. 评估结果

评估结果应经评估组合议后反馈至评估组织方，经评估组织方合议后反馈至评估对象。适老环境可按照评估得分划分为一至五级五个等级，如表 4.1.6 所示：

表 4.1.6 适老环境等级表

适老环境等级	评估得分（总分 100 分）
五级	91～100
四级	81～90
三级	71～80
二级	66～70
一级	60～65

依据评估结果，出现适老环境低于 60 分的情况，评估组织方可根据评估对象实际情况为其提供适老环境培训、适老环境改造支持等服务。

二、适老化改造

1. 相关概念

（1）适老化

适老化，意思为适应老年人。一般指在建设设计、公共设施（商城、医院、学校等）建设、起居环境装修等进行的适老化。中国已经步入老龄化社会，新建设施、公共建筑理应优先考虑老年人的身体机能及行动特点做出相应的设计。

（2）适老化改造

由于很多老建筑、老设施建造的时候并没有过多地考虑老年人，现在要适应老年人的使用习惯，就要进行设施的改造升级，这样的过程为适老化改造。居家养老是绝大多数老年人的现实选择，实施居家适老化改造对于提升居家养老质量、释放新兴消费、培育经济动能具有重要意义。

2. 适老化改造内容

2020 年，民政部、住房和城乡建设部、全国老龄办等 9 部委联合印发《关于加快实施老年人居家适老化改造工程的指导意见》，提出采取政府补贴等方式，对特殊困难老年人家庭实施居家适老化改造。该指导意见列出了老年人居家适老化改造项目和老年用品配置推荐清单，所列项目分为基础类和可选类，涵盖了地面、门、卧室、如厕洗浴设备、厨房设备、物理环境以及老年用品配置 7 类 30 项改造内容，包括 7 项

资料

基础项目以及23项可选项目。基础类项目是政府对特殊困难老年人家庭予以补助支持的改造项目和老年用品,是改造和配置的基本内容;可选类项目是根据老年人家庭意愿,供自主付费购买的适老化改造项目和老年用品。

老年人居家适老化改造项目和老年用品配置推荐清单,可扫码查看,也可至"复旦社云平台"(www.fudanyun.cn)下载。

知识测验

在线测验

扫码进行在线知识测验。

拓展训练

请联系一个社区或养老机构,对该社区或养老机构进行一次社区适老环境评估或养老机构适老环境评估,形成评估报告,提出改进建议。

任务2 社会环境评估

学习目标

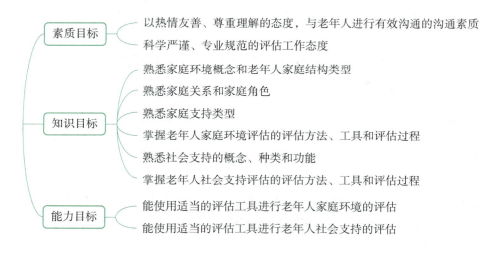

素质目标
- 以热情友善、尊重理解的态度,与老年人进行有效沟通的沟通素质
- 科学严谨、专业规范的评估工作态度

知识目标
- 熟悉家庭环境概念和老年人家庭结构类型
- 熟悉家庭关系和家庭角色
- 熟悉家庭支持类型
- 掌握老年人家庭环境评估的评估方法、工具和评估过程
- 熟悉社会支持的概念、种类和功能
- 掌握老年人社会支持评估的评估方法、工具和评估过程

能力目标
- 能使用适当的评估工具进行老年人家庭环境的评估
- 能使用适当的评估工具进行老年人社会支持的评估

情境1 家庭环境评估

情境导入

[基本信息]姓名:赵*光,性别:男;年龄:78岁;体重:69千克;身高:158厘米。居住于幸福小区2栋401房。

[既往病史]高血压、糖尿病、关节炎。

[目前状况]赵爷爷是工厂退休工人,有退休金,每月约2500元,有城镇职工医保。丧偶,育有一子一女,有一个孙子、一个外孙女。赵爷爷和女儿一家居住,女儿女婿收入一般,平时忙于生计,外孙女高中住

校,周末才回家。女儿等家人日常对赵爷爷陪伴比较少。儿子一家三口住在外地,一般只逢年过节回家,经常打电话回来问候爷爷。赵爷爷有一哥哥,不住同一城市,来往不多。爷爷患有数种慢性疾病,腿脚也不太方便,勉强可以自理,平时常常感觉到孤独。

案例情境中的详细信息请扫码查看,或至"复旦社云平台"(www.fudanyun.cn)下载。

详细信息

任务: 请为赵爷爷进行家庭环境评估。

任务分析

1. 什么是家庭环境?

家庭是以婚姻关系为基础、以血缘关系为纽带而组成的生活共同体,是一种具有特定功能的结构,是社会系统的有机组成部分。家庭是社会的细胞,是人类社会最基本的生产和生活单位。家庭环境是个体生活和发展的场所,包括生活条件、家庭结构、家庭关系、家庭功能等因素。家庭环境与个体尤其是老年个体的健康关系密切。

2. 为什么要对赵爷爷进行家庭环境评估?

赵爷爷丧偶,与女儿同住。但女儿一家为生计忙碌,儿子定居于外地,家人对赵爷爷的陪伴与支持较少。因为老年人退休后的主要活动场所是家庭,家庭因素是影响老年人主观幸福感不可忽视的因素。因此,需要评估赵爷爷的家庭环境,分析家庭环境中的潜在危机,从而掌握影响赵爷爷身心健康的问题和相关因素,以便有针对性地采取干预措施,为赵爷爷增强家庭支持,改善家庭功能,提高生活质量。

3. 家庭环境评估的评估工具和方法有哪些?

(1)评估工具:常用的家庭环境评估工具有家庭结构图、角色评估量表、家庭支持自评量表等。

(2)评估方法:观察法、访谈法、测试法等。

4. 家庭环境评估的评估过程是怎样的?

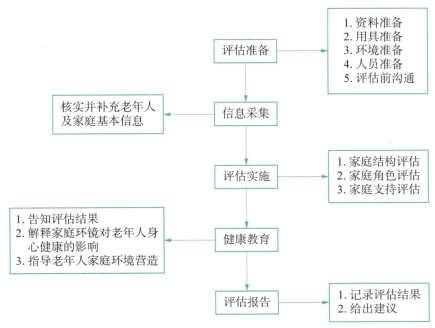

图 4.2.1　家庭环境评估过程图

任务实施

过程一:评估准备

表 4.2.1　评估准备过程表

步骤	内容(话术示例)
资料准备	1. 熟悉赵爷爷的基本信息资料、过往评估资料、病历、体检报告等。 2. 准备家庭环境评估量表、评估记录表格等。
工具准备	评估桌椅、助听器、老花眼镜、放大镜、纸笔或评估系统等。
环境准备	空气清新,温湿度适宜,光线明亮,安静整洁,保护隐私。
人员准备	评估员:专业着装,洗净双手,佩戴评估员证。 老年人:意识清醒,心情愉悦,取舒适体位,同意接受评估,无其他需要。
评估前沟通	1. 自我介绍。 赵爷爷,您好!我是＊＊机构评估员小＊,这是我的评估员证。 2. 介绍评估内容、评估时间、评估目的、需要老年人配合的事项,强调保护老年人隐私,征得老年人同意。 赵爷爷,听社区工作人员说您和儿子住,家里人比较忙。今天来帮您进行一次家庭环境评估,了解您的一些家庭情况和服务需求,为您生活提供更有针对性的服务。需要您回答我有关您家庭的问题,配合完成一些量表的测评。您放心,您的所有信息我都会妥善保管,不会向任何人泄露您的隐私。评估时间大约需要 30 分钟,您可以配合我吗?您现在还有什么其他的需要吗?

过程二:信息采集

表 4.2.2　信息采集过程表

步骤	内容(话术示例)
核实基本信息	赵＊光,男,78 岁,幸福小区 2 栋 401 房。
询问家庭经济情况	询问主要收入来源、疾病支出、医疗保障情况等。 赵爷爷,请问您主要的经济来源是什么?您的退休金能完全负担自己的生活支出吗?平时因为疾病的支出让您觉得有负担吗?您有医保吗?
询问既往病史	赵爷爷,您患有哪些慢性疾病呢?疾病给您生活带来哪些影响?

视频

过程三:评估实施(扫码看视频)

表 4.2.3　评估实施过程表

步骤	内容(话术示例)
量表填写、指导与解释	赵爷爷,您所填内容将为您保密,仅为提供专业服务作参考;如果您看得不是很清楚,可以我问您答,我来填写。下面的问题用于了解您的家庭环境及您在家庭中所获得的支持,请按各个问题的具体要求,根据您的实际情况进行反馈,谢谢您的合作。
家庭环境评估	赵爷爷听力尚可,视力下降,可配合进行口头回答。评估员问,老年人回答,评估员代为填写。采用访谈法、观察法与量表测试结合进行。 1. 评估内容。 ① 家庭结构评估。

(续表)

步骤	内容（话术示例）
	② 家庭关系和角色评估。 ③ 家庭支持评估。 2. 访谈话术示例。 赵爷爷，你的家庭有多少人？由哪些人组成？ 您有几个孩子了？孩子们结婚了吗？跟您一起住吗？孩子们有时间经常陪伴您吗？ 您有孙子辈了吗？和您一起住吗？经常看望您吗？ 您有兄弟姐妹吗？经常来往吗？ 赵爷爷，您家里大事小事通常由谁做主？ 您家里有麻烦时，通常由谁提出意见和解决办法？ 您在家中的角色行为是否符合您的期望？ 您家庭中各成员所承担的角色是什么？ 3. 现场观察老年人及家庭成员表现。 观察是谁在回答问题，谁作决定。 观察老年人是否常常保持沉默。 观察老年人及家庭各成员的情绪。 观察家庭成员在交流过程中，是否频繁出现敌对性或伤害性语言。 观察老年人家庭成员间是否很少交流意见。 观察老年人是否被忽视。 4. 使用评估量表等进行测评： 选择使用家庭结构图、角色功能评估量表、家庭支持自评量表对赵爷爷进行测评。 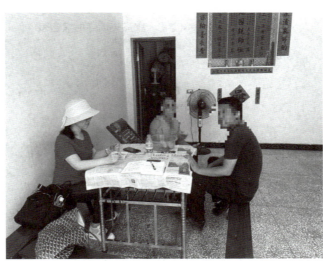 图 4.2.2　与赵爷爷和家属进行访谈

主题讨论

家庭环境评估往往涉及老年人家庭生活中的隐私，如何才能收集到老年人真实而详细的信息呢？说一说你有哪些好的沟通技巧吧。

过程四:健康教育

表 4.2.4 健康教育过程表

步骤	内容(话术示例)
告知评估结果	赵爷爷,您的家庭还是非常和睦的。只是您的子女因为一些客观原因,平时对您的陪伴较少。因为您的年龄和一些疾病原因,您现在在家庭中是需要被照顾的角色。您的家庭在经济、情感方面对您具备中等支持。
向老年人和家属解释家庭环境对老年人身心健康的影响	老年人退休之后,主要的活动场所是家庭。在家庭环境中,家庭成员会互相影响,家庭因素是影响老年人幸福感不可忽视的因素,也是影响老年人身心健康的重要原因。如果家庭环境不良,家庭成员之间的关系不好,都可能导致老年人出现身心问题,影响健康和生活质量。所以,我们一定要重视家庭环境。
向老年人和家属指导老年人家庭环境营造	赵爷爷,您现在患有一些慢性病,身体不如年轻的时候,要接纳自身目前的健康状况,接纳您自己是需要被其他家庭成员照顾的,平时要多关注自身的健康与生活。 您的一些想法和需要多与子女沟通,有困难也可以主动与哥哥沟通,你们年龄相仿,有更多共同的话题,可以方便互相支持。 您在家中可以做一些自己力所能及的事情,平时也可以参与社区活动,扩大交往,能帮助您提高自身价值感。 (向赵爷爷家属)平时对赵爷爷尽量多陪伴、多倾听、多沟通,了解爷爷的想法和需求,为爷爷提供更多的情感支持。

过程五:评估报告

记录评估结果,给出照护建议,形成评估报告。

表 4.2.5 家庭环境评估报告表

姓名	赵*光	性别	男	年龄	78	地址	幸福小区 2 栋 401 房
家庭环境评估结果							

1. 家庭结构评估:主干家庭。

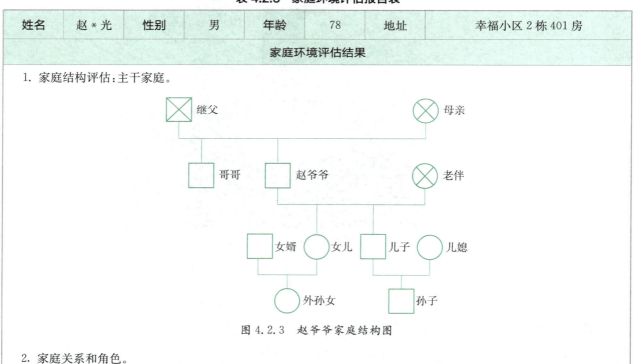

图 4.2.3 赵爷爷家庭结构图

2. 家庭关系和角色。

① 家庭关系:丧偶,与女儿女婿同住,但女儿女婿忙于工作,陪伴较少;儿子在外地,过年过节才能见面,常通电话。与居住于外地的哥哥有松散联系。

② 家庭角色:被照顾者角色。赵爷爷退休前为家庭主要收入者,目前退休金刚够自己花用,感觉到不适应。

3. 家庭支持评估:家庭支持自评量表评估结果:7 分,家庭支持中等。

(续表)

家庭环境营造建议
1. 加强心理支持,给予安慰和关心,耐心向赵爷爷讲解家庭环境和健康的关系,重视家庭环境的建设。 2. 鼓励接纳自身目前的健康状况和家庭角色,专注自身的健康与生活。 3. 鼓励多与子女等家人沟通,多表达自己的想法、需求。 4. 有困难可以主动与哥哥沟通,年龄相仿具有更多共同的话题,方便互相支持。 5. 在家中做自己力所能及的事情,提高价值感。 6. 积极参与社区活动,扩大交往,丰富生活,也可以体验价值感,利于身心健康。 7. 鼓励赵爷爷子女积极为爷爷提供情感支持,尽量多陪伴、多倾听、多沟通,了解爷爷的想法和需求。

任务评价

家庭环境评估任务评价表请扫码查看,也可至"复旦社云平台"(www.fudanyun.cn)下载。

任务评价

相关知识

一、家庭环境的概念

家庭是社会的细胞,家庭与社会和谐紧密相关,也与个体健康关系密切。家庭环境是个体生活和发展的场所,包括生活条件、家庭结构、家庭关系、家庭功能等因素。在这一环境中,各成员之间相互作用、相互影响。家庭环境往往是个体身心健康的重要影响因素,家庭环境不良或家庭系统运行障碍,都可能导致个体出现身心问题。

老年人退休后主要活动场所是家庭。家庭因素是影响老年人主观幸福感不可忽视的因素。家庭环境与老年人个体的健康和生活质量紧密相关。

二、老年人家庭结构

家庭结构指的是家庭中成员的构成和数量,以及他们的相互关系。我国老年人的家庭结构可以根据不同的分类方式进行划分。一种常见的分类是根据代际关系和家庭成员的数量进行分类。具体来说,主要包括以下几种类型。

① 联合家庭:这种家庭结构以老年父母为主,全家几代人共同居住在一个大家庭中。

② 主干家庭:这种家庭结构以父母(或父母中的一方)和已婚儿女为主,共同组成家庭。

③ 核心家庭:也被称为"夫妻家庭",这种家庭结构由老年夫妻和未婚子女组成的家庭,或者只有一对老年夫妇共同居住的家庭。其中,子女已经成家或者离家独立生活,老年夫妻独自居住的家庭叫空巢家庭。

④ 单人家庭:这种家庭结构中,只有一个老年人独自生活。

⑤ 残缺家庭:单身老年人(丧偶、离异、留守或其他原因)与子女或孙子女组建的家庭。

⑥ 其他:指关系不明确成员组成的家庭。这其中有的彼此之间关系可能很密切,如叔侄关系等。但因无从判定,只好将其列入其他类中。

此外,从家庭内部的人口数量及其相互关系的角度来看,还可以分为完整家庭和不完整家庭,以及单纯夫妻型、夫妻子女型、两代型和三代型等类型。

这些不同的家庭结构类型反映了老年人在家庭中的层级位置,并受到微观因素的影响,如家庭结构类型和个人年龄因素等。不同的家庭结构类型对老年人的生活质量和心理健康都有一定的影响。因此,了解老年人的家庭结构类型及其影响因素，有助于更好地理解老年人的需求和问题，并提供更有针对性的支持和帮助。

三、老年人家庭关系和角色

社会角色是指与人们的某种社会地位、身份相一致的一整套权利、义务的规范与行为模式。家庭角色是社会角色的一种，是指在家庭中不同成员扮演的不同角色和责任。家庭角色通常由性别、年龄、地位、文化和社会期望等因素所决定。

老年人家庭关系与角色分析涉及老年人在家庭中的地位、角色以及与家庭成员的关系。老年人家庭关系与角色分析对于理解老年人在家庭中的地位、角色和与其他家庭成员的关系非常重要。通过了解和解决可能存在的问题，可以促进老年人与家庭成员之间的良好互动和沟通，提高老年人的生活质量和幸福感。

1. 老年人家庭关系

老年人的家庭成员关系包括与配偶、子女、父母、兄弟姐妹等的关系。在中国文化中，家庭成员之间的关系非常密切，老年人与家人之间的联系更加频繁和重要。

① 与配偶的关系：老年人夫妻之间的相互支持和关心有助于维持老年人的心理健康和幸福感。在家庭中，夫妻之间应该相互尊重和理解，共同面对生活中的挑战和困难。

② 与子女的关系：尽管子女已经长大成人并独立生活，但老年人仍然是其父母，与子女之间的关系仍然十分重要。在家庭中，父母和子女应该相互尊重和理解，建立亲密的亲子关系，共同创造一个温馨和谐的家庭环境。

③ 除了直系亲属外，老年人还有可能与其他亲属保持联系，如兄弟姐妹等。这些关系也是老年人生活中的重要组成部分，有助于增加老年人的社交支持和幸福感。

总之，家庭成员关系是老年人生活中不可或缺的一部分。通过与家人保持联系和互动，老年人可以获得更多的情感支持和陪伴，更好地度过晚年生活。

2. 老年人家庭角色

（1）老年人角色

老年人在家庭中扮演着不同的角色，可以因家庭的结构、文化背景和个人情况而有所不同。

① 祖父母角色：老年人通常是家庭中的祖父母，他们在这个角色中扮演着传统文化传承的角色，给予孙子女关爱、支持和教导。他们可能会参与孙子女的教育、照顾和成长，并传授家族的价值观和传统。

② 顾问或决策角色：老年人凭借他们丰富的人生经验和智慧，为家庭成员提供指导和建议。他们可以分享他们的知识和经验，帮助家庭成员解决问题和做出决策。

③ 支持者角色：老年人可以扮演支持者的角色，给予其他家庭成员情感上的支持和鼓励。他们可能会在家庭中提供安慰、理解和鼓励，给年轻一代提供情感上的支持。

④ 传统守护者角色：老年人在家庭中扮演着传统守护者的角色，传承家族的价值观、文化和传统。他们可以保持家庭的连续性和稳定性，维护家族的传统和习俗。

⑤ 被照顾者角色：在某些情况下，特别是在健康状况较差或有残疾的情况下，老年人可能需要依赖其他家庭成员的帮助和支持。

（2）老年角色变化

当人处于老年期时，有很多新的变化，例如离开工作多年的岗位和同事，收入降低，从有明确任务和有较多人际交往的社会环境退到狭小的家庭圈子里，还会面临疾病，失去配偶或朋友，又要重新评估个人价值、自我概念，接受未来死亡的现实等问题，因此会发生一些角色变化。角色变化会对老年人带来很多影响，如果老年人没有很好的适应新角色，就有可能产生负面情绪，而这些负面情绪不及时排解可能影响老年人身心健康。

① 劳动角色转换成被供养角色。随着退休或停止劳作,老年人经济收入减少,从家庭中主要收入者的地位变为次要收入者,过去自己养活一家人,而今退休金很可能刚够自己花用,甚至因为疾病原因,需要子女或其他家庭成员供养。

② 决策角色转换成"平民"角色。过去自己的经验和观点很可能对于子女发挥较大的影响,自己在家庭中有较多的发言权和决策权。年老后,由于身体、心理原因,或者因为知识、经验没跟上时代的发展变化,逐渐退出了决策者位置。

③ 照顾者角色转换成被照顾者角色。青年时往往扮演着一定的社会职务或家庭的照顾者角色,进入老年期后,由于身体的原因或经济上的原因,老年人逐渐成为被照顾者,或被支持者。

四、老年人家庭支持

家庭支持体现了家庭功能,主要是指为尊重和满足家庭差异性需求,家庭的其他成员为某个人(如父母)所提供的的帮助,以维持和提升家庭照料能力,助力个体的发展并维护家庭的完整性。因为老年人的社会交往不断减少、身心功能下降,对家庭的依赖增强,所以家庭支持对老年人有着非常重要的影响。老年人家庭支持评估是为了了解老年人家庭需求及家庭系统的积极力量和资源,以帮助维持、提高或者重建家庭支持。家庭支持主要可以分为经济支持、生活照料和情感支持。

1. 经济支持

一般包括两个方面,一是金钱上的支持,如定期或不定期地给某个人(如父母)现金;二是物质上的支持,如定期或不定期地给某个人(如父母)食物、衣物或其他用品。

2. 生活照料

包括两个方面:一是身体照料,如在日常生活中帮助父母洗澡、穿衣或上厕所等;二是家务料理,如帮助父母买东西、做饭、坐车、打电话或管钱。

3. 情感支持

主要指当老年人(或父母)需要讨论个人问题或有事需要商量、建议或帮助时能否得到子女或其他家庭成员的支持。

五、老年人家庭环境评估

1. 评估目的

通过评估,了解老年人家庭环境状况,分析老年人家庭环境有利条件和潜在风险,有针对性地采取干预措施,为老年人增强家庭支持,改善家庭功能,提高生活质量。

2. 评估方法

通过观察法、访谈法、测验法等方式进行评估。

3. 评估工具

(1) 家庭结构图

家庭结构图又称家庭树,是以图形来表示家庭的树状结构,它可以提供有关家庭历史、婚姻、死亡等家庭重要事件,以及家庭沟通和互动方式的概要信息,通常至少包括三代人。家庭结构图在家庭环境评估中经常使用。

家庭结构图中所使用的符号有特定的含义,如一般男性用方块表示,女性用圆来表示。配偶关系用连线,实线(—)代表已婚配偶,虚线(…)代表未婚关系,从线段衍生下来的符号,表示由此关系而来的孩子。分居和离婚则用一条反斜线(/)和两条反斜线(//)表示等。

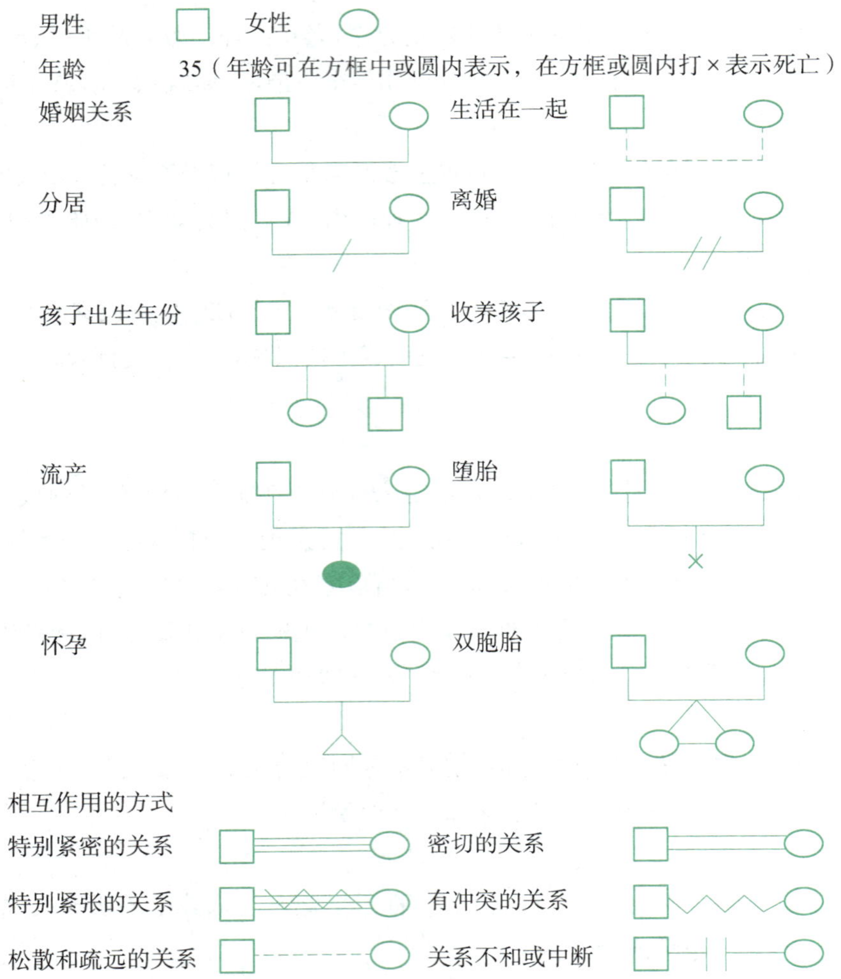

男性　□　女性　○

年龄　35（年龄可在方框中或圆内表示，在方框或圆内打×表示死亡）

婚姻关系　　生活在一起

分居　　离婚

孩子出生年份　　收养孩子

流产　　堕胎

怀孕　　双胞胎

相互作用的方式
特别紧密的关系
特别紧张的关系
松散和疏远的关系
密切的关系
有冲突的关系
关系不和或中断

图 4.2.4　家庭结构图

（2）角色评估类量表

常用的有角色评估量表、角色功能评估量表和人际关系自我评定量表等。

表 4.2.6　角色评估量表

序号	问题（角色—关系）	回答
1	您的职业是什么？	
2	做这项工作多少年？	
3	您认为这次患病会影响您工作能力吗？	
4	您与谁住在一起？	
5	谁在您生活中最重要？	
6	您感到社交孤独吗？	
7	有社交孤独或社交障碍吗？	
8	交流能力：受限、障碍	

注：评价，根据被询问老年人的回答作出判断。

表 4.2.7　角色功能评估量表

序号	问题	回答
1	您从事什么职业及担任什么职位或退休?	
2	目前在家庭、单位、社会所承担的角色与任务有哪些?	
3	您觉得这些角色是否现实、合理？您是否感到角色任务过重、过多或不足,您感到太闲还是休闲娱乐的时间不够?	
4	您对自己的角色期望有哪些？他人对您角色期望又有哪些?	
5	您认为您的角色发生了哪些变化？对您有影响吗？是否感受到期望的角色受挫?	

注:评价,根据被询问老年人的回答作出判断。

表 4.2.8　人际关系自我评定量表

序号	评估项目	评估选项	评分标准	得分
1	在人际关系中,我的信条是:	A. 大多数人是友善的,可与之为友的 B. 人群中有一半是狡诈的,一半是善良的,我将选择善良的人作为朋友 C. 大多数人是狡诈虚伪的,不可与之为友的	选A、B、C分别得分:3、2、1分	
2	最近我新交一批朋友,这是:	A. 因为我需要他们 B. 因为他们喜欢我 C. 因为我发现他们有意思,令人感兴趣	选A、B、C分别得分1、2、3分	
3	外出旅游时,我:	A. 很容易交上新朋友 B. 喜欢一个人独处 C. 想交朋友,但又感到困难	选A、B、C分别得分:3、2、1分	
4	我已约定要去看望一位朋友,但因太累而失约。在这种情况下,我感到:	A. 这是无所谓的,对方肯定会谅解我的 B. 有些不安,但又总是在自我安慰 C. 很想了解对方是否对自己有不满情绪	选A、B、C分别得分:1、3、2分	
5	我结交朋友的时间通常是:	A. 数年之久 B. 不一定,合得来的朋友能长久相处 C. 时间不长,经常更换	选A、B、C分别得分:3、2、1分	
6	一位朋友告诉我一件极有趣的个人私事,我是:	A. 尽量为其保密,不对任何人讲 B. 根本没考虑过要继续扩大宣传此事 C. 当朋友刚一离去随即与他人议论此事	选A、B、C分别得分:2、3、1分	
7	当我遇到困难时,我:	A. 通常是靠朋友解决的 B. 要找自己信赖的朋友商量着办 C. 不到万不得已时,绝不求人	选A、B、C分别得分:1、2、3分	
8	当朋友遇到困难时,我觉得:	A. 他们都喜欢来找我帮忙 B. 只有那些与我关系密切的朋友才来找我商量 C. 一般都不愿意来麻烦我	选A、B、C分别得分:3、2、1分	
9	我交朋友的一般途径是:	A. 经过熟人的介绍 B. 在各种社交场合 C. 必须经过相当长的时间,并且还相当困难	选A、B、C分别得分:2、3、1分	

(续表)

序号	评估项目	评估选项	评分标准	得分
10	我认为选择朋友最重要的品质是：	A. 具有吸引我的才华 B. 可以信赖 C. 对方对我感兴趣	选 A、B、C 分别得分：3、2、1 分	
11	我给人们的印象是：	A. 经常会引人发笑 B. 经常启发人们与思考问题 C. 和我相处时别人会感到舒服	选 A、B、C 分别得分：2、1、3 分	
12	在晚会上，如果有人提议让我表演或唱歌时，我会：	A. 婉言谢绝 B. 欣然接受 C. 直截了当地拒绝	选 A、B、C 分别得分 2、3、1 分	
13	对于朋友的优缺点，我喜欢：	A. 诚心诚意地当面赞扬他的优点 B. 会诚实地对他提出批评意见 C. 既不奉承，也不批评	选 A、B、C 分别得分 3、1、2 分	
14	我所结交的朋友：	A. 只能是那些与我的利益密切相关的人 B. 通常能和任何人相处 C. 有时愿与自己相投的人和睦相处	选 A、B、C 分别得分 1、3、2 分	
15	如果朋友和我开玩笑（恶作剧），我总是：	A. 和大家一起笑 B. 很生气并有所表示 C. 有时高兴，有时生气，依自己当时的情绪和情况而定	选 A、B、C 分别得分 3、1、2 分	
16	当别人依赖我的时候，我是这样想的：	A. 我不在乎，但我自己却喜欢独立于朋友之中 B. 这很好，我喜欢别人依赖于我 C. 要小心点！我愿意对一些事物保持冷静、清醒的态度	选 A、B、C 分别得分 2、3、1 分	

总分：38～48 分，人际关系很融洽，在广泛的交往中您很受大家欢迎；28～37 分，人际关系不稳定，有相当数量的人不喜欢您，如果您想得到别人的欢迎，还得作很大努力；16～27 分，人际关系不融洽，您的交往圈子确实太小了，很有必要扩大您的交往范围。

（3）家庭支持类评估量表

常用的有 Smilkstein 家庭关怀度指数问卷、家庭支持自评量表等。

家庭关怀度指数问卷由美国学者 Smilkstein 于 1978 年根据家庭功能的特征设计而成，该问卷由适应度、合作度、成长度、情感度和亲密度 5 个维度组成，用于衡量家庭功能。该问卷已被证实在评估家庭功能方面是可靠的。

表 4.2.9　家庭关怀度指数问卷

	经常	有时	很少
1. 当我遇到问题时，可以从家人那得到满意的帮助 补充说明：			
2. 我很满意家人与我讨论及分担的方式 补充说明：			

(续表)

	经常	有时	很少
3. 当我希望从事新的活动或希望发展时,家人都能接受且给予支持 补充说明:			
4. 我很满意家人对我的情绪(喜、怒、哀、乐)表示关心和爱护的方式 补充说明:			
5. 我很满意家人与我共度时光的方式 补充说明:			

评分标准:量表共 5 个条目,每个条目有 3 个答案可供选择,答"经常"得 2 分,"有时"得 1 分,"很少"得 0 分,将 5 个问题得分相加。总分 7~10 分表示家庭功能良好,4~6 分表示家庭功能中度障碍,0~3 分表示家庭功能严重障碍。

表 4.2.10　家庭支持自评量表

下面的条目提供了发生在家庭成员相互关系中一次或几次感觉和经历,每个条目有"是"和"否"两种答案,请在您认为合适的答案上画"√"。		
条　目	是	否
1. 当我需要的时候,我的家庭会给我义不容辞的支持。		
2. 我能得到家庭成员给我的好主意。		
*3. 我与家庭成员之间的亲密关系不如与其他人的关系好。		
4. 我向家中最亲密的成员倾诉痛苦后,他(她)也感到同样痛苦。		
5. 家庭成员乐于倾听我的想法。		
6. 我的许多快乐都与家庭成员共同分享。		
7. 我依赖家庭成员给我情绪(精神)支持。		
8. 如果我感到沮丧,我能向某个家庭成员诉说,且以后不会被嘲笑。		
9. 我与家庭成员之间所考虑的共同事情能彼此公开交流。		
10. 对我个人的需要,我的家庭成员反应敏感。		
11. 家庭成员乐于帮我解决问题。		
12. 我和许多家庭成员之间关系很好。		
*13. 当我向家庭成员倾诉时,使我感到不舒服。		
*14. 如果其他人和家庭成员之间的关系过于密切,我感到不舒服。		
*15. 我希望我的家庭与现在有所不同。		

评分标准:量表共 15 个条目,其选择答案为"是"和"否","是"得 1 分,"否"0 分。第 3、13、14、15 项反向计分。问卷得分范围为 0~15 分。得分越高,表示家庭支持越好,得分≥10 分为高家庭支持,得分 5~9 分为中家庭支持,得分<5 分为低家庭支持。

六、老年人家庭环境营造健康教育和照护建议

① 耐心向老年人解释家庭环境与老年人身心健康和生活质量密切相关,鼓励老年人加强与包括配偶、子女、兄弟姐妹等家庭成员的沟通,巩固家庭关系。

② 向老年人解释个人在老年期发生的家庭角色转变,安慰老年人接纳自身的角色变化。

③ 鼓励老年人家庭成员,尤其是配偶、子女等,积极为老年人提供经济、生活照料和情感支持。

④ 鼓励老年人在力所能及的范围下,为自己的家庭提供支持,如料理家务、照看孙子女等。在这个过程中,体现自己的价值,感觉老有所用。

知识测验

扫码进行在线知识测验。

在线测验

拓展训练

请两人一组,找一位老年人进行一次家庭环境评估。请结合本次评估实际,说明为老年人进行家庭环境评估时要注意什么。

情境 2 社会支持评估

情境导入

[基本信息]姓名:孙＊梅,性别:女,年龄:81岁,体重:55千克,身高:152厘米。居住于幸福小区3栋501房。

[既往病史]高血压、糖尿病。

[目前状况]孙奶奶身体尚可,只是近几个月来常感觉双腿麻木,行走无力。奶奶是退休工人,与83岁的老伴一起生活,没有养育子女,兄弟姐妹均已去世,侄子、侄女散居外地,来往较少。孙奶奶与老伴主要靠她每月3 000余元退休金生活。居住的房间楼层较高,没有电梯,孙奶奶较少出门,很少参与社区活动。有些邻居虽是老同事,但孙奶奶老两口也不愿麻烦他们。奶奶患有高血压和糖尿病,经常要去医院检查、拿药,越来越感到力不从心。工会和社区会定期来慰问,幸福小区老年服务中心刚建立不久,孙奶奶没有去过,也不知道可以提供什么服务。

详细信息

案例情境中详细的评估信息,请扫码查看,或至"复旦社云平台"(www.fudanyun.cn)下载。

任务要求:请为孙奶奶进行社会支持评估。

任务分析

1. 什么是社会支持?

社会支持是指一定社会网络运用一定的物质和精神手段对社会弱势群体进行无偿帮助的行为的总和。社会支持是一种资源,良好的社会支持有益于老年人晚年生活幸福。

2. 为什么要为孙奶奶进行社会支持评估?

孙奶奶没有子女,兄弟姐妹已经去世,与老伴的经济也不宽裕,社会资源薄弱。通过为孙奶奶进行社会支持评估,了解她的社会支持状况,进而分析和挖掘潜在的社会支持资源,有针对性地采取干预措施,为孙奶奶建立有力的社会支持网络,提高生活质量。

3. 社会支持评估的评估工具和方法有哪些?

① 评估工具:常用的社会支持评估工具有社会支持评定量表(social support rating scale, SSRS)、领悟社会支持量表(perceived social support scale, PSSS)等。

② 评估方法:观察法、访谈法、测验法等。

4. 老年人社会支持评估的评估过程是怎样的？

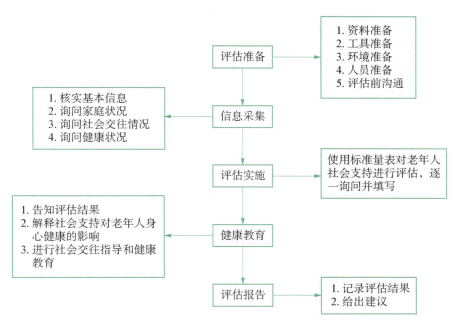

图 4.2.5　社会支持评估过程图

📋 任务实施

过程一：评估准备

表 4.2.11　评估准备过程表

步骤	内容（话术示例）
资料准备	1. 熟悉孙奶奶的基本信息资料、过往评估资料、病历、体检报告等。 2. 准备社会支持评估量表、评估记录表格或评估系统等。
工具准备	评估桌椅、助听器、老花眼镜、放大镜、纸笔或平板电脑等。
环境准备	空气清新，温湿度适宜，光线明亮，安静整洁，保护隐私。
人员准备	评估员：专业着装，洗净双手，佩戴评估员证。 老年人：意识清醒，心情愉悦，取舒适体位，同意接受评估，无其他需要。
评估前沟通	1. 自我介绍： 孙奶奶，您好！我是幸福小区为老服务中心评估员小＊，这是我的评估员证。 2. 介绍评估内容、评估时间、评估目的、需要老年人配合的事项，强调保护老年人隐私，征求老年人的同意。 孙奶奶，今天我来帮您进行一次社会支持评估，了解您的一些社会关系和服务需求，以便帮助您获得更多的社会支持，为您生活提供更多方便。需要您回答我有关于您生活和人际的一些问题，配合完成量表的测评。您放心，您的所有信息我都会妥善保管，不会向任何人泄露您的隐私。评估时间大约需要 15 分钟左右，您可以配合我吗？您现在还有什么其他的需要吗？

过程二:信息采集

表 4.2.12　评估准备过程表

步骤	内容(话术示例)
核实基本信息	孙*梅,女,81岁,幸福小区3栋501房
询问家庭状况	家里有哪些人? 居住条件怎么样? 生活中有哪些困难?
询问社会交往情况	与亲戚朋友交往联系情况如何? 与邻居交往情况如何? 以前的职业是什么? 与老同事的联系情况如何? 与社区的联系情况如何?
询问健康状况	身体情况怎么样? 身体变化带给自己生活哪些影响? 就医方面有哪些困难?

视频

过程三:评估实施(扫码看视频)

表 4.2.13　评估实施过程表

步骤	内容(话术示例)
量表填写指导与解释	孙奶奶,您所填内容为您保密,仅为提供专业服务作参考;如果您看得不是很清楚,可以我问您答,我来填写。 下面的问题用于反映您在社会中所获得的支持,请按各个问题的具体要求,根据您的实际情况写,谢谢您的合作。
社会支持评估	孙奶奶听力尚可,视力有些不佳,可配合进行口头回答;评估员问,老人回答,评估员代为填写。采用访谈法、观察法与量表测评结合进行。 1. 社会支持类型评估。 2. 社会支持评定量表(SSRS)评估。 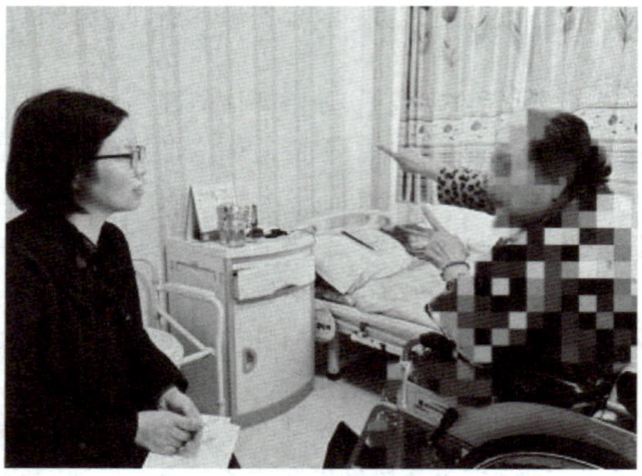

图 4.2.6　与孙奶奶进行访谈

评估结果请扫码查看,或至"复旦社云平台"(www.fudanyun.cn)下载。

评估报告

过程四：健康教育

表 4.2.14　健康教育过程表

步骤	内容（话术示例）
告知评估结果	孙奶奶，通过刚才的评估，您的社会支持总分为28分，其中客观支持分10分，主观支持分13分，对支持的利用度5分。分值越高，表示社会支持越好。
向老年人和家属解释社会支持对老年人身心健康的影响	孙奶奶，社会支持与我们个体心理健康具有密切的关系，它在缓解个体压力、消除心理障碍、增进个体心理健康等方面具有重要作用。简单地说，老年人获得的社会支持越多，其幸福感、生活质量越高。
进行社会交往指导和健康教育	孙奶奶，您周围邻居有很多老同事，您平时多跟他们沟通，有什么需要帮助的，您可以直接请他们帮忙；我们老年服务中心也可以随时为您提供专业服务，我们有专业服务人员，也有志愿者队伍。您要出门就医购物，或者其他需要，都可以找服务中心啊，我们会给您联系方式，也会定期来探访您的。 您和老伴平时多参加社区活动，扩大交往范围。远亲不如近邻，尤其是同社区的老年朋友，有共同话题，遇到什么问题可以互相支持和鼓励。您可能怕麻烦别人，其实向他人求助也是一种智慧的表现呢，帮助您的人也可以获得价值感，不是觉得麻烦，而是很有成就感呢。 您和老伴也可以试着在社区做一些力所能及的事情，老有所为，能让你们的生活更充实。

过程五：评估报告

记录评估结果，给出建议，形成评估报告。

表 4.2.15　社会支持评估报告表

姓名	孙＊梅	性别	女	年龄	81	住址	幸福小区3栋501房
社会支持评估结果							

1. 支持来源
(1) 非正式支持
主要有家人（老伴）、邻居（以前老同事）。
(2) 正式支持
主要有原单位工会、社区。老年服务中心的专业系统还未利用上。
2. 社会支持评定量表（SSRS）
社会支持总分为28分。其中，客观支持分10分，主观支持分13分，对支持的利用度5分。
(1) 客观支持
与老伴住一起；遇到紧急情况，曾经给予经济支持或能帮助解决实际问题的是老伴、工会、居委会，能给予安慰和关心的也是他们。
(2) 主观支持
觉得可以得到支持和帮助的朋友只有1~2个，有困难时邻居和以前同事能稍微关心；无子女，生活中帮助很大的是老伴，兄弟姐妹都已去世，侄子侄女住得远，平时来往不多。
(3) 对支持利用度
很少参加社区活动，遇到烦恼只向1~2个关系密切的人倾诉，很少请求别人帮助自己。

建　议
1. 加强心理支持，给予安慰和关心，耐心向老年人讲解社会支持和健康的关系，鼓励根据自身实际积极参与社会交往，提高社会支持利用度。 2. 鼓励孙奶奶多与邻居沟通，邻居也不只限于曾经的同事。

(续表)

> 3. 鼓励孙奶奶主动与侄子侄女通电话,关心他们近况,以便交流感情。
> 4. 有困难可以主动寻求邻居、工会、社区的帮助,也可以寻求侄子侄女情感支持。
> 5. 积极参与社区活动,为社区做力所能及的事情,扩大交往,丰富生活,也可以体验价值感,利于身心健康。
> 6. 多到综合为老服务中心走动,利用专业资源为自己排忧解难。

主题讨论

半年前,李奶奶29岁的独生子在工作中意外身亡,儿媳因担心触景伤情,离开了婆家外出务工,留下一个2岁孙子给李奶奶及老伴。李奶奶常常恍恍惚惚,半年了,时不时仿佛听到儿子回家的声音,都不能正常生活了。原本条件不好的家庭雪上加霜。社区新来的工作人员小王准备入户进行社会支持评估,以便了解李奶奶具体需求,提供针对性服务。

对李奶奶进行社会支持评估时可能会遇到什么情况?要注意什么?

任务评价

社会支持评估任务评价表请扫码查看,也可至"复旦社云平台"(www.fudanyun.cn)下载。

相关知识

一、社会支持的概念

社会支持理论发源于20世纪30年代,强调建立人与人之间的社会互动关系。社会支持是指一定社会网络运用一定的物质和精神手段对社会弱势群体进行无偿帮助的行为的总和。社会支持是一种资源,良好的社会支持有益于老年人晚年生活幸福。

二、社会支持的种类

1. 按来源可分为正式社会支持和非正式社会支持

正式社会支持主要包括来自政府、社区、社会组织、学校、工作单位等方面的资源,非正式社会支持主要包括家人、亲属、朋友、邻里和自身的资源。对应老年人的生存问题和养老需求,从社会支持的内容来看,主要集中在经济物质、生活照料、健康医疗和精神情感等方面。

2. 按评估维度可分为客观支持、主观支持和对支持的利用度

国内学者肖水源在研究基础上对社会支持进行分类,分为三个方面:一是客观的、可见的支持,比如物质援助和社会网络的参与;二是主观的、情绪上的支持,如个体被尊重、支持和理解的情绪体验;三是个体对所能得到社会支持的利用情况。

三、社会支持的功能

社会层面,整合利用各种社会资源,给予社会上的弱势群体物质和精神帮助,帮助个体回归到正常的生活中,维持社会的稳定性。

个人层面,给予社会上的弱势群体情感关怀,使个体充分感受到社会和他人的关怀,提升自信心,增强应对困难和适应社会的能力。

四、社会支持评估的工具

目前对社会支持的评估大多是通过评定量表来完成的。国内外社会支持评定量表有多种,常用的有社会支持评定量表(SSRS)和领悟社会支持量表(PSSS)。

1. 社会支持评定量表(SSRS)

社会支持评定量表(SSRS)是国内学者肖水源于1986年设计的一个10个条目的社会支持评估工具,1990年又根据使用情况进行了小规模修订,具有较好的信度、效度。

表 4.2.16　社会支持评定量表(SSRS)

指导语:下面的问题用于反映您在社会中所获得的支持,请按各个问题的具体要求,根据您的实际情况写,谢谢您的合作。				
评 估 项 目				得分
1. 您有多少关系密切、可以得到支持和帮助的朋友?(只选一项) (1) 1个也没有 (2) 1～2个 (3) 3～5个 (4) 6个或6个以上				
2. 近一年来您:(只选一项) (1) 远离家人,且独居一室 (2) 住处经常变动,多数时间和陌生人住在一起 (3) 和同学、同事或朋友住在一起 (4) 和家人住在一起				
3. 您和邻居:(只选一项) (1) 相互之间从不关心,只是点头之交 (2) 遇到困难可能稍微关心 (3) 有些邻居很关心您 (4) 大多数邻居都很关心您				
4. 您和同事:(只选一项) (1) 相互之间从不关心,只是点头之交 (2) 遇到困难可能稍微关心 (3) 有些同事很关心您 (4) 大多数同事都很关心您				
5. 从家庭成员得到的支持和照顾(在合适的框内划"√")				
	无	极少	一般	全力支持
A. 夫妻(恋人)				
B. 父母				
C. 儿女				
D. 兄弟姐妹				
E. 其他成员				

（续表）

评 估 项 目	得分
6. 过去,在您遇到急难情况时,曾经得到的经济支持和解决实际问题的帮助的来源有: (1) 无任何来源 (2) 下列来源(可选多项) 　A. 配偶　B. 其他家人　C. 朋友　D. 亲戚　E. 同事　F. 工作单位　G. 党团工会等官方或半官方组织　H. 宗教、社会团体等非官方组织　I. 其他(请列出)	
7. 过去,在您遇到急难情况时,曾经得到的安慰和关心的来源有: (1) 无任何来源 (2) 下列来源(可选多项) 　A. 配偶　B. 其他家人　C. 朋友　D. 亲戚　E. 同事　F. 工作单位　G. 党团工会等官方或半官方组织　H. 宗教、社会团体等非官方组织　I. 其他(请列出)	
8. 您遇到烦恼时的倾诉方式:(只选一项) (1) 从不向任何人诉说 (2) 只向关系极为密切的1~2个人诉说 (3) 如果朋友主动询问您会说出来 (4) 主动诉说自己的烦恼,以获得支持和理解	
9. 您遇到烦恼时的求助方式:(只选一项) (1) 只靠自己,不接受别人帮助 (2) 很少请求别人帮助 (3) 有时请求别人帮助 (4) 有困难时经常向家人、亲友、组织求援	
10. 对于团体(如党组织、宗教组织、工会等)组织活动,您:(只选一项) (1) 从不参加 (2) 偶尔参加 (3) 经常参加 (4) 主动参加并积极活动	

(1) 社会支持评定量表(SSRS)计分方法

① 第1~4,8~10条:每条只选一项,选择1、2、3、4项分别计1、2、3、4分。

② 第5条分A、B、C、D、E五项计总分,每项从无到全力支持分别计1~4分。

③ 第6、7条如回答"无任何来源"则计0分,回答"下列来源"者,有几个来源就计几分。

(2) 社会支持评定量表分析方法

① 总分:即10个条目计分之和。

② 客观支持分:2、6、7条评分之和。

③ 主观支持分:1、3、4、5条评分之和。

④ 对支持的利用度分:第8、9、10条。

社会支持得分越高,表明社会支持越好。

2. 领悟社会支持量表(PSSS)

领悟社会支持量表(PSSS)由Zimet编制,是一种强调个体自我理解和自我感受的社会支持量表,包含12个条目,分别测定个体领悟到的来自各种社会支持来源,如家庭、朋友、他人的支持程度,同时以总分反映个体感受到的社会支持总程度,在国内的研究中已经较为广泛应用。

表 4.2.17 领悟社会支持量表（PSSS）

指导语：以下 12 个句子，每一个句子后面各有 7 个答案。请你根据自己的实际情况在每句后面选择一个答案。例如，选择 1 表示您极不同意，即说明您的实际情况与这一句子极不相符；选择 7 表示您极同意，即说明您的实际情况与这一句子极相符；选择 4 表示中间状态。余类推。

	极不同意	很不同意	稍不同意	中立	稍同意	很同意	极同意
1. 在我遇到问题时有些人（老师、同学、亲戚）会出现在我的身旁	1	2	3	4	5	6	7
2. 我能够与有些人（领导、同事、亲戚）共享快乐与忧伤	1	2	3	4	5	6	7
3. 我的家庭能够切实具体地给我帮助	1	2	3	4	5	6	7
4. 在需要时我能够从家庭获得情感上的帮助和支持	1	2	3	4	5	6	7
5. 当我有困难时有些人（领导、同事、亲戚）是安慰我的真正源泉	1	2	3	4	5	6	7
6. 我的朋友们能真正地帮助我	1	2	3	4	5	6	7
7. 在发生困难时我可以依赖我的朋友们	1	2	3	4	5	6	7
8. 我能与自己的家庭谈论我的难题	1	2	3	4	5	6	7
9. 我的朋友们能与我分享快乐和忧伤	1	2	3	4	5	6	7
10. 在我的生活中有些人（领导、同事、亲戚）关心着我的感情	1	2	3	4	5	6	7
11. 我的家庭能心甘情愿协助我做出各种决定	1	2	3	4	5	6	7
12. 我能与朋友们讨论自己的难题	1	2	3	4	5	6	7

领悟社会支持量表（PSSS）共 12 道题，包含家庭支持、朋友支持、其他支持三个维度。采用 7 点计分，从"极不同意"到"极同意"，分别记作 1～7 分，得分越高表明领悟社会支持越多，最高 84 分。

五、老年人社会支持提升健康教育和照护建议

① 个人层面：加强心理支持，给予安慰和关心，耐心向老年人讲解社会支持和健康的关系，鼓励重视社会参与，强化社会支持。

② 家人层面：鼓励老年人主动与晚辈通电话，关心他们近况，以便交流感情，并作出示范。

③ 社区层面：强化邻居（不只限于曾经的老同事）、工会、社区的支持。

④ 国家层面：相关政策研读，利用社会保障政策。

⑤ 健康教育：对老年人、家属及相关社区工作人员进行老年人社会支持方面的教育，让他们重视社会支持的作用，给予他们增强社会支持的技巧，学会为老年人建立有效、有力的社会支持网络。

知识测验

扫码进行在线知识测验。

在线测验

📖 **拓展训练**

请两人一组,就近找一位老年人进行一次社会支持评估。

请思考:本次为老年人开展的社会支持评估中,你实施评估的流程是什么样的?评估沟通有哪些需要注意的?

项目五

老年人需求评估

按照马斯洛需求层次理论,老年人有基本的生理需求、安全需求、社交需求、尊重以及自我实现的需求等。参照2023年《老年人能力评估师国家职业标准》三级/高级工职业要求,融合2019年国家卫健委发布的《关于开展老年护理需求评估和规范服务工作的通知》内容,本项目从基本生活、医疗护理、生活康复辅具、安全防护以及社会参与等方面分析和讨论老年人的需求评估。具体分为基本生活服务需求评估、护理需求评估、辅助器具需求评估、安全防护需求评估和社会参与服务需求评估五个工作任务。

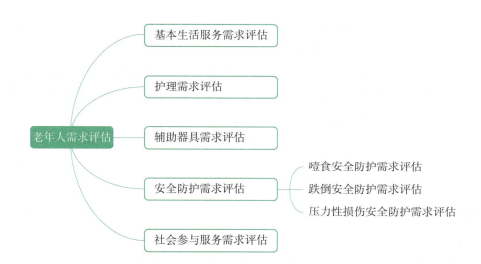

课件查看

任务 1　基本生活服务需求评估

学习目标

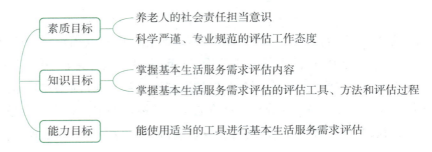

情境导入

[基本信息]黄＊利，男，76岁，某机械厂退休工人。现居住于幸福小区9栋103房。独居，无子女，只有一个弟弟。有高血压、慢性肾炎、白内障、双膝关节退行性变病史。黄爷爷平时基本可以自己照顾自己，社区工作人员每周上门一到两次看望他，帮助他搞搞卫生。近几个月来爷爷逐渐感到双腿无力，难以行走，导致生活无法自理。社区工作人员为爷爷申请救助，联系幸福里颐养院为爷爷提供生活照料。评估员将上门对他的基本生活服务需求进行评估。

情境中详细的评估信息，可扫码查看，也可至"复旦社云平台"（www.fudanyun.cn）下载。

任务：请为黄爷爷进行基本生活服务需求评估。

任务分析

1. 什么是基本生活服务需求？

老年人基本生活服务需求包括生活照料类服务需求和生活支持类服务需求两大方面。生活照料类服务是为基本日常生活活动能力（basic activities of daily living, BADL）受损的老年人所提供的。生活支持类服务主要是为工具性日常生活活动能力（instrumental activities of daily living, IADL）受损的老年人提供的。

2. 黄爷爷为什么需要进行基本生活服务需求评估？

随着年龄增大，生理老化和疾病因素导致黄爷爷的身体状况逐渐走向失能，出现功能障碍和活动受限，失去独自生活的能力。因此，黄爷爷在生活照料和生活支持方面都迫切地需要得到养老服务，能够继续享有较高的生活质量。对黄爷爷进行基本生活服务需求评估，能够准确量化黄爷爷的基本生活服务需求，为黄爷爷提供合理规范、个性化的生活服务提供依据。同时，《中华人民共和国老年人权益保障法》明确规定了"高龄补贴""护理补贴""养老服务补贴"制度，明确了责任主体和领取条件。黄爷爷是孤寡老人，经济也较困难，通过开展评估，有助于科学公正地核实老年人的领取资格，帮助老年人获得社会服务和各项帮助。

3. 基本生活服务需求评估的评估内容、评估工具有哪些？

① 评估内容：老年人基本生活服务需求评估的内容包括日常生活活动能力评估、生活照料类服务需

求评估、生活支持类服务需求评估。

② 评估工具:信息采集表、基本日常生活活动能力评估量表、工具性日常生活活动能力评估量表、家庭照护支持评估表、照护需求表等。

4. 基本生活服务需求评估的评估过程是怎样的?

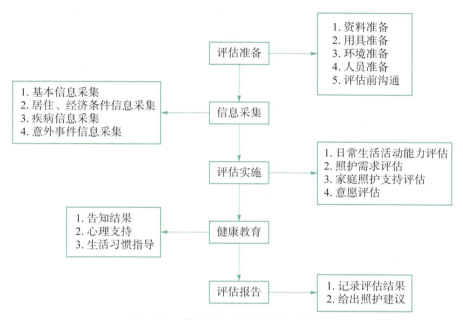

图 5.1.1　基本生活服务需求评估过程图

任务实施

本任务实施可进行角色演练,具体如下:

1. 分小组进行评估,完成评估报告。

2. 小组内部分工,确定角色:评估员、老年人、观察员 2 位(请老年人扮演者扫码查看或上网下载情境案例中详细的评估信息)。

3. 各角色分享心得体会,观察员说出评判记录及感受。

4. 各角色反思。

过程一:评估准备

表 5.1.1　评估准备过程表

步骤	内容(话术示例)
资料准备	1. 核实黄爷爷的基本信息资料。 2. 准备信息采集表、基本日常生活活动能力评估量表、工具性日常生活活动能力评估量表、家庭照护支持评估表、照护需求表等量表或信息化评估系统。
用具准备	评估桌椅、纸笔、护理床、轮椅、地面标尺、移动台阶、日常生活辅助器具等。
环境准备	空气清新,温湿度适宜,光线明亮,安静整洁,保护隐私。
人员准备	评估员:专业着装,洗净双手,佩戴评估员证。 老年人:意识清醒,心情愉悦,取舒适体位,同意接受评估,无其他需要。

(续表)

步骤	内容（话术示例）
评估前沟通	1. 自我介绍： 黄爷爷，您好！我是幸福里颐养院评估员小＊，这是我的评估员证。 2. 介绍评估内容、评估时间、评估目的、需要老年人配合的事项，强调保护老年人隐私，征得老年人的同意。 黄爷爷，我今天来帮您进行基本生活服务需求评估，以便为您提供适合您的生活服务。我会问您一些有关于您的身体状况和日常生活情况的问题，以及要求您完成一些指定的动作，时间大约需要30分钟。您放心，您的所有信息我都会妥善保管，不会泄露您的隐私。您可以配合我吗？您现在还有什么其他的需要吗？

过程二：信息采集

表5.1.2　信息采集过程表

步骤	内　容
基本信息采集与核实	黄＊利，男，76岁，汉族，现居住于幸福小区9栋103房。
居住、经济条件信息采集	询问婚姻状况、子女数量（家庭成员）、居住状况、主要经济来源、有无社保医保等。
疾病信息采集	询问老年人有哪些慢性疾病及服用哪些药物。
意外事件信息采集	询问一个月内有无发生过意外事件。

过程三：评估实施

表5.1.3　评估实施过程表

评估结果

步骤	内　容
日常生活活动能力评估	1. 选择巴氏指数（Barthel index）评分量表对黄爷爷的基本日常生活活动能力（BADL）进行评估。 2. 运用 Lawton-Brody 工具性日常生活活动量表对黄爷爷进行工具性日常生活活动能力（IADL）进行评估，同时可参考认知功能评估、精神状态评估、感知觉与社会参与评估等结果。 黄爷爷的日常生活活动能力评估结果可扫码查看，也可至"复旦社云平台"（www.fudanyun.cn）下载。
照护需求评估	1. 根据黄爷爷的基本日常生活活动能力情况判断生活照料类服务需求。 2. 根据黄爷爷的工具性日常生活活动能力情况判断生活支持类服务需求。
家庭照护支持评估	1. 询问黄爷爷生活照料由谁承担？是否有配偶、子女或其他家庭成员能够承担黄爷爷的生活照料？ 2. 询问黄爷爷照护费用的经济支付能力。
意愿评估	询问黄爷爷生活服务种类、照护方式的意愿。

过程四：健康教育

表 5.1.4　健康教育过程表

步骤	内容（话术示例）
告知评估初步结果	黄爷爷，通过刚才的评估，您的基本日常生活活动基本可以自理，工具性日常生活活动能力有部分受损，需要一些生活上的支持。
进行心理支持	您也不用担心，我们能够为您提供适合您的生活支持类的服务，比如为您送餐等，解决您生活上的后顾之忧。我们的服务价格也是合理的，不会超出您的支付能力，您放心。
进行生活习惯指导和健康教育	黄爷爷，您的腿脚不太方便，走动时容易发生跌倒。您在活动的时候一定要注意防跌。家中地面尽量保持干燥无杂物，穿好合身的衣裤和防滑鞋。您的家中可以进行适老化改造，能够很大程度地降低您在家中跌倒的可能性，我会将您的情况向社区汇报，社区可以为您申请改造的补贴。 您平时要注意按时按量服用药物，可以使用手机闹钟提醒，我们也可以提供服药提醒服务，给您打电话提醒您。

过程五：评估报告

记录评估结果，给出照护建议，形成评估报告。

表 5.1.5　基本生活服务需求评估报告表

姓名	黄＊利	性别	男	年龄	76 岁	住址	幸福小区 9 栋 103 房
能 力 评 估							
1. 巴氏量表评估结果：进食 10 分；洗澡 5 分；修饰 5 分；穿脱衣服 10 分；大便控制 10 分；小便控制 10 分；如厕 10 分；床椅转移 15 分；平地行走 15 分；上下楼梯 5 分。总分 95 分。基本日常生活活动基本自理。 2. 工具性日常生活活动量表结果：上街购物（完全不上街购物）0 分；使用交通工具（不能外出）0 分；食物烹调（会将已做好的饭菜加热）1 分；家务维持（所有的家事都需要别人协助）1 分；洗衣服（只清洗小件衣物）1 分；使用电话的能力（仅会接电话，不会拨电话）1 分；服用药物（需要提醒或少许协助）2 分；处理财务能力（不能处理财务）0 分。总分 6 分。中度依赖。							
照护需求评估							
生活照料类服务需求：黄爷爷基本能自理，暂时不需要生活照料类服务。 生活支持类服务需求： 1. 不能上街购物——需要陪同购物服务或代购物品服务。 2. 不能独立使用交通工具外出——需要陪同购物服务（代购）或陪同看病服务。 3. 不能独立进行食物烹饪——需要送餐服务。 4. 不能独立进行家务维持——需要清洁卫生服务。 5. 不能独立服用药物——需要服药提醒服务。 6. 不能独立处理财务——需要陪同或代理银行业务。							
家庭照护支持评估							
1. 黄爷爷独居，未婚，无子女，有亲人在外地，偶尔看望。目前生活照料基本自己承担。 2. 黄爷爷有社保和医保，退休金每月 3 000 元左右，社区申请了部分救助，基本可以承担照护费用。							
意愿评估							
黄爷爷希望在家中接受居家养老服务。							

(续表)

照护建议
1. 建议黄爷爷采取社区居家照护方式。 2. 建议为黄爷爷提供送餐、清洁卫生、代购、陪同看病、提醒服药等服务。 3. 对黄爷爷进行防跌健康教育。 4. 建议社区为黄爷爷申请家庭适老化改造。

主题讨论

据调查,目前我国空巢老年人占比已超过老年人口总数的一半,部分大城市和农村地区空巢老年人的比例甚至超过70%。大量老年人不与子女或其他家人共同居住,面临着居家养老的很多生活不便和困难,甚至是安全风险隐患。请查找相关资料,看看我国出台了哪些法律法规及政策帮助这些老年人。请思考一下,你如果成了一名老年人能力评估员,你能为他们做些什么?

任务评价

任务评价

基本生活服务需求评估任务评价表请扫码查看,也可至"复旦社云平台"(www.fudanyun.cn)下载。

相关知识

一、基本生活服务需求

1. 基本生活服务需求内容

基本生活服务需求包括生活照料类服务需求和生活支持类服务需求两大方面。

(1) 生活照料类服务

生活照料类服务是为基本日常生活活动能力(BADL)受损的老年人所提供的,包括饮食照料(协助完成餐前洗手、擦手,按时按需进餐、进水等)、个人卫生照料(面部清洁、口腔清洁和护理、手足部清洁和护理、全身清洁、会阴清洁和护理等)、排泄照料(协助完成正常如厕以及便器、纸尿裤、肠瘘粪袋的更换和护理)、协助转移照料(协助移动及协助使用拐杖、轮椅等助行器)等。

(2) 生活支持类服务

生活支持类服务主要针对工具性日常生活活动能力(IADL)受损的老年人,包括送餐服务、清洁卫生服务、代购物品服务、陪同看病服务、理财服务等。

部分基本日常生活能力(BADL)较强的老年人可能仅有生活支持类服务需求,及少量生活照料类服务需求;伴有失能或失智的老年人除生活支持类服务需求外,往往有更多生活照料类服务需求。

2. 基本生活服务需求评估

对老年人进行基本生活服务需求评估从日常生活活动能力评估、照护需求判断、家庭照护支持评估和意愿评估四个方面展开。

二、日常生活活动能力评估

1. 日常生活活动能力概念

日常生活活动能力(activity of daily living,ADL)最早提出时是指躯体损伤后为了维持生存以及适应生存环境而每天必须反复进行的一种最基本、最具有共性的活动的能力,包括进食、穿衣、大小便控制、洗澡和行走等。随着人们生活质量的提高,这种狭义的 ADL 概念已不够全面,逐渐被广义的 ADL 概念所取代,是指个体在家庭、工作机构及社区里自己管理自己的能力,除了包括最基本的生活能力之外,还包括与他人交往的能力以及在经济上、社会上和职业上合理安排自己生活方式的能力。

2. 日常生活活动能力分类

ADL 包括基本日常生活活动能力(BADL)、工具性日常生活活动能力(IADL)和高级日常生活活动能力(AADL)。

(1) 基本日常生活活动能力

基本日常生活活动能力(BADL)是指日常生活中最基本的活动能力,如穿衣、进食、保持个人卫生等自理活动和坐、站、行走等身体活动能力。一般为比较粗大的、无需利用工具的活动能力,也可以简单理解为照顾自己的活动能力。

BADL 是维持老年人基本生活所需要的自我照顾能力和最基本的自理能力,是老年人每天必需从事的日常生活活动的能力,如运动(移位、平地走动、上下楼梯)、排便(如厕和大小便控制)、穿衣、进食、梳理和洗澡等。老年人通常最早丧失的能力是洗澡,最后丧失的能力是进食,恢复则反之。老年人洗澡能力丧失的发生率最高,通常是需要他人帮助的原因。BADL 包括照料自己衣食住行和个人卫生所进行的一系列活动,如果该活动能力下降,将会影响老年人基本生活需要的满足,从而影响老年人的生活质量。如老年人仅有洗澡功能的丧失,只需家人提供帮助;如多项功能无法独立完成时,便不能独居,就需雇用照顾者或送养老机构。基本日常生活活动能力的评估不仅是评估老年人功能状态的重要指标,也是评估老年人是否有基本生活服务需求的关键指标。

(2) 工具性日常生活活动能力

工具性日常生活活动能力(IADL)是指为了在家庭和社区中独立生活所需的关键的、较高级的技能,如操作卫生和炊事用具,使用家用电器,骑车或驾车,处理个人事务等,大多为需要借助工具的、较精细的活动。IADL 也可以简单理解为与环境有互动的活动,这些活动相较基本日常生活活动更为复杂。

IADL 能反映出老年人在家中或寓所内进行自我护理活动的能力,包括 BADL 未涉及的内容,如洗衣、做饭、服药、使用电话、理财、购物、交通、家务(家庭清洁和整理)等。如有 IADL 障碍,应提供相应的生活支持类服务,如助餐、助洁、助行和代购物品等服务,这样才能维持老年人的独立生活。

(3) 高级日常生活活动能力

高级日常生活活动能力(advanced activities of dailyliving, AADL)是指与生活质量有关的一些活动,包括主动性参加社交、娱乐活动、职业工作等,不包括满足个体保持独立生活的活动,主要是反映老年人的智能能动性及社会角色功能。高级日常生活活动能力的缺失,要比基本日常生活活动能力和工具性日常生活活动能力的缺失出现得早,一旦出现,就预示着更严重的功能下降。目前尚无高级日常生活活动能力评估工具。

3. 日常生活活动能力评估的评估工具

(1) 基本日常生活活动能力评估量表

巴士指数(Barthel index)评分量表是美国物理治疗师 Barthel 于 1965 年发表的,是目前常用的基本日常生活活动能力评估量表。该量表通过对老年人进行 10 个项目的综合评估,用以了解老年人日常生活独立能力。

表 5.1.6 巴氏指数(Barthel index)评分量表

项目	评 分 标 准
1. 进食	10 分:全部自理。 5 分:需要部分帮助,如夹菜、盛饭等。 0 分:依赖他人或有留置营养管。
2. 洗澡	5 分:准备好洗澡水后,能独立完成洗澡过程。 0 分:在洗澡过程中需要他人帮助。
3. 修饰:指洗脸、刷牙、梳头、刮脸等	5 分:能自己独立完成。 0 分:需要他人帮助。
4. 穿脱衣服:包括穿脱衣服、系扣子、拉拉链、系鞋带等	10 分:全面自理,包括系扣子、系鞋带、拉拉链等。 5 分:需要部分帮助。 0 分:依赖他人。
5. 大便控制	10 分:能控制大便。 5 分:偶尔失控(每周≤1 次),或需要他人提示。 0 分:完全失控。
6. 小便控制	10 分:能控制小便。 5 分:偶尔失控(每天<1 次,但每周>1 次),或需要他人提示。 0 分:完全不能控制,或留置导尿管。
7. 如厕:包括去厕所、解开衣裤、擦干净、整理衣裤、冲水	10 分:自理,能自己到厕所及离开。 5 分:需要部分帮助(需他人搀扶去厕所、需他人帮忙冲水或整理衣裤等)。 0 分:依赖他人。
8. 床椅转移	15 分:独立完成床椅转移的全过程。 10 分:需少量帮助(1 人)或指导。 5 分:需大量帮助(2 人或 1 个熟练或强壮的人)。 0 分:完全依赖他人。
9. 平地行走	15 分:独立在平地上行走 45 米(可用辅助工具,如拐杖)。 10 分:在较少帮助(1 人)下走至少 50 米,或在监督下或帮助下完成上述活动。 5 分:使用轮椅独立活动。 0 分:完全不能完成。
10. 上下楼梯	10 分:独立上下一层楼,可用辅助工具。 5 分:需要他人部分帮助。 0 分:完全不能完成。

评估方法:
① 评估从简单容易的项目开始,逐渐过渡到较复杂困难的项目。
② 尽量以直接观察法为主,在评估一些不便完成或较难控制的动作时,可询问老年人或家属。
③ 以老年人日常实际表现作为评价依据,而不以老年人可能具有的能力为准。
④ 只要老年人无需他人帮助,虽用辅具也可归类为自理。

评定标准:
总分 100 分,得分越高,说明评定对象自理程度越高。

0～20分,完全不能自理;

20～39分,大部分依赖;

40～59分,部分依赖;

60～79分,小部分依赖;

80～100分,基本自理。

(2) 工具性日常生活活动能力评估量表

Lawton-Brody 工具性日常生活活动能力评估量表(Lawton-Brody IADL scale)对上街购物、外出活动、食物烹调、家务维持、洗衣服、使用电话的能力、服用药物和处理财务能力8个项目进行评价,有24分和8分两种评分方法,表5.1.7为24分评分方法量表。

表 5.1.7 Lawton-Brody 工具性日常生活活动能力评估量表

工具性日常生活活动能力(IADL)(以最近一个月的表现为准)		
1. 上街购物	□3. 独立完成所有购物需求 □2. 独立购买日常生活用品 □1. 每一次上街购物都需要有人陪 □0. 完全不会上街购物	勾选1或0者,列为失能项目
2. 外出活动	□4. 能够自己开车、骑车 □3. 能够自己搭乘大众运输工具 □2. 能够自己搭乘出租车但不会搭乘大众运输工具 □1. 当有人陪同可搭出租车或大众运输工具 □0. 完全不能出门	勾选1或0者,列为失能项目
3. 食物烹调	□3. 能独立计划、烹煮和摆设一顿适当的饭菜 □2. 如果准备好一切佐料,会做一顿适当的饭菜 □1. 会将已做好的饭菜加热 □0. 需要别人把饭菜煮好、摆好	勾选0者,列为失能项目
4. 家务维持	□4. 能做较繁重的家务或需偶尔家务协助(如搬动沙发、擦地板、洗窗户) □3. 能做较简单的家务,如洗碗、铺床、叠被 □2. 能做家务,但不能达到可被接受的整洁程度 □1. 所有的家务都需要别人协助 □0. 完全不会做家务	勾选1或0者,列为失能项目
5. 洗衣服	□2. 自己清洗所有衣物 □1. 只清洗小件衣物 □0. 完全依赖他人	勾选0者,列为失能项目
6. 使用电话的能力	□3. 独立使用电话,含查电话簿、拨号等 □2. 仅可拨熟悉的电话号码 □1. 仅会接电话,不会拨电话 □0. 完全不会使用电话	勾选1或0者,列为失能项目
7. 服用药物	□3. 能自己负责在正确的时间服用正确的药物 □2. 需要提醒或少许协助 □1. 如果事先准备好服用的药物分量,可自行服用 □0. 不能自己服用药物	勾选1或0者,列为失能项目

(续表)

8. 处理财务能力	□2. 可以独立处理财务 □1. 可以处理日常的购买,但需要别人协助与银行往来或大宗买卖 □0. 不能处理钱财	勾选 0 者,列为失能项目

（注：上街购物、外出活动、食物烹调、家务维持、洗衣服等 5 项中有 3 项以上需要协助者即为轻度失能）

评级标准：评分越低，失能程度越大。上街购物、外出活动、食物烹调、家务维持、洗衣服 5 项中有 3 项以上需要协助即为轻度失能。

（3）综合性的日常生活活动能力评估量表

该量表是 BADL 和 IADL 评估量表的有效整合与利用，是躯体功能、语言功能、认知功能和社会活动能力等相结合的应用量表。

综合性的日常生活活动能力评估量表（ADL）共有 14 项，1～6 项是躯体生活自理表，7～14 项是工具性日常生活活动能力量表。

表 5.1.8　日常生活活动能力评估量表(ADL)

现在我想问些有关您平常每天需要做的事情，我想知道您是可以自己做这些事情，还是需要人家帮助，或者您根本没办法做这些事？1 表示自己完全可以做；2 表示有些困难；3 表示需要帮助；4 表示自己完全不能做。请圈上最适合的情况。

躯体生活自理量表		工具性日常生活活动量表	
1. 行走	1　2　3　4	1. 使用公共车辆	1　2　3　4
2. 吃饭	1　2　3　4	2. 做饭菜	1　2　3　4
3. 穿衣	1　2　3　4	3. 做家务	1　2　3　4
4. 梳头、刷牙等	1　2　3　4	4. 吃药	1　2　3　4
5. 洗澡	1　2　3　4	5. 洗衣	1　2　3　4
6. 定时上厕所	1　2　3　4	6. 购物	1　2　3　4
		7. 打电话	1　2　3　4
		8. 处理自己的财务	1　2　3　4

评估方法：评估时按表格顺序逐项询问，如老年人因故不能回答或不能正确回答（如痴呆或失语），则可根据家属、照护者等知情人的观察评估。

评定标准：可按总分、分量表分和单项分进行分析。总分≤14 分，为完全正常；总分＞14 分，有不同程度的功能下降；总分最高 56 分。单项分 1 分为正常，2～4 分为功能下降。凡 2 项或 2 项以上≥3 分或总分≥22 分，为功能有明显障碍。

三、有基本生活服务需求的老年人健康教育和照护建议

① 为老年人提供相应的生活照料类和生活支持类服务，尽量鼓励老年人利用自身残存功能。

② 遵医嘱积极治疗原发疾病。

③ 为老年人提供心理支持，帮助建立恢复自理能力的信心。

④ 指导老年人进行日常生活活动能力康复训练，如床上活动训练、转移活动训练、自我照顾能力训练、家务活动训练、社会活动能力训练等。

⑤ 对老年人饮食习惯、个人卫生习惯进行健康指导。
⑥ 对日常生活中容易发生高风险的事件,如噎食、跌倒、坠床、压疮等进行风险防范指导。

知识测验

扫码进行在线知识测验。

在线测验

拓展训练

请组织一次志愿活动,联系当地社区,了解社区孤寡老年人生活现状,对他们进行一次基本生活服务需求评估,将评估报告和建议反馈给社区。

任务 2　护理需求评估

学习目标

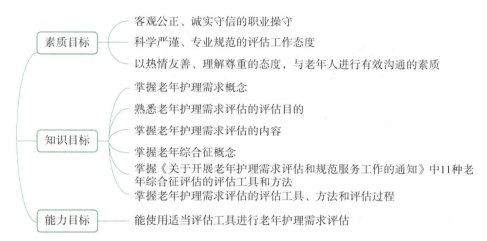

情境导入

[基本信息] 姓名:邹 *;性别:男;年龄:75 岁;体重:78 千克,身高:172 厘米。3 年前丧偶,现居住于幸福小区 10 栋 105 房。目前准备入住幸福里医养结合颐养院。

[既往病史] 高血压病、慢性阻塞性肺疾病、肺心病、腰椎间盘突出症。

[目前状况] 邹爷爷近两年出现自理能力下降、视力听力下降、记忆力不佳等情况。近一年多,间断腰背疼痛。睡眠质量不佳,白天无精打采。

案例情境中的详细信息可扫码查看,或至"复旦社云平台"(www.fudanyun.cn)下载。

任务:请为邹爷爷进行老年护理需求评估。

详细信息

任务分析

1. 什么是老年护理需求?

老年人由于其生理或心理功能受损等影响,以至于在较长的时期内,需要给予生活照料、基本护理服务或医疗护理等,这方面的需求就是老年护理需求。

2. 为什么要对邹爷爷进行老年护理需求评估?

① 合理制定照护计划:根据不同情况,为老年人选择最佳的护理方案,科学制定护理计划。

② 避免资源浪费:通过初评及以后的复评,能够及时判断老年护理需求变化,减少机构资源的占用。

③ 提供个性化服务:按照老年人的实际情况,合理配置个性化护理需求方案和人员,为老年人提供更好的服务。

④ 使相应的收费标准等级化、合理化。

3. 老年护理需求评估的评估工具和方法有哪些?

① 评估工具:目前常用2019年国家卫健委等部门联合发布的《关于开展老年护理需求评估和规范服务工作的通知》(以下简称通知)中《老年人能力评估标准表(试行)》(见表5.2.1)、《老年人日常生活活动能力评分表》(见表5.2.2)、《精神状态与社会参与能力评分表》(见表5.2.3)、《感知觉与沟通能力评分表》(见表5.2.4)和《老年综合征罹患情况(试行)》(表5.2.5),开展老年护理需求评估工作。根据老年人能力和老年综合征罹患情况的评估结果,对照《护理需求等级评定表(试行)》(见表5.2.6),将老年人护理需求分为5个等级,护理0级(能力完好)、护理1级(轻度失能)、护理2级(中度失能)、护理3级(重度失能)、护理4级(极重度失能)。根据评估情况确定评估结果,并填写《护理服务需求评定表(试行)》(见表5.2.7),根据《护理服务项目建议清单(试行)》(见表5.2.8)酌情考虑老年人可接受的护理服务项目。

表5.2.1 老年人能力评估标准表(试行)

日常生活活动能力	精神状态与社会参与能力				感知觉与沟通能力			
	0分	1~8分	9~24分	25~40分	0分	1~4分	5~8分	9~12分
0分	完好	完好	轻度受损	轻度受损	完好	完好	轻度受损	轻度受损
1~20分	轻度受损	轻度受损	中度受损	中度受损	轻度受损	轻度受损	中度受损	中度受损
21~40分	中度受损	中度受损	中度受损	重度受损	中度受损	中度受损	中度受损	重度受损
41~60分	重度受损	重度受损	重度受损	重度受损	重度受损	重度受损	重度受损	重度受损

说明:

1. 本表根据《WHO国际功能、残疾和健康分类(ICF)》《日常生活活动能力评分量表(ADLS)》《工具性日常生活活动能力量表(IADLS)》《简易智能精神状态检查表(MMSE)》《临床失智评估量表(CDR)》《Barthel指数评定量表》《护理分级》《老年人能力评估》等,结合我国老年人护理特点和部分省市地方实践经验制定。

2. 根据对老年人日常生活活动能力、精神状态与社会参与能力、感知觉与沟通能力3个维度评估的评分情况,将老年人能力评定为4个等级,即完好、轻度受损、中度受损、重度受损。

3. 老年人日常生活活动能力、精神状态与社会参与能力、感知觉与沟通能力评分表分别附表5.2.2、5.2.3、5.2.4。

4. 先根据日常生活活动能力得分情况确定区间,再分别结合精神状态与社会参与能力以及感知觉与沟通能力得分情况确定老年人能力等级,以最严重的老年人能力等级为准。

表5.2.2 老年人日常生活活动能力评分表

评估项目	具体评价指标及分值		分值
1.卧位状态左右翻身	0分	不需要帮助	
	1分	在他人的语言指导下或照看下能够完成	
	2分	需要他人动手帮助,但以自身完成为主	
	3分	主要靠帮助,自身只是配合	
	4分	完全需要帮助,或更严重的情况	

(续表)

评估项目	具体评价指标及分值	分值
2. 床椅转移	0分　个体可以独立地完成床椅转移 1分　个体在床椅转移时需要他人监控或指导 2分　个体在床椅转移时需要他人小量接触式帮助 3分　个体在床椅转移时需要他人大量接触式帮助 4分　个体在床椅转移时完全依赖他人	
3. 平地步行	0分　个体能独立平地步行50 m左右，且无摔倒风险 1分　个体能独立平地步行50 m左右，但存在摔倒风险，需要他人监控，或使用拐杖、助行器等辅助工具 2分　个体在步行时需要他人小量扶持帮助 3分　个体在步行时需要他人大量扶持帮助 4分　无法步行，完全依赖他人	
4. 非步行移动	0分　个体能够独立地使用轮椅(或电动车)从A地移动到B地 1分　个体使用轮椅(或电动车)从A地移动到B地时需要监护或指导 2分　个体使用轮椅(或电动车)从A地移动到B地时需要小量接触式帮助 3分　个体使用轮椅(或电动车)从A地移动到B地时需要大量接触式帮助 4分　个体使用轮椅(或电动车)时完全依赖他人	
5. 活动耐力	0分　正常完成日常活动，无疲劳 1分　正常完成日常活动轻度费力，有疲劳感 2分　完成日常活动比较费力，经常疲劳 3分　完成日常活动十分费力，绝大多数时候都很疲劳 4分　不能完成日常活动，极易疲劳	
6. 上下楼梯	0分　不需要帮助 1分　在他人的语言指导下或照看下能够完成 2分　需要他人动手帮助，但以自身完成为主 3分　主要靠帮助，自身只是配合 4分　完全需要帮助，或更严重的情况	
7. 食物摄取	0分　不需要帮助 1分　在他人的语言指导下或照看下能够完成 2分　使用餐具有些困难，但以自身完成为主 3分　需要喂食，喂食量超过一半 4分　完全需要帮助，或更严重的情况	
8. 修饰：包括刷牙、漱口、洗脸、洗手、梳头	0分　不需要帮助 1分　在他人的语言指导下或照看下能够完成 2分　需要他人动手帮助，但以自身完成为主 3分　主要靠帮助，自身只是配合 4分　完全需要帮助，或更严重的情况	

（续表）

评估项目	具体评价指标及分值		分值
9. 穿/脱上衣	0分	不需要帮助	
	1分	在他人的语言指导下或照看下能够完成	
	2分	需要他人动手帮助，但以自身完成为主	
	3分	主要靠帮助，自身只是配合	
	4分	完全需要帮助，或更严重的情况	
10. 穿/脱裤子	0分	不需要帮助	
	1分	在他人的语言指导下或照看下能够完成	
	2分	需要他人动手帮助，但以自身完成为主	
	3分	主要靠帮助，自身只是配合	
	4分	完全需要帮助，或更严重的情况	
11. 身体清洁	0分	不需要帮助	
	1分	在他人的语言指导下或照看下能够完成	
	2分	需要他人动手帮助，但以自身完成为主	
	3分	主要靠帮助，自身只是配合	
	4分	完全需要帮助，或更严重的情况	
12. 使用厕所	0分	不需要帮助	
	1分	在他人的语言指导下或照看下能够完成	
	2分	需要他人动手帮助，但以自身完成为主	
	3分	主要靠帮助，自身只是配合	
	4分	完全需要帮助，或更严重的情况	
13. 小便控制	0分	每次都能不失控	
	1分	每月失控1~3次左右	
	2分	每周失控1次左右	
	3分	每天失控1次左右	
	4分	每次都失控	
14. 大便控制	0分	每次都能不失控	
	1分	每月失控1~3次左右	
	2分	每周失控1次左右	
	3分	每天失控1次左右	
	4分	每次都失控	
15. 服用药物	0分	能自己负责在正确的时间服用正确的药物	
	1分	在他人的语言指导下或照看下能够完成	
	2分	如果事先准备好服用的药物分量，可自行服药	
	3分	主要依靠帮助服药	
	4分	完全不能自行服用药物	

上述评估项目总分为60分，本次评估得分为_____分

（续表）

表 5.2.3　精神状态与社会参与能力评分表

评估项目	具体评价指标及分值		分值
1. 时间定向	0 分	时间观念(年、月、日、时)清楚	
	1 分	时间观念有些下降,年、月、日清楚,但有时相差几天	
	2 分	时间观念较差,年、月、日不清楚,可知上半年或下半年	
	3 分	时间观念很差,年、月、日不清楚,可知上午或下午	
	5 分	无时间观念	
2. 空间定向	0 分	可单独出远门,能很快掌握新环境的方位	
	1 分	可单独来往于近街,知道现住地的名称和方位,但不知回家路线	
	2 分	只能单独在家附近行动,对现住地只知名称,不知道方位	
	3 分	只能在左邻右舍间串门,对现住地不知名称和方位	
	5 分	不能单独外出	
3. 人物定向	0 分	知道周围人们的关系,知道祖孙、叔伯、姑姨、侄子侄女等称谓的意义;可分辨陌生人的大致年龄和身份,可用适当称呼	
	1 分	只知家中亲密近亲的关系,不会分辨陌生人的大致年龄,不能称呼陌生人	
	2 分	只能称呼家中人,或只能照样称呼,不知其关系,不辨辈分	
	3 分	只认识常同住的亲人,可称呼子女或孙子女,可辨熟人和生人	
	5 分	只认识保护人,不辨熟人和生人	
4. 记忆	0 分	总是能够保持与社会、年龄所适应的长、短时记忆,能够完整地回忆	
	1 分	出现轻度的记忆紊乱或回忆不能(不能回忆即时信息,3 个词语经过 5 分钟后仅能回忆 0～1 个)	
	2 分	出现中度的记忆紊乱或回忆不能(不能回忆近期记忆,不记得上一顿饭吃了什么)	
	3 分	出现重度的记忆紊乱或回忆不能(不能回忆远期记忆,不记得自己的老朋友)	
	5 分	记忆完全紊乱或完全不能对既往事物进行正确的回忆	
5. 攻击行为	0 分	没出现	
	1 分	每月出现一两次	
	2 分	每周出现一两次	
	3 分	过去 3 天里出现过一两次	
	5 分	过去 3 天里天天出现	
6. 抑郁症状	0 分	没出现	
	1 分	每月出现一两次	
	2 分	每周出现一两次	
	3 分	过去 3 天里出现过一两次	
	5 分	过去 3 天里天天出现	

(续表)

评估项目	具体评价指标及分值	分值
7. 强迫行为	0分 无强迫症状(如反复洗手、关门、上厕所等) 1分 每月有1~2次强迫行为 2分 每周有1~2次强迫行为 3分 过去3天里出现过一两次 5分 过去3天里天天出现	
8. 财务管理	0分 金钱的管理、支配、使用,能独立完成 1分 因担心算错,每月管理约1000元 2分 因担心算错,每月管理约300元 3分 接触金钱机会少,主要由家属代管 5分 完全不接触金钱等	

上述评估项目总分为40分,本次评估得分为_____分

表5.2.4 感知觉与沟通能力评分表

评估项目	具体评价指标及分值	分值
1. 意识水平	0分 神志清醒,对周围环境警觉 1分 嗜睡,表现为睡眠状态过度延长。当呼唤或推动其肢体时可唤醒,并能进行正确的交谈或执行指令,停止刺激后又继续入睡 2分 昏睡,一般的外界刺激不能使其觉醒,给予较强烈的刺激时可有短时的意识清醒,醒后可简短回答提问,当刺激减弱后又很快进入睡眠状态 3分 昏迷,处于浅昏迷时对疼痛刺激有回避和痛苦表情;处于深昏迷时对刺激无反应(若评定为昏迷,直接评定为重度失能,可不进行以下项目的评估)	
2. 视力 (若平日戴老花镜或近视镜,应在佩戴眼镜的情况下评估)	0分 视力完好,能看清书报上的标准字体 1分 视力有限,看不清报纸标准字体,但能辨认物体 2分 辨认物体有困难,但眼睛能跟随物体移动,只能看到光、颜色和形状 3分 没有视力,眼睛不能跟随物体移动	
3. 听力 (若平时佩戴助听器,应在佩戴助听器的情况下评估)	0分 可正常交谈,能听到电视、电话、门铃的声音 1分 在轻声说话或说话距离超过2米时听不清 2分 正常交流有些困难,需在安静的环境、大声说话或语速很慢,才能听到 3分 完全听不见	
4. 沟通交流 (包括非语言沟通)	0分 无困难,能与他人正常沟通和交流 1分 能够表达自己的需要或理解别人的话,但需要增加时间或给予帮助 2分 勉强可与人交往,谈吐内容不清楚,表情不恰当 3分 不能表达需要或理解他人的话	

上述评估项目总分为12分,本次评估得分为_____分

表 5.2.5　老年综合征罹患情况（试行）

请判断老年人是否存在以下老年综合征：	
1. 跌倒（30 天内）	□无 □有
2. 谵妄（30 天内）	□无 □有
3. 慢性疼痛	□无 □有
4. 老年帕金森综合征	□无 □有
5. 抑郁症	□无 □有
6. 晕厥（30 天内）	□无 □有
7. 多重用药	□无 □有
8. 痴呆	□无 □有
9. 失眠症	□无 □有
10. 尿失禁	□无 □有
11. 压力性损伤	□无 □有
12. 其他（请补充）：	

表 5.2.6　护理需求等级评定表（试行）

护理需求等级	维度	
	老年人能力分级	老年综合征罹患项数
0 级（能力完好）	完好	1～2 项
1 级（轻度失能）	完好	3～5 项
	轻度受损	1～2 项
2 级（中度失能）	轻度受损	3～5 项
	中度受损	1～2 项
3 级（重度失能）	中度受损	3～5 项
	重度受损	1～2 项
4 级（极重度失能）	重度受损	3～5 项
	/	5 项及以上

说明：根据老年人能力分级和老年综合征罹患项数两个维度评估情况，将护理需求等级分为 5 个等级，即 0 级（能力完好）、1 级（轻度失能）、2 级（中度失能）、3 级（重度失能）、4 级（极重度失能）。

表 5.2.7　护理服务需求评定表（试行）

一、申请人基本信息								
申请人姓名		性别		出生日期			年龄	岁
身份证号码				手　机				
户籍所在地		区（县）		街（镇）		村（居）		
居住地址		区（县）	街（镇）		村（居）	路	号	房

(续表)

婚姻状况	□未婚　□已婚　□丧偶　□离婚			
居住情况	□与子女同住　□与亲友同住　□孤寡　□独居　□与配偶同住			
代理人姓名			与申请人关系	
代理人地址	区(县)　　街(镇)　　村(居)　　路　　号　　房			
代理人电话				
二、评估情况				
评估类型	□首次评估　□重复评估		本次评估时间	年　月　日
老年人能力等级	□完好　□轻度受损　□中度受损　□重度受损			
老年综合征罹患项数				
三、评估结果				
护理需求等级	□0级(能力完好)　□1级(轻度失能) □2级(中度失能)　□3级(重度失能) □4级(极重度失能) 签名(盖章)：			年　月　日
评估人员签字：				年　月　日
评估机构意见：	□同意　　□不同意 签名(盖章)：			年　月　日

说明：本表由评估机构填写。

表 5.2.8　护理服务项目建议清单(试行)

一、生活护理类
1. 头面部清洁、梳理(包括洗脸、剃须、梳头等)
2. 头发清洁
3. 口腔清洁(包括刷牙、漱口、清洁义齿等)
4. 手部、足部清洁
5. 指/趾甲护理
6. 会阴清洁
7. 温水擦浴
8. 沐浴
9. 协助进食(水)及指导
10. 协助更衣及指导
11. 协助大小便及指导
12. 失禁照护及指导
13. 整理床单位
14. 协助有效咳嗽
15. 协助床上体位移动
16. 协助使用辅助器具移动
17. 协助使用热水袋等物品保暖
18. 安全防护及指导(包括跌倒、坠床、烫伤、噎食、误吸、窒息、走失等防护及指导)
19. 压力性损伤预防及指导

(续表)

二、护理与康复类

1. 生命体征监测
2. 冷疗和热疗
3. 吸氧
4. 无创辅助通气
5. 雾化吸入
6. 吸痰
7. 机械辅助排痰
8. 气管切开护理
9. 鼻饲
10. 留置胃管护理
11. 口服给药
12. 用药指导
13. 标本采集
14. 导尿
15. 留置尿管护理
16. 灌肠
17. 肛管排气
18. 失禁护理
19. 造口护理
20. 血糖监测
21. 胰岛素皮下注射
22. 静脉留置针护理
23. CVC 维护
24. PICC 维护
25. 输液港护理
26. 局部给药
27. 直肠给药
28. 压力性损伤/伤口护理
29. 留置引流管护理
30. 保护具使用
31. 身体健康评估及评估后教育
32. 健康教育
33. 协助选择、使用辅助器具指导
34. 坐起训练
35. 站立训练
36. 行走训练
37. 平衡训练
38. 肢体训练
39. 呼吸功能训练
40. 失禁功能训练
41. 认知训练
42. 语言训练

三、心理护理类

1. 心理评估
2. 心理支持
3. 心理沟通和疏导

（续表）

四、中医护理类
1. 刮痧
2. 拔罐（包括留罐、闪罐、走罐、药罐）
3. 艾灸
4. 中药泡洗
5. 穴位贴敷
6. 中药外敷
7. 中药给药护理
8. 中医情志护理
9. 中医饮食护理

② 评估方法：提问法、测试法、观察法、查阅法等。

4. 老年护理需求评估的过程是怎样的？

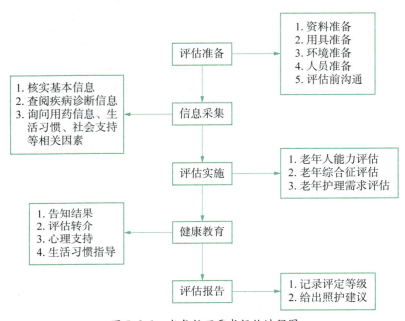

图 5.2.1　老年护理需求评估过程图

任务实施

评估可进行角色演练，具体如下：

1. 分小组进行评估，完成评估报告。

2. 小组内部分工，确定角色：评估员、老年人、观察员 2 位（请老年人扮演者扫码查看或上网下载情境案例中详细的评估信息）。

3. 各角色分享心得体会，观察员说出评判记录及感受。

4. 各角色反思。

过程一:评估准备

表 5.2.9　评估准备过程表

步骤	内容(话术示例)
资料准备	1. 熟悉邹爷爷的基本信息资料、过往评估资料、病历、体检报告等。 2. 准备老年人日常生活活动能力评分表、精神状态与社会参与能力评分表、感知觉与沟通能力评分表、老年人能力评估标准表、相关老年人综合征评估量表、护理需求等级评定表、护理服务需求评定表、评估记录表格等。
用具准备	评估桌椅、皮肤消毒液、拐杖/助行器、纸、笔、台阶等。
环境准备	空气清新,温湿度适宜,光线明亮,安静整洁,能够保护隐私,留出足够的开阔空间供老年人行走。
人员准备	评估员:专业着装,洗净双手,佩戴评估员证。 老年人:意识清醒,心情愉悦,取舒适体位,同意接受评估,无其他需要。
评估前沟通	1. 自我介绍: 邹爷爷,您好!我是幸福里颐养院评估员小＊,这是我的评估员证。 2. 介绍评估内容、评估时间、评估目的、需要老年人配合的事项,强调保护老年人隐私,征得老年人的同意。 邹爷爷,为了了解您的身体、精神的总体状况,评定您所需要的护理等级,我今天来帮您进行老年护理需求评估。整个评估时间会比较长,可能要半小时到1小时,需要您配合我回答一些问题,完成一些指定的动作,您放心,你的所有信息我都会妥善保管,不会泄露您的隐私。请问您有什么身体不适的情况吗?您认为您可以配合我坚持下来吗?您现在还有什么其他的需要吗?

过程二:信息采集

表 5.2.10　信息采集过程表

步骤	内容(话术示例)
核实基本信息	邹＊,男,75岁,幸福小区10栋105房。
询问疾病、用药史	1. 有无禁忌评估的情况(所患疾病发生急性变化,明显的意识障碍,重度痴呆完全无法配合评估者)? 2. 患有哪些慢性疾病?有无糖尿病、冠心病、心律失常、脑卒中及其后遗症、帕金森病/综合征、轻度认知功能障碍、阿尔茨海默症、体位性低血压、下肢动脉硬化闭塞、腰椎颈椎疾病、焦虑、抑郁、精神类疾病等疾病? 3. 有无高龄虚弱、长期卧床等情况? 4. 服用哪些药物?有无镇静镇痛药物使用?有无毒物接触史? 5. 有无药物滥用,或酒精等物质滥用?
询问生活习惯等相关因素	1. 平时是否佩戴老花镜、助听器? 2. 既往有无跌倒、谵妄、疼痛、晕厥史?家族中有哪些特殊病史? 3. 有无盆底手术、泌尿系统手术史? 4. 有无饮浓茶、咖啡等生活习惯? 5. 近期有无急性负性生活事件?有无慢性不良应激事件? 6. 家庭成员对老年人的支持程度如何?

过程三：评估实施

表 5.2.11 评估实施过程表

步骤	内容（话术示例）
老年人能力评估	使用老年人日常生活活动能力评分表、精神状态与社会参与能力评分表、感知觉与沟通能力评分表对邹爷爷进行相应评估；根据评估结果，使用老年人能力评估标准表对邹爷爷进行老年人能力的判断。 图 5.2.2 邹爷爷进行老年人能力评估 评估结果请扫码查看，也可至"复旦社云平台"（www.fudanyun.cn）下载。
老年综合征评估	根据邹爷爷的具体情况，选择合适的老年人综合征评估量表。由于邹爷爷近期有疼痛加剧、睡眠变差等情况，对邹爷爷进行疼痛评估和睡眠障碍评估。 1. 疼痛程度评估：因邹爷爷沟通存在障碍，选用面部表情疼痛量表评估，邹爷爷为中度疼痛。 图 5.2.3 邹爷爷进行疼痛程度评估 2. 睡眠障碍评估：选用阿森斯失眠量表评估。邹爷爷得分16分，提示失眠。 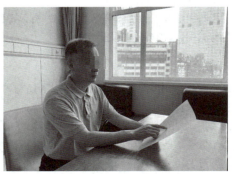 图 5.2.4 邹爷爷进行睡眠障碍评估

评估结果

(续表)

步骤	内容(话术示例)
老年护理需求评估	根据邹爷爷的老年人能力评估结果,结合其老年综合征罹患项数,评定邹爷爷的护理需求等级。使用护理需求等级评定表、护理服务需求评定表进行评估,并完成最终报告的填写。 在此过程中,注意老年人体力、精力情况,适时结束评估,必要时改天再评,避免意外事件的发生。

过程四:健康教育

表 5.2.12　健康教育过程表

步骤	内容(话术示例)
告知评估初步结果	邹爷爷,通过刚才的评估,您的能力等级为中度受损,同时您还有慢性疼痛和失眠两项老年综合征。综合而言,您的护理需求等级为2级,属于中度失能人群,需要为您进一步制定个体化的照护方案。
下一步评估转介	通过我们刚才的评估,反映出您存在感知觉方面的问题,有慢性疼痛和失眠两项老年综合征。这些情况通过干预都是可以得到改善的,建议您寻求专业的医疗团队为您制定干预治疗方案。我会在适当的时候给您介绍专业的医生和团队过来帮助您。
进行心理支持	您也不用过于担心,我们评估认为您的以上情况都是有办法改善的。您需要增强自信,不要听到自己的生活能力中度受损,就什么事情都不敢做,也不要因为疼痛而害怕活动;相反,适当的运动能够解决很多问题。包括运动在内的综合干预措施,对睡眠障碍也是有一定效果的,您不要过于担心您的睡眠情况;相信您也能很快适应养老院的环境。如果过了一段时间,您的睡眠还是没有改善,我们可以联系专科医生,给您用一些镇静催眠的药物。镇静药物并不是吃上了就停不下来的,可以用它作为一个短期的过渡。我也会告诉您一些自我调剂的方法,来改善您的睡眠问题。如果在干预的过程中您有新发的情况,可以随时联系我们协助您解决。
进行生活习惯指导和健康教育	邹爷爷,您平时可以进行一些简单的体育锻炼,增强腰背部的肌肉力量,有助于改善您的腰椎间盘突出的症状。在疼痛不明显的情况下,也可以进行一些体育锻炼,比如散步、太极、八段锦、五禽戏等,增加白天的体力消耗,产生一定的疲劳感,这样比较容易入睡。 您平时需要保持规律的生活习惯,睡前3~4小时内不要吃东西。躺在床上之后,可以进行一些肌肉放松训练,想象自己躺在大自然当中,把全身的每一个部位按照顺序进行放松,或是先收紧肌肉再放松,同时可以听一些舒缓的音乐。 睡前您还可以泡泡脚,或者用中药泡脚,可以帮助您进一步放松。 如果您使用镇静催眠药物,需要在睡觉前半小时左右服用,不要服得太早,尽量使用最小剂量的药物,不要自行加量,这样容易引起白天头晕、思睡等表现。

过程五:评估报告

记录评估结果,给出照护建议,形成护理服务需求评定报告。

表 5.2.13　护理服务需求评定表

一、申请人基本信息

申请人姓名	邹*	性别	男	出生日期	19470602	年龄	75岁
身份证号码	43010519470602****			手机	13808***55		
户籍所在地	湖南省长沙市开福区(县)××街(镇)××村(居)						
居住地址	湖南省长沙市开福区(县)××街(镇)××村(居)××路××号××房						
婚姻状况	□未婚　　□已婚　　☑丧偶　　□离婚						

(续表)

居住情况	☑与子女同住　□与亲友同住　□孤寡　□独居　□与配偶同住		
代理人姓名	邹＊＊	与申请人关系	儿子
代理人地址	湖南省长沙市雨花区(县)××街(镇)××村(居)××路××号××房		
代理人电话	13607＊＊＊＊36		
二、评估情况			
评估类型	☑首次评估　□重复评估	本次评估时间	2024 年 ＊ 月 ＊ 日
老年能力等级	□完好　□轻度受损　☑中度受损　□重度受损		
老年综合征罹患项数	2		
三、评估结果			
护理需求等级	□0级(能力完好)　□1级(轻度失能) ☑2级(中度失能)　□3级(重度失能) □4级(极重度失能)		
		签名(盖章):×××	2024 年 ＊ 月 ＊ 日
评估人员签字:×××　　×××			2024 年 ＊ 月 ＊ 日
评估机构意见:		☑同意　　□不同意	
		签名(盖章):	2024 年 ＊ 月 ＊ 日

 任务评价

护理需求评估任务评价表请扫码查看,也可至"复旦社云平台"(www.fudanyun.cn)下载。

相关知识

一、老年护理需求评估

老年护理需求,是指老年人由于其生理或心理功能受损,以至于在较长的时期内,需要给予生活照料、基本护理服务或医疗护理等方面的需求。

2019 年,国家卫健委牵头制定并发布了《关于开展老年护理需求评估和规范服务工作的通知》(以下简称《通知》)。《通知》为各地相关医疗机构规范开展老年护理需求评估和护理服务工作提供指导,精准对接老年特别是失能老年护理服务需求,力图提高老年人群健康水平和生活质量。

1. 老年护理需求评估的适用范围和人群

根据《通知》要求,老年护理需求评估适用于提供老年护理服务的医院、护理院(站)、护理中心、康复医疗中心、社区卫生服务中心、乡镇卫生院、医养结合机构中的医疗机构,以及通过家庭病床、巡诊等方式为居家老年人提供上门医疗护理服务的相关医疗机构等。

老年护理需求的适用人群为需要护理服务的 60 周岁及以上老年人。

2. 老年护理需求评估的目的和意义

老年护理需求评估是护理程序的第一步,是制定完善的护理计划的基础。当包括老年综合征评估在内的系统评估与长期管理相结合时,评估还可以改善老年人的机体功能和生存率。

及时和全面的老年护理需求评估,能够明确老年人目前存在的护理问题和需求,为制定精准照护服务计划提供依据;为提高护理人员的专业服务技能和素养奠定基础;能评定老年护理需求的等级,减少照护资源浪费,并结合实际情况,为老年护理服务供给和护理服务体系政策制定、养老补贴和长护险相关政策的修订提供指导。

3. 老年护理需求评估的内容

根据《通知》所明确的评估标准,老年护理需求评估内容由两部分组成:老年人能力评估和老年综合征评估。

老年人能力评估和老年综合征评估完成后,即可填写《通知》所附的表格《老年综合征罹患情况》;而后根据老年人能力分级和老年综合征罹患项数两个维度评估情况,填写《护理需求等级评定表》,判定老年人护理需求等级。最后,填写《护理服务需求评定表》,完成老年人护理需求评估。

> **主题讨论**
>
> 老年综合征是一种疾病吗?对老年人有什么危害?部分老年人对自己的健康和身体状态有一些不太实际的高要求,也有一部分老年人对自己的身体状况感觉到悲观。我们在对老年人进行相关健康教育时,该注意些什么呢?

二、老年综合征评估

老年综合征是指老年人由多种疾病或多种原因导致的同一种临床表现或临床症状或问题的症候群。常见的老年综合征有跌倒、尿失禁、肌少症、痴呆、便秘、晕厥、谵妄、抑郁、焦虑、疼痛、失眠、衰弱、药物滥用、老年帕金森综合征等。

根据《通知》要求,对老年综合征的评估,至少需包括以下 11 种老年综合征:跌倒(30 天内)、谵妄(30 天内)、慢性疼痛、老年帕金森综合征、抑郁症、晕厥(30 天内)、多重用药、痴呆、失眠症、尿失禁、压力性损伤。

痴呆(认知障碍)、抑郁已论述,跌倒、压力性损伤在本项目任务 4 论述。此处论述谵妄、慢性疼痛、老年帕金森综合征、晕厥、多重用药、失眠症。

1. 谵妄

(1) 谵妄的概念

谵妄也称为急性意识紊乱,是一组以急性注意力以及认知功能障碍为特征的临床综合征,是住院老年人中最常见的并发症,尤其多见于术后、ICU 和姑息病房。

谵妄的定义及诊断标准随着其研究的深入而不断地进展与更新。根据美国《精神疾病诊断与统计手册(第五版)》(*Diagnostic and Statistical Manual of Mental Disorders-V*,DSM-V)的定义:谵妄是急性发作的脑功能紊乱,以注意力涣散、意识紊乱、定向力障碍为核心症状,伴认知功能损害、言语散乱、感知功能异常等。特点是:可以由多种原因诱发,有日轻夜重的波动特点,常被称之为"日落现象",是需要临床紧急处理的一种综合征。常伴发于躯体疾病加重、感染、低灌注、缺氧状态、手术时或手术后。

(2) 谵妄筛查常用量表

对于可疑谵妄的老年患者,可采用量表进行评估。国际通用的有谵妄评定方法(the confusion

assessment method, CAM)。我国根据国内临床的实际情况和特点,将 CAM 量表汉化并修订后,形成了谵妄评定方法中文修订版(CAM Chinese reversion, CAM‑CR),共有 11 个条目,每个条目分为 1~4 个等级,总分 11~44 分。该量表的灵敏度为 90%,特异度为 94%。

表 5.2.14 谵妄评定方法中文修订版(CAM‑CR)

序号	评估项目	评估内容	评估选项	得分
1	急性起病	(判断从前驱期到疾病发展期的时间)老年人的精神状况有急性变化的证据吗?	1. 无 2. 较轻:3 天至 1 周 3. 中度:1 天至 3 天 4. 严重:1 天之内	
2	注意障碍	(请老年人按顺序说出 21 到 1 之间的所有单数),老年人的注意力难以集中吗?例如,容易注意涣散或难以交流吗?	1. 无 2. 轻度:1~2 个错误 3. 中度:3~4 个错误 4. 严重:5 个或 5 个以上的错误	
3	思维混乱	老年人的思维是凌乱或不连贯的吗?例如,谈话主题散漫或不中肯,思维不清晰或不合逻辑,或从一个话题突然转到另一话题?	1. 无 2. 轻度:偶尔短暂的言语模糊或不可理解,但尚能顺利交谈 3. 中度:经常短暂的言语不可理解,对交谈有明显的影响 4. 严重:大多数的时间言语不可理解,难以进行有效的交谈	
4	意识水平的改变	总体上看,您是如何评估该老年人的意识水平?	1. 机敏(正常) 2. 轻度:警觉(对环境刺激高度警惕、过度敏感) 3. 中度:嗜睡(瞌睡,但易于唤醒)或昏睡(难以唤醒) 4. 严重:昏迷(不能唤醒)	
5	定向障碍	在会面的任何时间老年人存在定向障碍吗?例如,他认为自己是在其他地方而不是在医院,使用错的床位,或错误地判断一天的时间或错误地判断以 MMSE 为基础的有关时间或空间定向?	1. 无 2. 轻度:偶尔短暂地存在时间或地点的定向错误(接近正确),但可自行纠正 3. 中度:经常存在时间或地点的定向的错误,但自我定向好 4. 严重:时间、地点及自我定向均差	
6	记忆力减退	(以回忆 MMSE 中的三个词为主)在面谈时老年人表现出记忆方面的问题吗?例如,不能回忆医院里发生的事情,或难以回忆指令(包括回忆 MMSE 中的三个词)?	1. 无 2. 轻度:有 1 个词不能回忆或回忆错误 3. 中度:有 2 个词不能回忆或回忆错误 4. 严重:有 3 个词不能回忆或回忆错误	
7	知觉障碍	老年人有知觉障碍的证据吗?例如,幻觉、错觉或对事物的曲解(如,当某一东西未移动,而老年人认为它在移动)?	1. 无 2. 轻度:只存在幻听 3. 中度:存在幻视,有或没有幻听 4. 严重:存在幻触,幻嗅或幻味,有或没有幻听	

(续表)

序号	评估项目	评估内容	评估选项	得分
8	精神运动性兴奋	面谈时,老年人有行为活动不正常的增加吗?例如坐立不安,轻敲手指或突然变换位置?	1. 无 2. 轻度:偶有坐立不安、焦虑、轻敲手指及抖动 3. 中度:反复无目的地走动、激越明显 4. 严重:行为杂乱无章,需要约束	
9	精神运动性迟缓	面谈时,老年人有运动行为水平的异常减少吗?例如,常懒散,缓慢进入某一空间、停留某一位置时间过长或移动很慢?	1. 无 2. 轻度:偶尔比先前的活动、行为及动作缓慢 3. 中度:经常保持一种姿势 4. 严重:木僵状态	
10	波动性	老年人的精神状况(注意力、思维、定向、记忆力)在面谈前或面谈中有波动吗?	1. 无 2. 轻度:一天之中偶尔地波动 3. 中度:症状在夜间加重 4. 严重:症状在一天中剧烈波动	
11	睡眠—觉醒周期的改变	老年人有睡眠—觉醒周期紊乱的证据吗?例如日间过度睡眠而夜间失眠?	1. 无 2. 轻度:日间偶有瞌睡,且夜间时睡时醒 3. 中度:日间经常瞌睡,且夜间时睡时醒或不能入睡 4. 严重:日间经常昏睡而影响交谈,且夜间不能入睡	

注:19分以下提示该老年人没有谵妄;20~22分提示该老年人可疑谵妄;22分以上提示该老年人有谵妄。

2. 慢性疼痛

(1)慢性疼痛的概念

1980年,国际疼痛协会对疼痛所下的定义是,疼痛是一种与组织损伤或潜在损伤相关的不愉快的主观感觉和情感体验,是机体对有害刺激的一种保护性防御反应。通常认为持续时间超过6个月的疼痛才是慢性疼痛。

疼痛的表现可以是多种多样的,常见的如面色苍白、出汗、肌肉紧张、血压升高、呼吸心跳加快、恶心呕吐、休克等;行为上可有烦躁不安、皱眉、咬唇、握拳、身体蜷曲、呻吟、哭闹、击打等;情绪上可出现紧张、恐惧、焦虑等等。

(2)慢性疼痛筛查常用量表

① 视觉模拟评估法。视觉模拟评估法(visual analogue scale,VAS)在我国临床上使用较为广泛。其基本方法是在纸上面画一条10厘米长的横线(见图5.2.5)。横线的一端为0厘米,表示无痛;另一端为10厘米,表示剧痛;中间部分表示不同程度的疼痛。老年人面对无刻度的线条,在线上最能反映自己疼痛程度之处画一交叉线,由评估者根据老年人画叉的位置测算其疼痛程度。

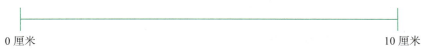

图5.2.5 视觉模拟评估法(VAS)

判定方法如下：

0厘米：0分，无痛，无任何疼痛感觉。

1～3厘米：1～3分，轻度疼痛，不影响工作、生活。

4～6厘米：4～6分，中度疼痛，影响工作，不影响生活。

7～10厘米：7～10分，重度疼痛，疼痛剧烈，影响工作及生活。

此方法简单且易行，比较客观而且敏感。

② 数字评估量表。数字评估量表(numerical rating scale, NRS)用数字0～10依次表示疼痛程度，0表示无疼痛，10表示最剧烈的疼痛。交由老年人自己选择一个最能代表自身疼痛程度的数字，或由医护人员询问老年人："你的疼痛有多重？"然后再由医护人员根据老年人对疼痛的描述选择相应的数字。按照疼痛对应的数字将疼痛分为轻度疼痛(1～3分)，中度疼痛(4～6分)，重度疼痛(7～10分)。

③ 文字描述评估量表。文字描述评估量表(verbal descriptors scale, VDS)用词语描述疼痛程度，进行分级。该方法的词语易于理解，沟通方便，但不适合语言表达障碍的老年人。

具体方法是将疼痛划分为无疼痛、轻微疼痛、中度疼痛、剧烈疼痛4级。

0级：无疼痛。

1级(轻微疼痛)：有疼痛但可忍受，生活正常，睡眠无干扰。

2级(中度疼痛)：疼痛明显，不能忍受，要求服用镇痛药物，睡眠受干扰。

3级(剧烈疼痛)：疼痛剧烈，不能忍受，需用镇痛药物，睡眠受严重干扰，且伴有自主神经紊乱或被动体位。

④ 面部表情疼痛量表。面部表情疼痛量表(faces pain scale, FPS)使用Wong-Baker脸谱评估。评估时，要向被评估者解释每张面孔表情代表不同的疼痛程度，要求被评估者选择能够代表其疼痛程度的表情，如图5.2.6所示。该量表简单直观，可用于文化程度不高、表达能力丧失或认知功能障碍的老年人。

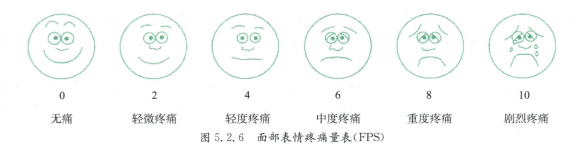

图5.2.6 面部表情疼痛量表(FPS)

(3) 认知功能受损老年人的疼痛评估

部分老年人的认知功能受损，不能主观描述疼痛，可以采用以下方式了解认知功能受损老年人的疼痛状况。

面部表情：皱眉、前额起皱纹、面部扭曲、快速眨眼。

用词语表达或发声：呻吟、大声呼喊、呼吸粗快。

身体表达：紧张、活动受限、坐立不安、辗转反侧。

行为异常：攻击性行为、拒绝进食、骂人、常规活动突然停止等。

精神状态：突然流泪、意识模糊加重、痛苦表情等。

3. 老年帕金森综合征

（1）帕金森综合征的概念

帕金森综合征是帕金森病和各种原因所致的帕金森病症状的总称。

① 帕金森病（Parkinson's disease, PD）。临床表现主要包括静止性震颤、肌强直、运动迟缓、姿势平衡障碍的运动症状和嗅觉减退、便秘、睡眠行为异常、抑郁等非运动症状。

帕金森病的诊断主要依靠病史、临床症状及体征，一般的辅助检查多无异常改变。帕金森病的确切病因至今未明，遗传因素、环境因素、年龄老化、氧化应激等均可能参与 PD 多巴胺能神经元的变性死亡过程。

② 帕金森综合征：根据发病原因，可分为原发性震颤麻痹、继发性震颤麻痹、遗传变性帕金森综合征、症状性帕金森综合征。

（2）帕金森综合征筛查常用量表

常用的帕金森综合征筛查评估量表包括帕金森综合征风险的快速筛查量表、帕金森病分级量表（PDRS）、帕金森病 Hoehn 和 Yahr 分级评分量表等。

帕金森综合征风险的快速筛查量表，见表 5.2.15。

表 5.2.15　帕金森综合征风险的快速筛查量表

序号	筛查问题	选项	得分
1	您从椅子上起立是否有困难？	是□ 否□	
2	您写的字和以前相比是不是变小了？	是□ 否□	
3	有没有人对您说您的声音和以前相比变小了？	是□ 否□	
4	您走路是否容易跌倒？	是□ 否□	
5	您的脚是不是有时突然像粘在地上一样抬不起来？	是□ 否□	
6	您的面部表情是不是没有以前那么丰富了？	是□ 否□	
7	您的胳膊或腿是否经常颤抖？	是□ 否□	
8	您自己系扣子或系鞋带是否感到比较困难？	是□ 否□	
9	您走路时是不是脚拖着地走小步？	是□ 否□	

注：每个问题回答"是"计 1 分，如果超过 3 分，则建议被测试者做进一步检查。

4. 晕厥

（1）晕厥的概念

晕厥是由于各种原因引起的一过性脑血流灌注不足导致的短暂性意识丧失，伴全身肌肉无力，不能保持正常姿势而倒地。一般发生迅速，无任何医疗干预可自行完全恢复。

晕厥由多种原因引起，但癫痫、低血糖等代谢异常、药物或乙醇过量以及头颅外伤所致脑震荡或貌似意识丧失（如假性晕厥）等原因引起的意识丧失，由于机制不同，不属于传统意义上晕厥的范畴。

晕厥主要分为反射性（神经介导性）晕厥、直立性低血压及直立不耐受综合征晕厥和心源性晕厥三类。

(2) 对晕厥有意义的病史特征

表 5.2.16　晕厥发作重要的病史特征

· 发作之前
体位(卧位、坐位或直立位) 　　活动状态(静息、体位改变、锻炼中或锻炼后、排尿中或排尿后、大便、咳嗽、吞咽)，诱因(如拥挤或不通风的地方、长时间站立、餐后)以及情景性事件(如恐惧、剧烈疼痛、颈部运动)
· 发作当时
恶心、呕吐、腹部不适、畏寒、出汗、颈部或肩部疼痛、视物模糊、头晕心悸
· 发作当时目击者
跌倒方式(猛然倒下或呈跪姿)、皮肤颜色(苍白、发绀、潮红)、意识丧失持续时间、呼吸情况(打鼾)、肌肉活动(强直、阵挛、强直—阵挛、细小肌阵挛、自动症)、与跌倒相关的肌肉异常活动、咬舌
· 发作结束
有无恶心、呕吐、出汗、畏寒、意识模糊、肌肉痛、皮肤颜色，有无外伤、胸痛、心悸、大小便失禁
· 老年人背景
猝死家族史、先天性心律失常、心脏病或昏倒、既往心脏病史 　　神经系统病史(帕金森病、癫痫、嗜睡症)、代谢性疾病(糖尿病等) 　　药物(降压药、抗心绞痛药、抗抑郁药、抗心律失常药、利尿剂，以及延长 QT 间期药物)或者其他药物(包括乙醇) 　　对于晕厥反复发作的病例，应搜集反复发作的信息，诸如第一次发作的时间以及发作的频率

(3) 晕厥的快速风险筛查

一旦明确晕厥的存在，就应对其病因及危险性进行评估。加拿大心脏病协会与欧洲心脏病协会提出了晕厥早期高危老年人的特点，包括有严重的结构性心脏病或冠心病、心电图异常(任何形式的传导障碍、心动过速、心动过缓、QT 间期异常)、心力衰竭及低血压(收缩压＜90 mmHg)、严重贫血(血细胞比容＜30%)及严重的电解质紊乱(如低血钾)均为主要的特征。而年龄＞60 岁、呼吸困难、贫血、高血压、脑血管病史、家族史及特殊情景等均为次要危险因素。

上述主要危险因素可以总结为一个英文单词"CHESS"，即：

C：充血性心力衰竭(Congestive cardiac failure)病史；

H：血细胞比容(Hematocrit)＜30%；

E：心电图异常(ECG)；

S：气短(Shortness)；

S：收缩压(Systolic blood pressure)＜90 mmHg。

用上述的"CHESS"评估晕厥老年人 30 天不良事件的敏感性及特异性，分别为 98% 及 56%。

5. 多重用药

(1) 多重用药的概念

多重用药通常是指老年人接受药物治疗时，使用了一种潜在的不适当药物，或者同时服用了 5 种及以上的药物。

(2) 多重用药的不良后果

一是产生药物中毒或药物的不良反应。老年人体内各脏器生理储备能力减弱,对药物的应激反应变得脆弱,药物的治疗量与中毒量之间的安全范围变小,加之老年人肝肾功能减退,排泄变慢,即使只使用了一两种药物,也容易发生药物中毒或药物不良反应。在多重用药的情况下,除每种药物本身的不良反应外,药物与药物之间的相互作用可能进一步增强药物不良反应,加重不良后果的发生率。

二是多重用药易升高老年综合征风险。老年人多重用药易引起意识混乱,进而导致老年谵妄的发生。另外,降压药、安眠药、利尿剂能够升高跌倒和骨折的风险。

三是影响老年人的生活质量。老年人不适当的多重用药增加了老年病的管理费用,老年人的住院率、病死率、药物不良反应发生率提高,老年人的医疗、照护费用上升,严重影响老年人的生活质量。

(3) 多重用药的评估

① 评估内容。多重用药评估内容包括潜在不适当用药、用药依从性、药物不良反应和药物间相互作用等内容。

② 评估工具。老年患者多重用药评估可借助 Beers 标准等有关评估工具,重点评价潜在不适当用药带来的潜在风险,保障多重用药的安全性和有效性。

老年患者多重用药评估可借助用药依从性评估工具,评价用药依从性,并以此为基础有针对性地提高老年患者用药的依从性,保障老年患者的精准、规律用药。

老年患者多重用药所致的药物不良反应事件可借助 ADR 因果关系评估方法进行判别,评价多重用药与患者不适症状间的关系,避免处方瀑布,减少多重用药。

多重用药评估工具请扫码查看,或至"复旦社云平台"(www.fudanyun.cn)下载。

资料

6. 失眠症(睡眠障碍)

(1) 睡眠障碍的概念

睡眠障碍是指睡眠的数量或质量异常,或是在睡眠中或睡眠—觉醒交替时发生异常的行为或生理事件。可由多种因素引起,常与躯体疾病有关。由于老年人大脑皮质功能减退,新陈代谢减慢,体力活动减少,老年人的睡眠时间比青壮年少,一般每天5～7小时。

睡眠障碍可以单独作为某类疾病予以诊断,也可以作为某类或某些疾病与睡眠改变的一组临床症状群。老年群体睡眠障碍的发生可以由多种原因诱发,表现为一种或多种睡眠障碍,常和其他疾病共存,与呼吸道疾病、失能、认知功能下降、抑郁以及药物使用密切相关。长期反复睡眠障碍会影响老年人其他共存疾病的治疗和康复,加重或诱发其他疾病,是威胁老年人身心健康的重要因素。

(2) 睡眠障碍筛查

常用的睡眠障碍评估筛查工具有阿森斯失眠量表(Athens insomnia scale, AIS)、匹兹堡睡眠质量指数量表(Pittsburgh sleep quality index, PSQI)等。

① 阿森斯失眠量表(AIS)见表 5.2.17。

表 5.2.17　阿森斯失眠量表(AIS)

序号	项目	选项	评分	得分
1	入睡时间(关灯后到睡着的时间)	a:没问题	0	
		b:轻微延迟	1	
		c:显著延迟	2	
		d:延迟严重或没有睡觉	3	

(续表)

序号	项目	选项	评分	得分
2	夜间苏醒	a:没问题	0	
		b:轻微影响	1	
		c:显著影响	2	
		d:严重影响或没有睡觉	3	
3	比期望的时间早醒	a:没问题	0	
		b:轻微提早	1	
		c:显著提早	2	
		d:严重提早或没有睡觉	3	
4	总睡眠时间	a:足够	0	
		b:轻微不足	1	
		c:显著不足	2	
		d:严重不足或没有睡觉	3	
5	总睡眠质量(无论睡多长)	a:满意	0	
		b:轻微不满	1	
		c:显著不满	2	
		d:严重不满或没有睡觉	3	
6	白天情绪	a:正常	0	
		b:轻微低落	1	
		c:显著低落	2	
		d:严重低落	3	
7	白天身体功能(体力或精神:如记忆力、认知力和注意力等)	a:足够	0	
		b:轻微影响	1	
		c:显著影响	2	
		d:严重影响	3	
8	白天思睡	a:无思睡	0	
		b:轻微思睡	1	
		c:显著思睡	2	
		d:严重思睡	3	

评价:总分范围0~24分,得分越高,表示睡眠质量越差。总分<4分:无睡眠障碍;总分4~6分:可疑失眠;总分>6分:失眠。

② 匹兹堡睡眠质量指数量表(PSQI),见表5.2.18。匹兹堡睡眠质量指数量表(PSQI)适用于睡眠障碍老年人、精神障碍老年人的睡眠质量评价、疗效观察、一般人群睡眠质量的调查研究,以及睡眠质量与心身健康相关性研究的评定工具,有助于鉴别暂时性和持续性的睡眠障碍。PSQI用于评定被试最近1个月的睡眠质量。由19个自评和5个他评条目构成,第19个自评条目和5个他评条目不参与计分。18

个条目组成7个成分,每个成分按0～3等级计分,累积各成分得分为PSQI总分,总分范围为0～21分,得分越高,表示睡眠质量越差。

表 5.2.18　匹兹堡睡眠质量指数量表(PSQI)

指导语:下面一些问题是关于您最近1个月的睡眠情况,请选择填写最符合您近1个月实际情况的答案。请回答下列问题:
1. 近1个月,晚上上床睡觉通常　　　　点钟
2. 近1个月,从上床到入睡通常需要　　　　分钟
3. 近1个月,通常早上　　　　点起床
4. 近1个月,每夜通常实际睡眠　　　　小时(不等于卧床时间)
对下列问题请选择1个最适合您的答案:
5. 近1个月,因下列情况影响睡眠而烦恼:
a. 入睡困难(30分钟内不能入睡)　(1)无　(2)<1次/周　(3)1～2次/周　(4)≥3次/周
b. 夜间易醒或早醒　(1)无　(2)<1次/周　(3)1～2次/周　(4)≥3次/周
c. 夜间去厕所　(1)无　(2)<1次/周　(3)1～2次/周　(4)≥3次/周
d. 呼吸不畅　(1)无　(2)<1次/周　(3)1～2次/周　(4)≥3次/周
e. 咳嗽或鼾声高　(1)无　(2)<1次/周　(3)1～2次/周　(4)≥3次/周
f. 感觉冷　(1)无　(2)<1次/周　(3)1～2次/周　(4)≥3次/周
g. 感觉热　(1)无　(2)<1次/周　(3)1～2次/周　(4)≥3次/周
h. 做噩梦　(1)无　(2)<1次/周　(3)1～2次/周　(4)≥3次/周
i. 疼痛不适　(1)无　(2)<1次/周　(3)1～2次/周　(4)≥3次/周
j. 其他影响睡眠的事情　(1)无　(2)<1次/周　(3)1～2次/周　(4)≥3次/周
如有下列问题,请说明:
6. 近1个月,总的来说,您认为自己的睡眠质量　(1)很好　(2)较好　(3)较差　(4)很差
7. 近1个月,您用药物催眠的情况　(1)无　(2)<1次/周　(3)1～2次/周　(4)≥3次/周
8. 近1个月,您常感到困倦,难以保持清醒状态吗?　(1)无　(2)<1次/周　(3)1～2次/周　(4)≥3次/周
9. 近1个月,您做事情的精力不足吗?　(1)没有　(2)偶尔有　(3)有时有　(4)经常有
10. 近一个月有无下列情况(请询问同寝室的人)
a. 高声打鼾　(1)无　(2)<1次/周　(3)1～2次/周　(4)≥3次/周
b. 睡眠中较长时间的呼吸暂停　(1)无　(2)<1次/周　(3)1～2次/周　(4)≥3次/周
c. 睡眠中腿部抽动或痉挛　(1)无　(2)<1次/周　(3)1～2次/周　(4)≥3次/周
d. 睡眠中出现不能辨认方向或意识模糊的情况　(1)无　(2)<1次/周　(3)1～2次/周　(4)≥3次/周
e. 睡眠中存在其他影响睡眠的特殊情况　(1)无　(2)<1次/周　(3)1～2次/周　(4)≥3次/周

PSQI计分方法见表5.2.19。

表 5.2.19　PSQI 计分方法

成分	内容	评分 0分	评分 1分	评分 2分	评分 3分
A. 睡眠质量	条目6计分	□很好	□较好	□较差	□很差
B. 入睡时间	条目2和5a计分累计	□0分	□1～2分	□3～4分	□5～6分
C. 睡眠时间	条目4计分	□>7 h	□6～7 h（不含6 h）	□5～6 h（含6 h）	□<5 h
D. 睡眠效率	以条目1、3、4的应答计算睡眠效率*	□>85%	□75%～85%（不含75%）	□65%～75%（含75%）	□<65%
E. 睡眠障碍	条目5b～5j计分累计	□0分	□1～9分	□10～18分	□19～27分
F. 催眠药物	条目7计分	□无	□<1次/周	□1～2次/周	□≥3次/周
G. 日间功能障碍	条目8和9的计分累计	□0分	□1～2分	□3～4分	□5～6分

说明：

条目2计分方法：≤15分，计0分；16～30分，计1分；31～60分，计2分；≥60分，计3分。

5a计分方法：无，计0分；<1周1次，计1分；1～2周1次，计2分；≥3周1次，计3分。

睡眠效率计算方法：睡眠效率 = $\frac{条目4(睡眠时间)}{条目3(起床时间)-条目1(上床时间)} \times 100\%$

条目5b～5j计分方法：无，计0分；<1周1次，计1分；1～2周1次，计2分；≥3周1次，计3分。

7. 尿失禁

（1）尿失禁的概念

根据国际尿控协会的定义，尿失禁是指尿液不自主地流出且能经客观证实的现象，并由此给老年人造成了社会活动不便以及卫生方面的麻烦。

从临床上看，尿失禁表示一种症状、一种体征和一种状态。一种症状是指老年人不自主地漏尿；一种体征是客观地证明有尿流出；一种状态是指经临床或尿动力学检查证实的病理生理过程。

在中国，60岁以上老年人中男性尿失禁患病率为5%～28%，女性尿失禁患病率为25%～40%（在任何年龄阶段，女性发生率均为男性的2倍），且尿失禁的患病率会随着年龄的增长而不断增加。由于尿失禁的发生常不伴有尿意，易导致会阴部湿疹和泌尿系逆行感染，所以患者往往恐惧外出和不愿参加社交活动，严重影响身心健康和生活质量。

（2）尿失禁筛查

目前，常用的尿失禁筛查工具为国际尿失禁咨询委员会尿失禁问卷简表（international consultation on incontinent questionnaire-short-form, ICI‑Q‑SF）。

表 5.2.20　国际尿失禁咨询委员会尿失禁问卷简表（ICI‑Q‑SF）

1. 您漏尿的次数？	从来不漏尿	0	得分□
	一星期大约漏尿1次或经常不到1次	1	
	一星期漏尿2～3次	2	
	每天大约漏尿1次	3	
	一天漏尿数次	4	
	一直漏尿	5	

(续表)

2. 我们想知道您认为自己漏尿的量是多少？在通常情况下，您的漏尿量是多少(不管您是否使用了防护用品)？	不漏尿	0	得分□
	少量漏尿	2	
	中等量漏尿	4	
	大量漏尿	6	
3. 总体上看，漏尿对您日常生活影响程度如何？	请在 0(表示没有影响)～10(表示最大影响)之间的某个数字上画圈 0　1　2　3　4　5　6　7　8　9　10		得分□
4. ICI-Q-SF 评分(把问题 1、2、3 的得分相加)。			总分□
5. 什么时候发生漏尿？	从不漏尿		是□　否□
	未能到达厕所就会有尿液漏出		是□　否□
	在咳嗽或打喷嚏时漏尿		是□　否□
	在睡着时漏尿		是□　否□
	在活动或体育运动时漏尿		是□　否□
	在小便完和穿好衣服时漏尿		是□　否□
	在没有明显理由的情况下漏尿		是□　否□
	在所有时间内漏尿		是□　否□

评分：把第 1～3 个问题的分数相加为总分。总分范围为 0～21 分，代表老年人症状的严重程度，分值越高症状越重。
0 分：正常，无症状，不需要任何处理；
1～7 分：轻度尿失禁，不需要佩戴尿垫，到尿失禁咨询门诊就诊或电话咨询，进行自控训练；
8～14 分：中度尿失禁，需要佩戴尿垫，到尿失禁门诊就诊进行物理治疗或住院手术治疗；
15～21 分：重度尿失禁，严重影响正常生活和社交活动，到专科医院或者老年医院接受系统治疗。

知识测验

扫码进行在线知识测验。

拓展训练

[基本信息]姓名：唐＊；性别：男；年龄：77 岁。居住于幸福里颐养院 710 房 2 床。

[既往病史]高血压病，脑出血后遗症。

[目前状况]爷爷大约 2 年前开始出现手抖，对日常生活产生一定影响，无法自己系扣子、系鞋带。还出现了走路缓慢、迈步困难、步子变小等症状。近半年来，爷爷有时候会发生漏尿到裤子上的情况，不知不觉尿液就漏出来了。

案例情境中的详细信息请扫码查看，或至"复旦社云平台"(www.fudanyun.cn)下载。

任务：请为唐爷爷进行护理需求评估。

详细信息

任务3 辅助器具需求评估

学习目标

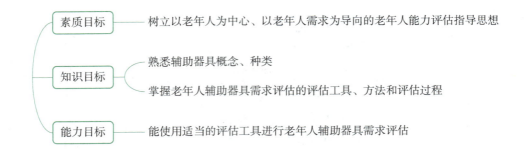

素质目标——树立以老年人为中心、以老年人需求为导向的老年人能力评估指导思想

知识目标——熟悉辅助器具概念、种类
　　　　　　掌握老年人辅助器具需求评估的评估工具、方法和评估过程

能力目标——能使用适当的评估工具进行老年人辅助器具需求评估

情境导入

[基本信息] 姓名：李﹡国；性别：男；年龄：78岁；体重：60千克；身高：165厘米。与配偶居住于幸福小区7栋201房，由幸福里颐养院提供居家养老服务。

[既往病史] 类风湿10余年。

[目前状况] 李爷爷是干部退休，经济状况良好，家居环境已经进行了适老化改造（地面防滑、高差处理、扶手安装等）。有一儿一女，周末儿女均会回家探望，爷爷心情愉悦，生活意愿积极。近一个月来发觉手指关节活动障碍程度加重，晨僵明显，双腿膝关节活动受限，无法直立行走。随着年龄增长，视力、听力等功能出现不同程度的衰退。家人鉴于李爷爷的身体情况，想让李爷爷到养老机构接受专业养老服务，但爷爷不想离开熟悉的家居环境，想通过借助辅助器具实现部分功能恢复，居家养老。

案例情境中的详细信息请扫码查看，或至"复旦社云平台"（www.fudanyun.cn）下载。

详细信息

任务要求：请为李爷爷进行辅助器具需求评估。

任务分析

1. 什么是辅助器具？

辅助器具简称辅具，是能预防、代偿、监护、减轻或降低残损、活动受限和参与受限的任何器具。

2. 为什么要对李爷爷进行辅助器具需求评估？

李爷爷因为疾病和身体机能逐渐减弱，移动能力、视力听力等感知觉受损，出现了活动困难，通过辅助器具的补偿作用，能增强原有机能，改善活动困难。根据李爷爷的主要诉求，结合李爷爷现在的日常生活活动能力、居住环境及平时的生活习惯、照护资源等，对李爷爷的辅助需求进行评估，为李爷爷进行辅助器具适配提出建议并转介专业的辅助器具适配团队，让李爷爷的诉求得以满足。

3. 老年人辅助器具需求评估需要运用哪些工具和方法？

① 评估工具：《老年人能力评估规范》中评估量表、Lawton-Brody 工具性日常生活活动能力评估量表（Lawton-Brody IADLS）、简易精神状态检查量表（MMSE）等认知功能评估量表。

② 评估方法：提问法、测试法、观察法、查阅法等。

4. 老年人辅助器具需求评估的评估过程是怎样的？

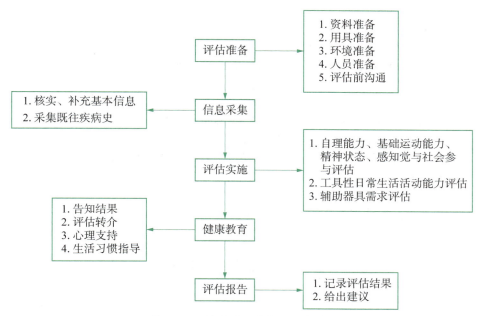

图 5.3.1　辅助器具需求评估过程图

任务实施

本任务实施可进行角色演练，具体如下：

1. 分小组进行评估，完成评估报告。
2. 小组内部分工，确定角色：评估员、老年人、观察员 2 位（请老年人扮演者扫码查看或上网下载情境案例中详细的评估信息）。
3. 各角色分享心得体会，观察员说出评判记录及感受。
4. 各角色反思。

过程一：评估准备

表 5.3.1　评估准备过程图

步骤	内容（话术示例）
资料准备	1. 熟悉李爷爷的基本信息资料、病历、体检报告、用药史等。 2. 准备评估记录表格或评估系统等。 3. 对李爷爷生活习惯、照护资源以及居住环境进行了解。
用具准备	桌椅、记录表、笔、秒表、卷尺等。
环境准备	空气清新，温湿度适宜，光线明亮，安静整洁，保护隐私。
人员准备	评估员：专业着装，洗净双手，佩戴评估员证。 老年人：意识清醒，心情愉悦，取舒适体位，同意接受评估，无其他需要。

(续表)

步骤	内容(话术示例)
评估前沟通	1. 自我介绍。 李爷爷,您好,我是**机构的评估员李*,您可以叫我小李,这是我的评估员证。 2. 介绍评估内容、评估时间、评估目的、需要老年人配合的事项,强调保护老年人隐私,征得老年人的同意。 李爷爷,您这边是希望通过辅助器具来协助您进行日常生活对吗?我们今天是来了解一下您现在的生活状况及现阶段主要面临的问题,给您提出辅助器具的建议。这个过程大概需要半个小时,我们需要您的配合,比如需要您或者与您共同生活的人来描述您的日常生活习惯,可能还需要您完成一些日常的生活动作。您放心,你的所有信息我都会妥善保管,不会泄露您的隐私。您可以配合我吗?您还有其他需要吗?我们现在开始吧?

过程二:信息采集

表 5.3.2　信息采集过程表

步骤	内　　容
核实基本信息	李*国,男,78岁,居住于幸福小区7栋201房。
补充采集基本信息	采集老年人身高、体重、受教育情况、经济来源、目前陪护情况、目前辅具器具使用情况、辅具器具使用意愿等信息。
采集既往疾病史	采集既往疾病史和目前服药情况,可要求老年人出具疾病诊断、病历等资料。

过程三:评估实施

通过标准量表评估老年人的功能障碍、弱化程度及潜在功能等。

表 5.3.3　评估实施过程表

步骤	内　　容
自理能力、基础运动能力、精神状态、感知觉与社会参与评估	1. 运用《老年人能力评估规范》中评估量表从进食、洗澡、修饰、穿/脱上衣、穿/脱裤子和鞋袜、大便控制、小便控制、如厕8个方面评估自理能力。 2. 运用《老年人能力评估规范》中评估量表从床上体位转移、床椅转移、平地行走、上下楼梯4个方面评估基础运动能力。 3. 运用《老年人能力评估规范》中评估量表从时间定向、空间定向、人物定向、记忆、理解能力、表达能力、攻击行为、抑郁症状、意识水平等9个项目评估精神状态。 4. 运用《老年人能力评估规范》中评估量表从视力、听力、执行日常事务、使用交通工具外出、社会交往能力等5个方面评估感知觉与社会参与能力。 李爷爷评估结果可扫码查看,或至"复旦社云平台"(www.fudanyun.cn)下载。
工具性日常生活活动能力评估	运用 Lawton-Brody 工具性日常生活活动能力评估量表从使用电话、上街购物、食物烹调、家务维持、洗衣服、外出活动、服用药物、处理财务等8个方面进行评估。 李爷爷评估结果可扫码查看,或至"复旦社云平台"(www.fudanyun.cn)下载。
认知功能评估	运用简易精神状态检查量表(MMSE)从时间定向力、空间定向力、即刻记忆力、注意力和计算力、回忆能力、物品命名能力、语言复述能力、阅读理解能力、语言理解能力、语言表达能力、空间结构能力等方面进行评估。 李爷爷评估结果请扫码查看,或至"复旦社云平台"(www.fudanyun.cn)下载。

评估结果

(续表)

步骤	内　　容
辅助器具需求评估	1. 综合老年人临床诊断和能力评估情况,判断老年人功能障碍情况,是否有肢体障碍、视觉障碍、听觉障碍、语言障碍或认知障碍等。 2. 根据老年人功能障碍情况,判断老年人所需辅助器具种类。

过程四:健康教育

表 5.3.4　健康教育过程图

步骤	内容(话术示例)
告知评估初步结果	李爷爷,通过刚才的沟通我们了解到您目前处于轻度失能的状态,生活需要他人协助。存在一些肢体功能障碍,建议您可以配备一些帮助精细动作的辅具,如系扣器。您也需要轮椅等帮助移动的辅具。你常常忘记吃药,也可以配备智能药盒等辅具提醒您规律服药。
介绍下一步评估转介	我刚才对您进行的评估只是一个初步的信息收集和辅助器具需求确认,对于您的辅助器具需求我们将会为您转介专业的辅助器具适配团队,根据您的期望结合您现在的生活状况及经济状况等为您制定适配方案。
进行心理支持	您也不用过于担心,辅具能够帮助我们最大程度实现自理,也能帮助我们预防很多风险的发生。
进行生活习惯指导和健康教育	您最近可能有点心急,经常自己超负荷锻炼,也可能会导致关节疼痛的。在运动方式上,要量力而行,切不可超负荷运动,以免加重关节负担。 在饮食上,要尽量控制膳食总量,避免体重增长加重关节的负担。日常的饮食应多样化,食盐和油脂要适量,粗细搭配。身心放松也是有助于缓解疼痛的,减轻关节负担。

过程五:评估报告

记录评估结果,给出建议,形成评估报告。

表 5.3.5　辅助器具需求评估报告表

辅助器具需求评估报告							
姓名	李＊国	性别	男	年龄	78	住址	幸福小区 7 栋 201 房
疾病史和服用药物: 类风湿,遵医嘱服甲氨蝶呤。							
能力评估结果: 1. 老年人能力评估总分 66 分,轻度失能。 　其中,洗澡 2 分,修饰 2 分,穿/脱上衣 2 分,穿/脱裤子和鞋袜 2 分,如厕 2 分;床椅转移 2 分,平地行走 2 分,上下楼梯 1 分;空间定向 3 分;视力 1 分,听力 1 分,执行日常事务 2 分,使用交通工具外出 0 分。 2. Lawton-Brody 工具性日常生活活动能力评估总分 6 分。严重依赖。 　上街购物:完全不上街购物 0 分;外出活动:仅能在他人帮助或陪伴下乘坐出租车或汽车 1 分;食物烹调:会将已做好的饭菜加热 1 分;家务维持:完全不能做家务 0 分;洗衣服:完全依赖他人 0 分;使用电话的能力:可拨打熟悉的电话号码 2 分;服用药物:需要提醒或少许协助 2 分;处理财务能力:完全不能处理财务 0 分。 3. 认知功能评估:MMSE 量表评估总分 29 分,无认知障碍。							
功能障碍类型: 肢体障碍							

辅助器具需求：
1. 特制筷、系扣器等辅助精细动作类辅助器具。
2. 轮椅等移动类辅助器具。
3. 智能药盒等配置。

照护建议：
1. 转介给辅助器具适配团队进行进一步评估。
2. 在康复医师的指导下进行适量训练，不可盲目锻炼，以免加重关节负担。
3. 遵医嘱按时服药，并定期监测随访。

任务评价

辅助器具需求评估任务评价表请扫码查看，也可至"复旦社云平台"（www.fudanyun.cn）下载。

相关知识

一、辅助器具概念

辅助器具，简称辅具。辅助器具是能预防、代偿、监护、减轻或降低损伤、活动受限和参与限制的任何产品（包括器具、设备、工具、技术和软件），可以是特别生产的或通用的产品。换句话说，凡是能够有效克服功能障碍的影响，提高功能障碍者的生活质量和参加社会能力的器具，高级的如盲人专用计算机系统，普通的如树杈做成的拐杖，都是辅助器具。

二、老年人辅助器具种类

根据老年人对辅助器具的需求，辅助器具主要分为以下几类。

1. 老年人移动辅助器具

轮椅、代步车、拐杖、助行器、移位升降装置、翻身装置等。

2. 老年人自我照护辅助器具

① 进食辅助器具：围兜、餐碟和餐碗、喂食辅助器具、其他餐具。

② 穿脱衣服类辅助器具：系扣辅助器、穿袜辅助器、穿鞋辅助器等。

③ 如厕辅助器具：排尿辅助器具、失禁者辅助器具、坐便器。

④ 洗浴辅助器具：洗澡凳/椅/床、洗澡工具、洗澡升降器、浴室配件等。

3. 康复训练类辅助器具

运动功能障碍康复训练辅助器具、家用理疗设备、失智老年人康复训练辅助器具等。

4. 沟通交流类辅助器具

视觉类辅助器具、听力类辅助器具、交流类辅助器具。

5. 监测身体的辅助器具

如血压计、血糖仪、体温计等。

6. 安全报警的辅助器具

如个人意外报警器、跌倒报警器、监测和定位系统等。

表 5.3.6 部分辅助器具图片展示

类别		
穿脱衣服的辅助器具	穿衣辅助杆（穿衣一端 穿袜一端）	系扣辅助器
如厕辅助器具	坐便椅	尿壶
食饮辅助器具	助餐餐具（助食筷子、防洒碗、助食勺子、助食叉子）	流质杯
清洗、盆浴和淋浴辅助器具	淋浴椅（带凹槽）	长柄刷

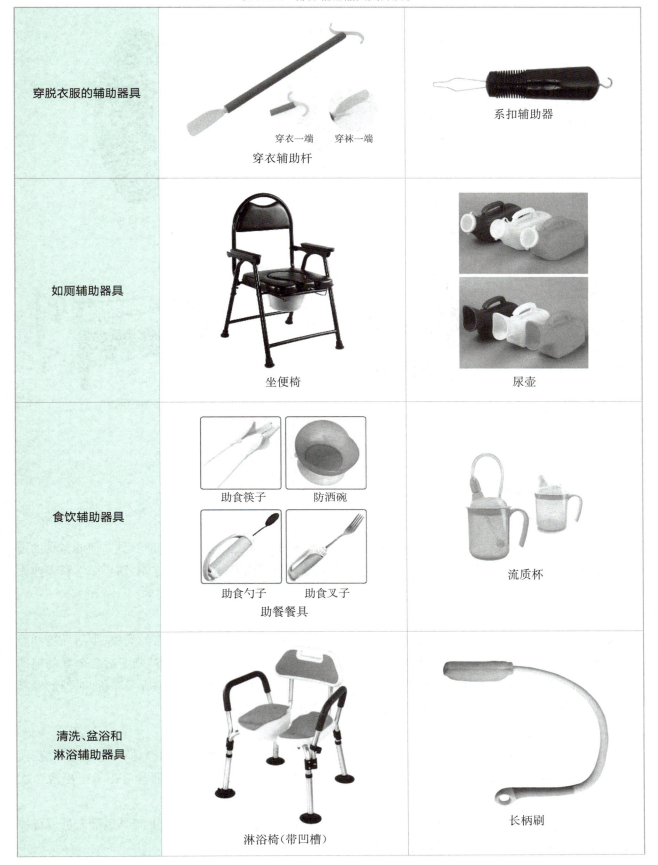

(续表)

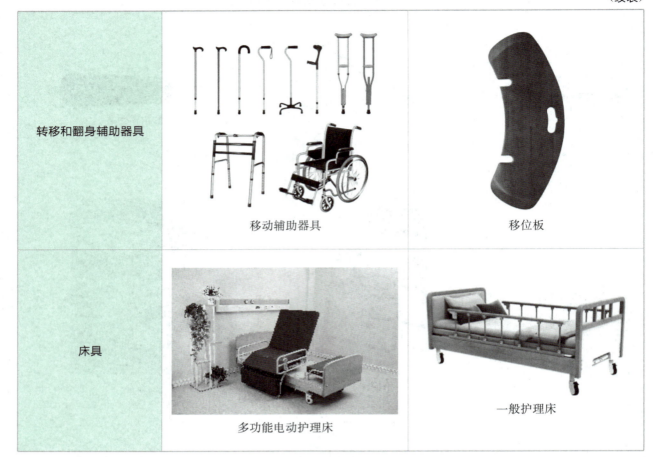

| 转移和翻身辅助器具 | 移动辅助器具 | 移位板 |
| 床具 | 多功能电动护理床 | 一般护理床 |

三、辅助器具适配

1. 辅助器具适配概念

辅助器具适配是指通过科学的评估与测量,为功能障碍的个体选择合适的辅助器具。辅助器具的适配需要综合考虑功能障碍者的自身状况、残存功能和家庭环境等因素,进行量身定制,需要多学科专业人才参与。

2. 辅助器具适配流程

辅助器具适配遵循以下流程:①观察,观察个案的残障程度;②询问,询问个案的病史、生活环境和经济情况;③了解,了解个案的需求和期望值;④评定,评定个案的功能障碍;⑤处方,确定适合个案的辅助器具;⑥适配,为个案配置适合的辅助器具;⑦训练,教会个案正确地使用辅助器具;⑧评价,对辅助器具配置进行效果评价;⑨跟踪,对个案的使用效果和新的需求进行跟踪服务。

3. 老年人辅助器具适配评估

老年人辅助器具适配评估是指专业人员对辅助器具使用者的身体功能、辅助器具功能、使用环境、使用效果合适与否的测评,通过评估量表完成。适配评估的意义,是防止因辅助器具应用不当出现二次损伤。

老年人辅助器具需求评估是辅助器具适配评估的前期工作,接下来还需要专业辅具适配人员进行辅助器具评估、环境评估、辅具选用等,后期还要进行使用情况跟踪和评估。

> **主题讨论**
>
> 现在有一些辅助器具销售企业没有提供辅助器具适配评估服务,往往根据老年人的要求售卖产品,甚至可能为了获利极力推销价格昂贵的辅助器具给老年人。你怎么看这种现象呢?

四、老年人辅助器具需求评估

辅助器具需求评估是为了了解老年人使用者及其需求,也是辅助器具适配流程中的第一步,主要包括采集个人基本信息、能力评估、功能障碍类型判断和辅助器具需求判断。

1. 采集个人基本信息

包括老年人的姓名、性别、年龄、民族、既往职业、身份证号、联系电话、居住地址等,还需要采集老年人身高、体重、受教育情况、经济来源、目前陪护情况、目前辅具使用情况、辅具使用意愿等信息。

2. 能力评估

辅助器具的使用需求评估建立在老年人能力评估的基础上。老年人能力评估包括自理能力的评估、基础运动能力评估、精神状态评估、感知觉与社会参与评估、工具性日常生活活动能力评估、认知功能评估等。

3. 功能障碍类型判断

结合能力评估结果,相比正常标准分析功能障碍程度,并参考老年人临床诊断,如脑卒中、脊髓损伤、脑外伤、脊髓灰质炎后遗症、心肺功能疾病、运动神经元疾病、下肢骨折或截肢、关节炎、肌肉萎缩及其他等,初步判断老年人存在哪些功能障碍。功能障碍的类别包括肢体障碍、视觉障碍、听觉功能障碍、语言功能障碍、认知功能障碍等。肢体障碍如上肢(手)障碍、下肢(脚)障碍、躯干障碍、四肢障碍等。

4. 辅助器具需求判断

障碍类型不同,所需辅助器具种类不同。如果老年人是右利手,但病后出现右侧肢体偏瘫,右侧手指不灵活,可能需要饮用、进食、穿脱衣服类辅助器具。排尿、排便障碍或肢体障碍的老年人,可能需要如厕的辅助器具。失禁的老年人需要纸尿裤、尿袋等辅助器具。洗澡困难的老年人可能需要洗浴辅助器具。认知功能障碍的老年人可能需要失智老年人康复训练辅助器具。运动功能障碍的老年人可能需要运动功能障碍康复训练辅助器具。慢性疼痛的老年人可能需要家用理疗设备。视觉听觉障碍或沟通能力下降的老年人需要视觉听觉或交流类辅助器具。

障碍类型相同,障碍程度不同,所需辅助器具种类也不同。障碍程度包括无、轻度、中度、重度、完全。如对于转移能力障碍的老年人,轻者需要拐杖、助行器,重者需要轮椅等移动辅助器具。

老年人能力评估员对老年人的辅助器具需求进行初步评估,后续辅助器具适配还需要专业技术人员进行。

知识测验

扫码进行在线知识测验。

在线测验

拓展训练

寻找一位社区居家的轻度失能老年人,对其辅助器具需求进行评估。

任务 4　安全防护需求评估

学习目标

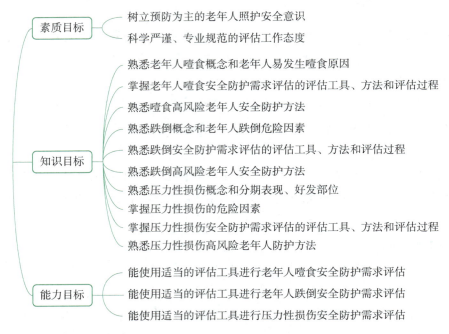

情境 1　噎食安全防护需求评估

情境导入

[基本信息]姓名:张＊云;性别:女;年龄:86 岁;体重:48 千克;身高:155 厘米。居住于幸福里颐养院 201 房 1 床。

[既往病史]高血压、脑梗塞后遗症。

[目前状况]现老人左侧肢体活动受限。三天前,自行进食花生仁时,被花生仁卡住,呼吸困难,面色紫绀。幸好护理员及时使用海姆立克法进行救助,奶奶脱离危险,无其他不适,但奶奶十分后怕,担心自己再次发生噎食。

情境中详细的评估信息,可扫码查看,也可至"复旦社云平台"(www.fudanyun.cn)下载。

详细信息

任务要求:请为张奶奶进行噎食安全防护需求评估。

任务分析

1. 什么是噎食?

噎食,是指食物堵塞咽喉部或卡在食道的第一狭窄处,甚至误入气管,引起呼吸窒息。

2. 为什么要对张奶奶进行噎食安全防护需求评估?

张奶奶三天前发生了噎食。我们通过评估可以确认张奶奶是否为发生噎食的高危人群,找到张奶奶可能发生噎食的原因。有针对性地采取预防措施,尽可能降低张奶奶再次发生噎食的风险。

3. 噎食安全防护需求评估的评估工具和方法有哪些?

① 评估工具:常用的吞咽障碍筛查工具有进食评估问卷调查工具-10(eating assessment tool,EAT-10)、洼田饮水试验、反复唾液吞咽试验等。

② 评估方法:提问法、测试法、观察法、查阅法等。

4. 噎食安全防护需求评估的评估过程是怎样的?

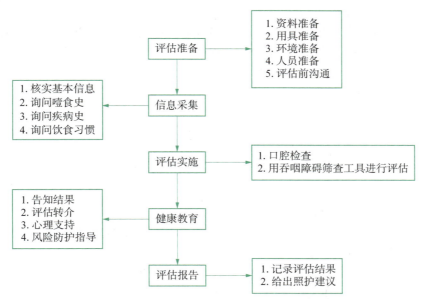

图 5.4.1　噎食安全防护需求评估过程图

📋 任务实施

> 任务实施可进行角色演练,具体如下:
> 1. 分小组进行评估,完成评估报告。
> 2. 小组内部分工,确定角色:评估员、老年人、观察员 2 位(请老年人扮演者扫码查看或上网下载情境案例中详细的评估信息)。
> 3. 各角色分享心得体会,观察员说出评判记录及感受。
> 4. 各角色反思。

过程一:评估准备

表 5.4.1　评估准备过程表

步骤	内容(话术示例)
资料准备	1. 熟悉张奶奶的基本信息资料、过往评估资料、病历、体检报告等。 2. 准备吞咽障碍筛查量表、评估记录表格或评估系统等。
用具准备	评估桌椅、计时器、水杯、量杯、温开水、手电筒、压舌板、一次性手套等。
环境准备	空气清新,温湿度适宜,光线明亮,安静整洁,保护隐私。
人员准备	评估员:专业着装,洗净双手,佩戴评估员证。 老年人:意识清醒,心情愉悦,取舒适体位,同意接受评估,无其他需要。

(续表)

步骤	内容（话术示例）
评估前沟通	1. 自我介绍： 张奶奶，您好！我是幸福里颐养院评估员小＊，这是我的评估员证。 2. 介绍评估内容、评估时间、评估目的、需要老年人配合的事项，强调保护老年人隐私，征得老年人的同意。 张奶奶，前几天您发生了一次噎食对吗？您现在好多了吧？没有不舒服了吧？为了避免这种危险的情况再次发生，我今天来帮您进行一次噎食的安全防护需求评估，以便为您制定相应的防护措施。评估时间大约需要20分钟，需要您配合我回答一些问题，完成一些指定的动作。您放心，您的所有信息我都会妥善保管，不会向任何人泄露您的隐私。您可以配合我吗？您现在还有什么其他的需要吗？

过程二：信息采集

表 5.4.2　信息采集过程表

步骤	内容（话术示例）
核实基本信息	张＊云，女，86岁，幸福里颐养院201房1床。
询问噎食史	1年内发生过噎食吗？发生过几次？什么时间发生的？ 发生噎食的时候吃的是什么？发生噎食的时候吃东西的体位是什么样的？有没有同时在说话、笑，或者做其他事情？ 平时吃东西或者喝水有没有发生呛咳？如果有，多久发生一次？
询问疾病史	有无脑血管疾病、精神病、癫痫、痴呆等神经疾病史？ 有无高龄虚弱、长期卧床、咳嗽无力等情况？ 服用何种药物？ 有无头颈部手术史？
询问饮食习惯	平时进食的食物的种类有哪些？食物的软硬度、黏稠度怎么样？ 平时进食的体位怎么样？ 平时进食时有无讲话、嬉笑、情绪激动、看电视等不良习惯？ 有无暴饮暴食？

过程三：评估实施（扫码看视频）

表 5.4.3　评估实施过程表

步骤	内　容
口腔检查	检查牙齿脱落情况；观察口腔黏膜有无红肿、溃疡等影响咀嚼的情况。 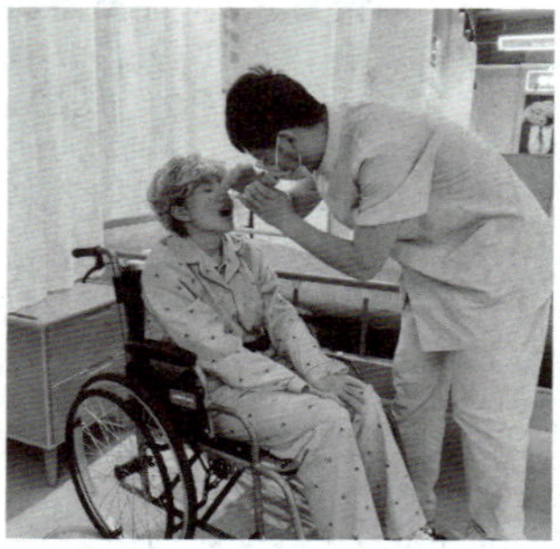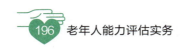 图 5.4.2　口腔检查

（续表）

步骤	内 容
使用吞咽障碍筛查工具进行评估	张奶奶半年前发生脑卒中，目前在康复期，可交流，左侧肢体活动受限，右侧良好，可配合完成相关指令动作。根据张奶奶的具体情况，选择适合的筛查工具：进食评估问卷调查工具-10（EAT-10）、洼田饮水试验和反复唾液吞咽试验，进行评估。 评估结果请扫码查看，或至"复旦社云平台"（www.fudanyun.cn）下载。 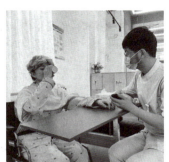 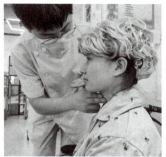 图 5.4.3　洼田饮水试验　　　图 5.4.4　反复唾液吞咽试验

评估结果

过程四：健康教育

表 5.4.4　健康教育过程表

步骤	内容（话术示例）
告知评估初步结果	张奶奶，通过刚才的评估，您的吞咽功能存在轻度障碍，这是导致您发生噎食的主要原因。同时，您还有一些不良的饮食习惯，也会增加您发生噎食的可能性。
介绍下一步评估转介	我刚才对您进行的评估只是一个初步的筛查，您的吞咽功能需要进一步的专业评估。如果您需要的话，我可以给您介绍专业的医生和康复师过来帮助您。
进行心理支持	您也不用过于担心，通过一些康复训练，您的吞咽障碍是可以慢慢好转的，我也会教给您适合的饮食方法和种类，并告知护理员对您加强饮食的护理，您以后就不会再发生噎食啦。
进行风险防护指导和健康教育	张奶奶，您平时可以进行一些简单的口腔操，增强口腔和咽喉部的肌肉力量，有助于吞咽功能的恢复。 　　您喜欢吃坚果，坚果是特别容易发生噎食的食物。您应该让护理员阿姨帮您把坚果打碎之后再吃。其他的食物也应该尽量处理得软烂或小块一些再吃。我也会跟您的护理员强调这一点的。 　　您平时吃东西的时候要注意体位，不要躺着吃，应该坐起来，身体前倾。吃的时候要细嚼慢咽，要专心地吃，不要做其他无关的事情，比如说聊天呀、笑啊、看电视等。吃完了及时漱口，清洁口腔。吃完饭不要马上躺下，要保持体位30分钟，再躺下休息。 　　张奶奶，您不要害怕噎食而不敢吃东西，要保证营养。只要注意食物的处理和进食方法，是没有问题的。

主题讨论

张奶奶发生噎食后，非常担心自己再次发生噎食，对吃东西出现了恐惧情绪。为了消除张奶奶的消极心理和预防噎食的再次发生，你作为评估员，能够为张奶奶提供哪些服务和支持呢？

过程五：评估报告

记录评估结果，给出照护建议，形成评估报告。

表 5.4.5 噎食安全防护需求评估报告表

姓名	张＊云	性别	女	年龄	86	床号	幸福里颐养院 201 房 1 床

噎食史：
张奶奶近一年发生过一次噎食。时间为三天前，她自行进食花生仁时，被花生仁卡住，出现呼吸困难，面色紫绀，护理员使用海姆立克法进行救助，脱离危险，无其他不适。平时吃东西、喝水也偶尔发生呛咳。
疾病史和服用药物：
高血压、脑梗塞后遗症；服用降血压药左旋氨氯地平。
饮食习惯：
长期服用降血压药物。平时吃机构食堂专为老年人准备的饭菜，口味较清淡，饭菜软烂，吃饭食量不大，但喜欢吃零食，爱吃花生仁、开心果等坚果类食物，经常背着护理员偷偷吃，有时候床没有摇起来，躺在床上吃。
评估结果：
1. 口腔检查：左右侧分别脱落了一颗磨牙；口腔黏膜无红肿、溃疡。
2. 吞咽障碍工具筛查结果：
(1) EAT-10 量表 4 分，提示吞咽异常。
(2) 洼田饮水试验 2 级，提示吞咽异常。
(3) 反复唾液吞咽试验完成 2 次，第三次喉头未充分上举，提示吞咽异常。
照护建议：
1. 转介给专业医生和康复师进行进一步评估和治疗、康复。
2. 加强心理支持，给予安慰和关心，耐心向老年人讲解疾病的发生发展和康复过程，消除恐惧心理，增强生活自信。
3. 加强口腔护理，协助食后漱口清洁。
4. 软烂饮食，保证高蛋白、高膳食纤维类食物的摄入，避免过冷、过热、粗糙和有刺激性食物，饮食宜清淡，少油腻。
5. 协助老年人服药，在医师或药师的指导下，可采取切半或磨粉的方法帮助服用。
6. 加强饮食健康教育，如适合的食物种类、正确的进食习惯和进食体位、进食的注意事项等，以及噎食的自救办法等。
7. 加强对护理员海姆立克法的培训。

任务评价

任务评价

噎食安全防护需求评估任务评价表请扫码查看，也可至"复旦社云平台"(www.fudanyun.cn)下载。

相关知识

一、噎食相关概念

1. 吞咽

是指从外部摄取的食物和水经过口腔、咽和食管进入胃的过程。吞咽是人的基本生命活动之一，与人们的生存质量存在密切关系。

2. 吞咽障碍

是指食物和水不能安全、顺利地经过口腔进入胃。吞咽过程中出现咀嚼动作，口腔内食团的形成和传送及吞咽反射启动（同时软腭上抬关闭鼻腔，声门闭合关闭气道，会厌封闭喉口），咽—食道蠕动，食管上括约肌(包括下咽缩肌和环咽肌)开放等一个或多个步骤出现异常,以及食物受到阻碍而产生的咽部、胸骨后或剑突部位的黏着、停滞、梗塞或疼痛的症状,均为吞咽障碍的表现。吞咽障碍发生的原因可能是功能性的,也可能是器质性的,可能为局部病变或者全身病变所引起。吞咽障碍患者中,老年人占绝大多数。吞咽障碍还可能引起营养不良、吸入性肺炎等严重不良后果。对于老年吞咽障碍,早期诊断、早期治疗是降低死亡率,提高生活质量的重要环节。

3. 噎食

噎食,是指食物堵塞咽喉部或卡在食道的第一狭窄处,甚至误入气管,引起呼吸窒息,是老年人猝死的常见原因之一。吞咽障碍是发生噎食的主要原因之一。在老年人中,吞咽障碍的发生率较高。据统计,美国60岁以上的正常老年人中,约50%存在不同程度的吞咽障碍;老年痴呆老年人中,仅7%没有吞咽障碍;帕金森病老年人吞咽障碍的发生率为95%(包含极轻度的吞咽障碍)。

老年人容易发生噎食的原因包括:

① 高龄老年人随着年龄的增长,口腔、咽喉与食管等部位的组织结构发生退行性变。黏膜萎缩、神经末梢感受器反应逐渐迟钝,肌肉变性、食管括约肌柔顺度下降等变化,导致老年人容易发生吞咽功能障碍而致噎食。

② 衰弱老年人出现营养不良、肌少症、多病共存等危险因素也是导致噎食发生的重要原因。

③ 老年人出现神经疾病,如痴呆、帕金森病、脑卒中等,导致咽反射迟钝,易造成吞咽动作不协调而发生意外。

④ 老年人咀嚼功能不良,大块食物尤其是肉类,不容易被嚼碎。

⑤ 社会环境及疾病导致的心理障碍使老年人容易情绪激动,诱发食道痉挛。

⑥ 卧床老年人进食时的不良体位也可能导致噎食的发生。

⑦ 老年人进食时谈话、说笑、注意力不集中等不良饮食习惯。

二、吞咽障碍筛查

吞咽障碍筛查的主要目的是发现吞咽障碍的高危人群,判断是否需要做进一步的诊断性检查。当老年人在筛查中发现可能存在吞咽障碍时,就应当到医院等医疗卫生机构进行吞咽功能评估。需强调的是,筛查并非用于量化吞咽障碍的风险程度或指导吞咽障碍的管理,筛查不能取代临床功能评估和仪器检查。针对于老年人能力评估,此处仅讨论吞咽障碍筛查评估工具与使用方法。

1. 进食评估问卷调查工具-10(EAT-10)

进食评估问卷调查工具-10(EAT-10)是由Belafsky等于2008年研发的吞咽障碍筛查工具,其目的是为了识别吞咽障碍高风险人群,对症状严重性、生活质量和治疗有效性进行结局测量。EAT-10由10个问题组成,包括各种吞咽障碍症状、临床特点、心理感受、社交影响。每个问题分为5个等级:没有(0分)、轻度(1分)、中度(2分)、重度(3分)和严重(4分)。EAT-10总分≥3分为异常。EAT-10中文版仅适用于已有饮水和进食经历的老年人,对评估急性期脑卒中老年人有良好的信度和效标、效度。

表 5.4.6　进食评估问卷调查工具-10(EAT-10)

1.	我的吞咽问题已经使我体重减轻	0	1	2	3	4
2.	我的吞咽问题影响到我在外就餐	0	1	2	3	4
3.	吞咽液体费力	0	1	2	3	4

(续表)

4.	吞咽固体费力	0	1	2	3	4
5.	吞咽药片(丸)费力	0	1	2	3	4
6.	吞咽有疼痛	0	1	2	3	4
7.	我的吞咽问题影响到我享用食物的快感	0	1	2	3	4
8.	我吞咽时有食物卡在喉咙里	0	1	2	3	4
9.	我吃东西有时会咳嗽	0	1	2	3	4
10.	我吞咽时感到紧张	0	1	2	3	4

2. 反复唾液吞咽试验

老年人取坐位,卧床老年人应采取放松体位。

评估员将食指横置于被评估者甲状软骨上缘,嘱做吞咽动作。当确认喉头随吞咽动作上举、越过食指后复位,即判定完成一次吞咽反射。当被评估者诉口干难以吞咽时,可在其舌上滴注少许水,以利吞咽。

嘱尽快反复吞咽,并记录完成吞咽次数。老年人在30秒内能达到3次吞咽即可。一般有吞咽困难的老年人,即使第一次吞咽动作能顺利完成,但接下来的吞咽动作会变得困难,或者喉头尚未充分上举就已下降。

3. 洼田饮水试验

本评估方法由日本学者洼田俊夫设计提出,主要通过饮水来筛查老年人有无吞咽障碍及其程度。方法是先让被评估者单次喝下2~3茶匙水,每次喝一茶匙,连续两次呛咳属异常,停止试验,降低因筛查带来的误吸风险。如无问题,再让被评估者像平常一样喝下30毫升水,然后观察和记录饮水时间、有无呛咳、饮水状况等。饮水状况的观察包括啜饮、含饮、水从嘴唇流出、边饮边呛、小心翼翼地喝等表现,以及饮后声音变化、老年人反应等。洼田饮水试验按5级进行分级评价记录。

表 5.4.7 洼田饮水试验

让被评估者端坐,喝下30毫升温开水,观察所需时间及呛咳情况:

Ⅰ级	能够顺利地1次咽下
Ⅱ级	分2次以上,能够不呛咳地咽下
Ⅲ级	能1次咽下,但有呛咳
Ⅳ级	分2次以上咽下,且有呛咳
Ⅴ级	全量咽下困难,频繁呛咳
评级	

正常:Ⅰ级,5秒内完成。可疑:Ⅰ级,5秒以上完成;Ⅱ级。异常:Ⅲ、Ⅳ、Ⅴ级。

三、噎食高风险老年人健康教育和安全防护建议

① 是对吞咽障碍高危人群,评估后转介给专业医生与康复师做进一步的诊断性检查。

② 是遵医嘱积极治疗原发疾病。

③ 是根据康复师指导进行口腔感觉训练、口腔运动能力训练等康复训练。

④ 是进行安全进食管理:选择正确的食物种类、黏稠度,保证营养;选择正确的餐具、合适的进食体位和进食方法;进食前后清洁口腔、排痰等。

⑤ 是健康教育,即对老年人、家属及照护人员进行噎食安全风险教育,使其理解正确的饮食习惯的重要性,学会噎食急救及自救的方法。

知识测验

扫码进行在线知识测验。

在线测验

拓展训练

请联系当地一养老机构,为机构老年人进行一次以"噎食风险评估和预防"为主题的志愿活动。活动中请为相关老年人进行噎食安全防护需求评估和防噎食健康教育。

情境 2　跌倒安全防护需求评估

情境导入

[基本信息] 姓名:胡*献;性别:男;年龄:86岁;体重:68千克;身高:167厘米。居住于幸福小区9栋402房。

[既往病史] 糖尿病、高血压、冠心病、膝关节炎,长期服用二甲双胍、硝苯地平、阿司匹林、舒乐安定等药物。

[目前状况] 胡爷爷日常生活基本可自理,血压、血糖控制稳定。但近来感觉腿脚无力,视力下降。一年内发生过2次跌倒。第一次是半年前晚上服用安眠药后起夜,在床边跌倒,没有受伤;第二次是一周前着急接电话,穿着拖鞋行走跌倒,导致轻微的手臂擦伤。胡爷爷十分担心自己再次跌倒。

案例情境中的详细信息请扫码查看,或至"复旦社云平台"(www.fudanyun.cn)下载。

任务:请为胡爷爷进行跌倒安全防护需求评估。

详细信息

任务分析

1. 什么是跌倒?

跌倒是指突发、不自主的、非故意的体位改变,倒在地上或更低的平面上。

2. 为什么要对胡爷爷进行跌倒安全防护需求评估?

胡爷爷患有多种慢性疾病,长期服用多种药物。一年内发生过两次跌倒。通过跌倒安全防护需求评估,能够确认胡爷爷是否为发生跌倒的高危人群,找到他可能发生跌倒的原因,有针对性地采取预防措施,尽可能降低再次发生跌倒的风险。

3. 跌倒安全防护需求评估的评估工具和方法有哪些?

① 评估工具:常用的老年人跌倒的评估工具有 Morse 跌倒风险评估量表(MFS)、居家危险因素评估工具、起立—行走计时试验、5 次起坐试验、计时平衡试验等。

② 评估方法:提问法、观察法、测试法、现场考察等。

4. 跌倒安全防护需求评估的评估过程是怎样的?

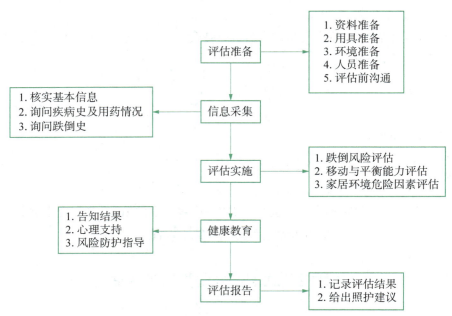

图 5.4.5　跌倒安全防护需求评估过程图

🗝 任务实施

> 任务实施可进行角色演练,具体如下:
> 1. 分小组进行评估,完成评估报告。
> 2. 小组内部分工,确定角色:评估员、老年人、观察员 2 位(请老年人扮演者扫码查看或上网下载情境案例中详细的评估信息)。
> 3. 各角色分享心得体会,观察员说出评判记录及感受。
> 4. 各角色反思。

过程一:评估准备

表 5.4.8　评估准备过程表

步骤	内容(话术示例)
资料准备	1. 熟悉胡爷爷的基本信息资料、过往评估资料、病历、体检报告等。 2. 准备跌倒风险评估量表、居家危险因素评估表或评估系统等。
用具准备	评估桌、评估椅、纸笔、计时器、卷尺,必要时备手杖、助行器等。
环境准备	空气清新,温湿度适宜,光线明亮,安静整洁,保护隐私。

(续表)

步骤	内容(话术示例)
人员准备	评估员:专业着装,洗净双手,佩戴评估员证。 老年人:意识清醒,心情愉悦,取舒适体位,同意接受评估,无其他需要。
评估前沟通	1. 自我介绍: 胡爷爷,您好!我是幸福里颐养院评估员小＊,这是我的评估员证。 2. 介绍评估内容、评估时间、评估目的、需要老年人配合的事项,强调保护老年人隐私,征得老年人的同意。 胡爷爷,我听您的护理员说一周前您跌倒受伤了,现在好多了吧?为了避免这种危险的情况再次发生,我今天来帮您进行一次跌倒安全防护需求评估,以便为您制定相应的防护措施。评估时间大约需要半个小时,需要您配合我回答一些问题,完成一些指定的动作,我还会到您的房间对您的居住环境进行现场考察。您放心,您的所有信息我都会妥善保管,不会泄露您的隐私。您可以配合我吗?您现在还有什么其他的需要吗?

过程二:信息采集

表 5.4.9　信息采集过程表

步骤	内容(话术示例)
核实基本信息	胡＊献,86岁,居住于幸福小区9栋402房。
询问疾病史及用药情况	有无高血压、冠心病、糖尿病、脑血管病、骨性关节炎、帕金森病、阿尔茨海默症、体位性低血压及视力减退等疾病? 近期有无进行手术? 服用了哪些药物?是否服用多种(特别是四种以上的)药物? 有无服用镇静药、抗精神病药、抗癫痫药、抗高血压药等情况? 是否按医嘱服药?
询问跌倒史	一年内发生过跌倒吗?发生过几次?什么时间发生的? 什么情况下发生的? 在哪里跌倒的? 跌倒发生前是否有相关症状,如头晕、失去平衡等? 跌倒后是否就医?请出示跌倒后就医资料。

过程三:评估实施(扫码看视频)

表 5.4.10　评估实施过程表

步骤	内　　容
跌倒风险评估	胡爷爷意识清醒,可交流,双侧肢体活动良好,可配合完成相关指令动作。根据胡爷爷具体情况,选择 Morse 跌倒风险评估量表(MFS)进行跌倒风险评估。 评估结果请扫码查看,也可至"复旦社云平台"(www.fudanyun.cn)下载。

视频

评估报告

步骤	内　容
移动和平衡能力评估	1. 起立—行走计时试验：胡爷爷用时 12 秒。 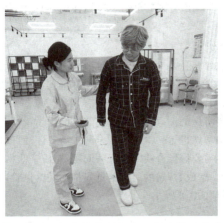 图 5.4.6　胡爷爷进行起立—行走计时试验 2. 五次起坐试验：胡爷爷完成 5 次起坐，用时 15 秒。 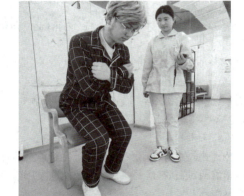 图 5.4.7　胡爷爷进行五次起坐试验 3. 计时平衡试验：胡爷爷全足距站立时不能维持平衡。 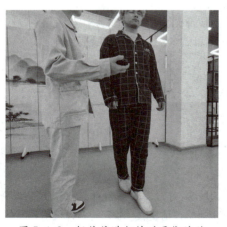 图 5.4.8　胡爷爷进行计时平衡试验

(续表)

步骤	内 容
居家危险因素评估	选用老年人跌倒家居环境危险因素评估表，使用提问法、观察法、现场考察法对胡爷爷的居家环境进行评估。 评估结果请扫码查看，也可至"复旦社云平台"(www.fudanyun.cn)下载。 图5.4.9　卫生间有门槛　　图5.4.10　过道上有电线 图5.4.11　室内照明不足　　图5.4.12　床头没有安装电话

过程四：健康教育

表5.4.11　健康教育过程表

步骤	内容（话术示例）
告知评估初步结果	胡爷爷，通过刚才的评估，您属于跌倒高风险人群。由于您患有高血压、糖尿病等多种慢性疾病，服用多种药物，居家环境也存在一些容易导致跌倒的危险因素，所以导致您日常生活发生跌倒的可能性增加。
进行心理支持	您也不用过于担心，我们通过采取一些防跌的针对性措施是可以降低发生跌倒的可能性的。
进行风险防护指导和健康教育	胡爷爷，您现在出现腿脚无力、视物模糊，可能与您的疾病有关，建议您在家人的陪伴下到医院进行复查，在医生的指导下积极治疗原发疾病，按照医嘱按时按量服用药物。 平时生活中注意提高防跌的意识，如起床时动作放慢，从床上坐起保持30秒，再站起来，床旁站立30秒再行走离开；睡眠之前如果需要服用安眠药物，起夜时最好有家人陪同；平时行走时不要着急，要量力而行，需要时可以配备辅具，如手杖等帮助行走。行走时一定要穿上防滑鞋。 运动可以锻炼下肢力量和平衡能力，帮助您预防跌倒。您平时可以做一些强度较弱的运动，如散步、太极拳等，但要量力而行，循序渐进。平时加强膳食营养，保持均衡的饮食，适当补充维生素D和钙剂，可多吃一些乳制品、豆制品、海产品等。 您的居家环境也需要注意，如增强室内照明；保持地面干燥、无杂物电线等。您如果愿意的话，我可以联系社区适老化改造人员来帮助您进一步评估和改进。

过程五:评估报告

记录评估结果,给出照护建议,形成评估报告。

表 5.4.12 跌倒安全防护需求评估报告表

姓名	胡*献	性别	男	年龄	86	住址	幸福小区 9 栋 402 房
既往史							

1. 疾病史和服用药物
糖尿病、高血压、冠心病、膝关节炎,长期服用二甲双胍、硝苯地平、阿司匹林、舒乐安定等药物。
2. 跌倒史
一年内发生过 2 次跌倒。第一次是半年前晚上服用安眠药后起夜,在床边跌倒,没有受伤;第二次是一周前着急接电话,穿着拖鞋行走跌倒,导致轻微的手臂擦伤。

评估结果

1. 跌倒风险评估结果
Morse 跌倒风险评估量表(MFS)70 分,提示高危跌倒风险。
2. 移动和平衡能力评估
① 起立—行走计时试验:用时 12 秒。提示活动较好,大部分可独自步行,无需辅助。
② 五次起坐试验:完成 5 次起坐,用时 15 秒。提示股四头肌无力,跌倒风险高。
③ 计时平衡试验:全足距站立时不能维持平衡。提示有跌倒风险。
3. 居家环境危险因素评估
① 过道上有杂物,电线堆放。
② 室内照明不足。
③ 卧室没有使用双控照明开关。
④ 躺在床上需要下床才能开关灯。
⑤ 床头没有电话。
⑥ 厨房内没有电话。
⑦ 卫生间有门槛。
⑧ 马桶旁无扶手。
⑨ 浴室无防滑垫。
⑩ 浴室无扶手。

照护建议

1. 关注老年人高危跌倒风险,每月评估一次。
2. 加强心理支持,给予安慰和关心,消除恐惧心理。
3. 建议到医院进行疾病检查,积极治疗原发疾病,按医嘱服药。
4. 耐心向老年人和家属讲解导致跌倒的高风险因素和防跌方法。
5. 对老年人和家属从饮食、运动等方面进行健康教育。
6. 对老年人和家属进行应对老年人跌倒应急处理的健康教育。

主题讨论

我国每年有多少老年人发生跌倒?跌倒可能给老年人造成什么后果呢?我们要如何避免老年人跌倒的发生呢?

📋 任务评价

跌倒安全防护需求评估任务评价表请扫码查看,也可至"复旦社云平台"(www.fudanyun.cn)下载。

任务评价

🏠 相关知识

一、跌倒

1. 概念

跌倒是指突发、不自主的、非故意的体位改变,倒在地上或更低的平面上。按照国际疾病分类(ICD-10)对跌倒的分类,跌倒包括以下两类:①从一个平面至另一个平面的跌落;②同一平面的跌倒。

跌倒是我国伤害死亡的第四位原因,而在65岁以上的老年人中则占首位。老年人跌倒发生率高、后果严重,是老年人伤残和死亡的重要原因之一。

2. 老年人跌倒危险因素

老年人跌倒既有内在的危险因素,也有外在的危险因素,老年人跌倒是多因素交互作用的结果。

(1) 内在危险因素

① 生理因素:步态和平衡功能、感觉系统、中枢神经系统、骨骼肌肉系统功能的损害、退化是引发老年人跌倒的常见原因。

② 疾病:健康状况下降、疾病及其伴随症状会使跌伤危险性增加。神经系统的疾病、心血管疾病、眼部疾病、心理及认知因素等影响机体的平衡功能、稳定性、协调性。

③ 药物及其副作用:是否服药、药物的剂量,以及复方服药都可能引起跌倒。精神类药物、心血管药物、降糖药、非甾类抗炎药、抗帕金森病药、多巴胺类药物等均可诱发跌伤。

④ 心理因素:沮丧、抑郁、焦虑以及不佳的心理状态均增加跌伤的危险。害怕跌倒也使行为能力降低,影响步态和平衡能力而增加跌倒的危险。

(2) 外在危险因素

① 环境危险因素:室内灯光昏暗,路面湿滑、不平坦,步行途中的障碍物,家具高度和摆放位置不恰当,卫生间没有扶栏,不合适的鞋和行走辅助工具均与跌倒有关。室外危险因素包括台阶和人行道缺乏修缮等,是特别易致绊倒的因素。

② 社会因素:老年人受教育程度、收入水平、享受卫生保健水平、卫生服务途径、室外环境安全设计,以及老年人是否独居、与社会交往和联系程度等都会影响到老年人跌倒的发生率。

二、跌倒防护需求评估

1. 跌倒风险评估

国内外学者研制了许多跌倒风险评估量表,常用的有Morse跌倒风险评估量表(MFS)、老年人跌倒风险评估表等。

(1) Morse跌倒风险评估量表(MFS)

Morse跌倒风险评估量表(Morse fall scale,MFS)是由美国Janice Morse教授于1989年研发的专门用于测量住院老年人跌倒风险的评估量表,广泛适用于各种医疗场所,并适用于成年人群。已经证实该量表有明确的有效性和可靠性,国内应用也有较好的可信度。

Morse跌倒风险评估量表(MFS)构成的条目少,问题简单,评估者与被评估者均容易理解,只需要通过询问和观察就可以完成评估内容,评估所需的时间较短,操作性强。但是,Morse 跌倒风险评估量表(MFS)有的条目需要老年人或家属依靠回忆来回答问题,有的条目靠评估者主观判断,则可能造成条目评分偏倚。应注意的是,即使评为 0 分也不意味完全不会发生跌倒。应根据评估结果,重点关注中、高度风险老年人,给予有针对性的跌倒风险干预措施。

表 5.4.13 Morse 跌倒风险评估量表(MFS)

项目	评价标准		得分
1. 跌倒史	近三个月内无跌倒史	0	
	近三个月内有跌倒史	25	
2. 超过 1 个医学诊断	没有	0	
	有	15	
3. 行走辅助	不需要/完全卧床/有专人扶持	0	
	拐杖/手杖/助行器	15	
	依扶家具行走	30	
4. 静脉输液/置管/使用特殊药物	没有	0	
	有	20	
5. 步态	正常/卧床休息/轮椅代步	0	
	虚弱乏力	10	
	平衡失调/不平衡	20	
6. 认知状态	了解自己能力,量力而行	0	
	高估自己能力/忘记自己受限制/意识障碍/躁动不安/沟通障碍/睡眠障碍	15	
评估总分: 跌倒低危人群,<25 分;跌倒中危人群,25~45 分;跌倒高危人群,>45 分。			

评估方法如下。

① 近 3 个月有无跌倒史:老年人近 3 个月出现过跌倒事件,评 25 分。如果没有,评 0 分,若因撞击等外部力量导致的跌倒不属于跌倒史。

② 超过 1 个医学诊断:老年人病历记录中有两项或更多医学诊断(两个及以上不同系统的疾病诊断)评 15 分,只有 1 项评 0 分。

③ 行走辅助:老年人行走时不需要使用任何辅助设备(由护理人员/陪护协助行走不视为使用辅助设备),或老年人活动时都使用轮椅,或完全卧床不起,评 0 分。老年人行走时使用拐杖、助行器、手杖,评 15 分。老年人在行走时是依扶在家具上,评 30 分(可观察后询问老年人或照护者)。

④ 静脉输液/置管/使用特殊药物:老年人使用任何静脉治疗设备或者留置静脉通路,使用麻醉药、抗组胺药、抗高血压药、镇静催眠药、抗癫痫痉挛药、轻泻药、利尿药、降糖药、抗抑郁抗焦虑抗精神病药等,评 20 分。如无评 0 分。

⑤ 步态:正常、卧床不能移动评 0 分。虚弱无力,老年人年龄≥65 岁,乏力、弓背、步幅短,可能出现步态凌乱评 10 分。功能障碍,老年人可能出现站立困难、平衡差、无法独立行走评 20 分。

⑥ 认知状态:老年人表现为意识障碍、躁动不安、沟通障碍、睡眠障碍或是非常自信,高估了自己的能

力,忘记了自己的局限性,评 15 分。老年人能对自己的行走能力进行正确评估就是"正常",评 0 分。

⑦ 评分和风险级别:对各变量评分,计算总分。确定老年人的风险级别和建议的干预措施(如不需干预、标准预防措施、高风险预防措施)。

(2) 老年人跌倒风险评估表

老年人跌倒风险评估表是原卫生部于 2011 年颁布的《老年人跌倒干预技术指南》中专门用于评估老年人跌倒风险的量表。该量表包括 8 个方面,共计 35 个子条目,其中运动 3 个子条目,跌倒史 2 个子条目,精神不稳定状态 4 个子条目,自控能力 3 个子条目,感觉障碍 4 个子条目,睡眠状况 3 个子条目,用药史 9 个子条目,相关病史 7 个子条目。每个子条目得分权重分别设定为 3、2、1 分。各项子条目累计得分,最后可能的总得分为 0~53 分,跌倒风险低危:1~2 分;中危:3~9 分;高危:10 分及以上。

表 5.4.14　老年人跌倒风险评估表

运动	权重	得分	睡眠状况	权重	得分
步态异常/假肢	3		多醒	1	
行走需要辅助设施	3		失眠	1	
行走需要旁人帮助	3		夜游症	1	
跌倒史			用药史		
有跌倒史	2		新药	1	
因跌倒住院	3		心血管药物	1	
精神不稳定状态			降压药	1	
谵妄	3		镇静、催眠药	1	
痴呆	3		戒断治疗	1	
兴奋/行为异常	2		糖尿病用药	1	
意识恍惚	3		抗癫痫药	1	
自控能力			麻醉药	1	
大便/小便失禁	1		其他	1	
频率增加	1		相关病史		
保留导尿	1		神经科疾病	1	
感觉障碍			骨质疏松症	1	
视觉受损	1		骨折史	1	
听觉受损	1		低血压	1	
感觉性失语	1		药物/乙醇戒断	1	
其他情况	1		缺氧症	1	
			年龄 80 岁及以上	3	

2. 移动和平衡能力评估

常用的移动和平衡能力评估有起立—行走计时试验、五次起坐试验和计时平衡试验。三项试验均正常,可判断为移动和平衡能力正常。任意一项异常,则判断移动和平衡能力下降。

(1) 起立—行走计时试验

起立—行走计时试验能有效评估老年人的移动能力、动态平衡能力、活动技巧,预测跌倒的风险。

① 用物准备:有扶手的椅子(坐高46厘米)、计时器。

② 测量环境:地面平整坚固,宽≥3米。

③ 测量方法:老年人穿平常穿的鞋,坐在有扶手的靠背椅上,身体靠在椅背上,双手放在扶手上。如使用助行工具(拐杖、助行器等),则将助行具握在手中。在离座椅3米远的地面上贴一条彩条或划一条可见的粗线或放一个明显的标记物。发出"开始"的指令后,老年人从靠背椅上站起。站稳后,按照平时走路的步态,向前走3米,过粗线或标记物处后转身,然后走回到椅子前,再转身坐下,靠到椅背上(共6米)。测试过程中不能给予任何躯体的帮助。记录老年人背部离开椅背到再次坐下(靠到椅背)所用的时间(以秒为单位)。

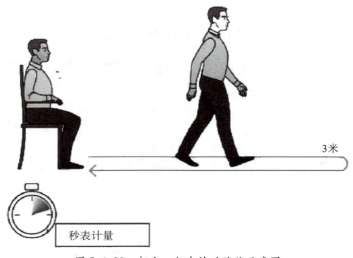

图 5.4.13 起立—行走计时试验示意图

④ 评价:见表5.4.15。

表 5.4.15 起立—行走计时试验评价表

<10秒	正常,可自由活动
10～19秒	活动较好,大部分可独自步行,不需辅助
20～29秒	活动障碍,不能独自步行外出,需要辅助
≥30秒	活动有缺陷,重度依赖

⑤ 注意事项:老年人可以借助扶手从椅子上站起来,步行时尽可能与平常一样,行走中允许使用来自自身的辅助手段,但不允许接受来自他人的帮助。测试过程中评估员最好跟在老年人的身体两侧,做好保护,防止跌倒。

(2) 五次起坐试验

五次起坐试验可快捷评估老年人从坐到站的活动能力,完成时间可以反映整体下肢力量的水平。为评估老年人运动功能、跌倒风险及肌少症诊断提供参考。

① 所用工具:有扶手的椅子、计时器。

② 测量环境:安静宽敞,地面平整坚固。

③ 测量方法:老年人坐在椅子的前2/3处,后背不用靠在椅背上,双臂交叉抱于胸前,快速从普通高度的椅子(座位高约46厘米)上站立并坐下5次,臀部离开椅子时开始计时,记录到第五次坐下时臀部接

触到椅子所用的时间(秒)。

④ 评价：如老年人不能完成5次起立或完成此项测试的时间大于10秒，表明下肢肌力减弱，判断为跌倒风险高，并记录其正确完成起立的次数，如3/5；如老年人完成此5次起立的时间小于或等于10秒，判断为跌倒风险低。

全部完成且时间小于或等于10秒：正常。

大于10秒或不能完成5次起坐：股四头肌无力，跌倒风险高。

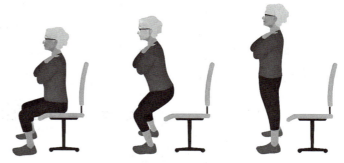

图 5.4.14　五次起坐试验示意图

⑤ 注意事项：老年人双臂交叉放在胸前，双脚自然放在地面，尽可能快地站立并坐下，不允许采用手臂支撑，不允许使用助行工具，也不能将手臂放在膝盖上，站立时尽量保持直立。整个过程中老年人的后背不用接触椅子靠背。如果测试过程中老年人出现头晕、眼前发黑的情况，则立刻停止测试，并解释可能是由于快速的体位改变引起的直立性低血压，休息一会就会缓解。等休息恢复后，如果老年人觉得还可以则可以继续测试，并嘱咐老年人用自己比较舒适的速度，不要求快。

(3) 计时平衡试验

计时平衡试验可以评估老年人的静态平衡能力，对跌倒风险的预测有重要价值。

① 所用工具：栏杆、计时器。

② 测量环境：安静宽敞，地面平稳坚固。

③ 测量方法：嘱老年人先后做以下动作，即双脚并拢站立—将一脚往后一半的距离站立—将一脚的脚跟与另一脚的脚尖接拢站立，每一步骤分别评估睁眼时与闭眼时的平衡并计时。站立好开始计时，每个步骤各10秒，如果出现迈步、脚步移动、手扶周围栏杆，过度摇晃以及在闭眼测试中睁开眼睛视为不能维持平衡。

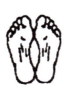　　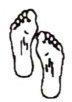　　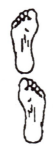

　　双脚并拢站立　　　将一脚往后一半的距离站立　　　将一脚的脚跟与另一脚的脚尖接拢站立

图 5.4.15　计时平衡试验测量方法示意图

④ 结果记录：

表 5.4.16　计时平衡试验结果记录

并足站立	睁眼：□能维持平衡≥10秒 闭眼：□能维持平衡≥10秒	□不能维持平衡 □不能维持平衡
半足距站立	睁眼：□能维持平衡≥10秒 闭眼：□能维持平衡≥10秒	□不能维持平衡 □不能维持平衡
全足距站立	睁眼：□能维持平衡≥10秒 闭眼：□能维持平衡≥10秒	□不能维持平衡 □不能维持平衡

⑤ 评价:全部完成,且每一个步骤都能维持10秒以上,正常。10秒内不能维持平衡者有跌倒风险。

3. 居家危险因素评估

可选用原卫生部于2011年颁布的《老年人跌倒干预技术指南》中老年人跌倒家居危险因素评估表对老年人居住环境进行评估。

表 5.4.17 老年人跌倒家居环境危险因素评估表

序号	评估内容	评估方法	选项(是 否 无此内容)	
			第一次	第二次
地面和通道				
1	地毯或地垫平整,没有褶皱或边缘卷曲	观察		
2	过道上无杂物堆放	观察(室内过道无物品摆放,或摆放物品不影响通行)		
3	室内使用防滑地砖	观察		
4	未养猫或狗	询问(家庭内未饲养猫、狗等动物)		
客　　厅				
1	室内照明充足	测试、询问(以室内所有老年人根据能否看清物品的表述为主,有眼疾者除外)		
2	取物不需要使用梯子或凳子	询问(老年人近一年内未使用过梯子或凳子攀高取物)		
3	沙发高度和软硬度适合起身	测试、询问(以室内所有老年人容易坐下和起身作为参考)		
4	常用椅子有扶手	观察(观察老年人习惯用椅)		
卧　　室				
1	使用双控照明开关	观察		
2	躺在床上不用下床也能开关灯	观察		
3	床边没有杂物影响上下床	观察		
4	床头装有电话	观察(老年人躺在床上也能接打电话)		
厨　　房				
1	排风扇和窗户通风良好	观察、测试		
2	不用攀高或不改变体位可取用常用厨房用具	观察		
3	厨房内有电话	观察		
卫生间				
1	地面平整,排水通畅	观察、询问(地面排水通畅,不会存有积水)		
2	不设门槛,内外地面在同一水平	观察		
3	马桶旁有扶手	观察		

(续表)

序号	评估内容	评估方法	选项(是 否 无此内容)	
			第一次	第二次
4	浴缸/淋浴房使用防滑垫	观察		
5	浴缸/淋浴房旁有扶手	观察		
6	洗漱用品可轻易取用	观察(不改变体位,直接取用)		

注:本表不适于对农村家居环境的评估。

三、跌倒高风险老年人健康教育和安全防护建议

① 对老年人和家属进行防跌教育和指导,使他们能辨别跌倒的高危因素,熟练掌握防跌倒的干预措施。

② 积极治疗高血压、脑梗塞后遗症、帕金森病、体位性低血压等原发疾病,遵医嘱服药。

③ 坚持参加规律的体育锻炼,增强肌肉力量、平衡能力。适合老年人的运动包括太极拳、散步等。

④ 根据需要选择辅助器具,如使用手杖、助行架等,并将经常使用的辅助器具等放在触手可及的位置;有视、听及其他感知障碍的老年人应佩戴视力补偿设施、助听器及其他补偿设施。

⑤ 调整生活方式。如平时尽量穿合身宽松的衣服和防滑鞋;起夜时先开灯再下床;将经常使用的东西放在容易伸手拿到的位置等。

⑥ 改善居家环境。应做到床、桌、椅的高度和摆放位置合理;地面应平坦、防滑、没有障碍物;光线应均匀、柔和、避免闪烁;楼梯走廊、厕所、浴室要安装扶手等。

知识测验

扫码进行在线知识测验。

在线测验

拓展训练

请联系一社区或养老机构,为社区或机构老年人进行一次以"跌倒风险评估和预防"为主题的志愿活动。活动中请为相关老年人进行跌倒安全防护需求评估和防跌健康教育。

情境3 压力性损伤安全防护需求评估

情境导入

[基本信息]姓名:李＊文;性别:男;年龄:61岁;体重:72千克;身高:166厘米。居住于幸福小区2栋304房。

[既往病史]高血压,脑梗塞后遗症;长期服用降压药左旋氨氯地平。

[目前状况]李爷爷目前右侧肢体活动受限,左侧肢体尚可,意识清醒,可交流。两个月前突发脑梗塞导致大部分时间卧床,床上翻身需要他人帮助,在协助下可坐轮椅。小便偶尔失禁,大便正常。家属感觉家庭照护困难,李爷爷希望能入住幸福里颐养院接受养老服务。

情境中详细的评估信息,可扫码查看,也可至"复旦社云平台"(www.fudanyun.cn)下载。

详细信息

任务:请为李爷爷进行压力性损伤防护需求评估。

任务分析

1. 什么是压力性损伤?

美国国家压疮专家组(National Pressure Ulcer Advisory Panel,NPUAP)这样定义压力性损伤:是位于骨隆突处、医疗或其他器械下的皮肤和/或软组织的局部损伤,表现为完整皮肤或开放性溃疡,可能会伴有疼痛感。损伤是由强烈和/或长期存在的压力或压力联合剪切力导致的。软组织对压力和剪切力的耐受性可能会受到微环境、营养、灌注、合并症以及软组织情况的影响。

2. 为什么要对李爷爷进行压力性损伤安全防护需求评估?

通过评估,确认李爷爷是否为压力性损伤的高危人群,分析并寻找可能导致李爷爷发生压力性损伤的危险因素,采取针对性防范措施,并进行必要的干预,以尽可能降低李爷爷发生压力性损伤的风险。

3. 压力性损伤安全防护需求评估的评估工具和方法有哪些?

① 评估工具:常用的压力性损伤筛查工具有 Braden 压力性损伤风险评估量表、Norton 压力性损伤评分表和 Waterlow 压力性损伤风险评估量表等。

② 评估方法:提问法、观察法、测试法等。

4. 压力性损伤安全防护需求评估的评估过程是怎样的?

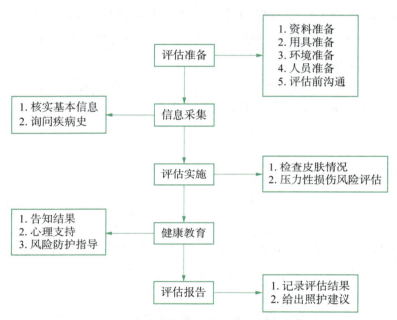

图 5.4.16 压力性损伤安全防护需求评估过程图

任务实施

任务实施可进行角色演练,具体如下:

1. 分小组进行评估,完成评估报告。

2. 小组内部分工,确定角色:评估员、老年人、观察员 2 位(请老年人扮演者扫码查看或上网下载情境案例中详细的评估信息)。

3. 各角色分享心得体会,观察员说出评判记录及感受。

4. 各角色反思。

过程一：评估准备

表 5.4.18　评估准备过程表

步骤	内容（话术示例）
资料准备	1. 熟悉李爷爷的基本信息资料、过往评估资料、病历、体检报告等。 2. 准备 Braden 压力性损伤风险评估量表、Norton 压力性损伤评分表、评估记录表格或相关评估系统等。
用具准备	评估桌椅、纸笔、棉签、量尺、一次性手套，必要时备轮椅坐垫、透明敷料或水胶体敷料等。
环境准备	空气清新，温湿度适宜，光线明亮，安静整洁，保护好老年人隐私。
人员准备	评估员：专业着装，洗净双手，佩戴评估员证。 老年人：意识清醒，心情愉悦，取舒适体位，同意接受评估，无其他需要。
评估前沟通	1. 自我介绍： 李爷爷，您好！我是幸福里颐养院评估员小＊，这是我的评估员证。 2. 介绍评估内容、评估时间、评估目的、需要老年人配合的事项，强调保护老年人隐私，征得老年人的同意。 李爷爷，您近来活动不方便对吗？我们初步判断您有压力性损伤的风险，今天我来帮您进行一次压力性损伤防护需求评估，压力性损伤就是我们平时说的褥疮。通过评估，我们可以判断您发生褥疮风险的高低，为您采取相应的预防措施。评估时间大约需要 20 分钟，我会检查一下您的皮肤情况，还需要您配合我回答一些问题。您放心，您所有信息我都会为您保密，不会泄露给其他人。等会检查的时候也会帮您关上门窗，拉上屏风。您可以配合我吗？您现在还有什么其他的需要吗？

过程二：信息采集

表 5.4.19　信息采集过程表

步骤	内容（话术示例）
核实基本信息	李＊文，男，61 岁，幸福小区 2 栋 304 房。
询问疾病史	有何种慢性疾病史？ 有无神经系统疾病、近期骨折外伤、发热？ 有无现患的水肿性疾病、大疱性皮肤病？ 有无镇静镇痛药物使用？

过程三：评估实施

表 5.4.20　评估实施过程表

步骤	内 容
检查皮肤情况	观察李爷爷身体运用医疗器械和管道的情况，如果使用了器械或管道则观察其与皮肤接触部位的皮肤状况。 检查李爷爷全身皮肤，特别要注意好发压力性损伤的骨隆突处，如骶骨、尾骨、足跟等部位。有无出现指压不变白的红斑？有无局部皮肤温度过高？有无水肿、硬结、疼痛、干燥、潮湿、浸润？如有以上情况，根据皮肤具体情况判断压力性损伤分期。 经检查，李爷爷暂未使用医疗器械和管道。全身皮肤完整，无发红、硬结、水疱、破溃等情况。

（续表）

步骤	内 容
	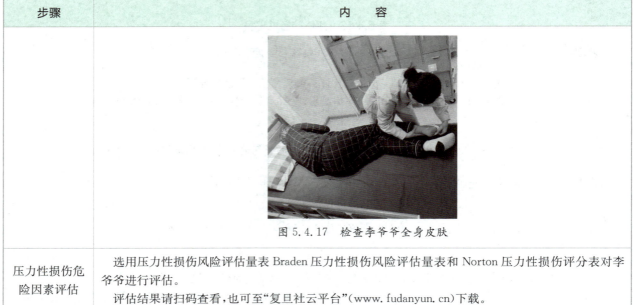 图 5.4.17　检查李爷爷全身皮肤
压力性损伤危险因素评估	选用压力性损伤风险评估量表 Braden 压力性损伤风险评估量表和 Norton 压力性损伤评分表对李爷爷进行评估。 评估结果请扫码查看，也可至"复旦社云平台"（www.fudanyun.cn）下载。

评估结果

过程四：健康教育

表 5.4.21　健康教育过程表

步骤	内容（话术示例）
告知评估初步结果	李爷爷，您目前的皮肤护理得很不错，没有发红破溃这些情况。但是因为您活动能力受限，卧床和坐轮椅的时间较长，导致您臀部、尾骶部、肘关节、足跟等部位的皮肤经常处在受压的状态，可能导致您这些部位的局部皮肤发生压力性损伤。同时，由于您偶尔出现小便失禁导致局部潮湿，这些都会增加您发生压力性损伤的可能性。
进行心理支持	您也不用过于担心，我们通过定期清洁皮肤、勤翻身、垫减压坐垫等合理的护理措施，压力性损伤是可以预防的。再加上补充营养，合理地锻炼，增加活动能力，尽早恢复自理，您以后就不会发生压力性损伤啦。
进行风险防护指导和健康教育	李爷爷，预防压力性损伤最有效的措施就是勤翻身。我们入住机构后，护理员会定时带您变换体位，为您建立翻身卡，每两小时翻身一次，避免局部长时间受压。建议家属帮您购买一个防褥疮气垫，也能够有效预防。 李爷爷，您平时要尽量避免皮肤受潮湿、摩擦等不良刺激。您如果不小心把床单或者衣裤弄湿了，要通知护理员马上给您更换。 营养不良也是发生压力性损伤的危险因素，您平时应该多吃一些高蛋白、高热量、易消化吸收的食物，如鱼、蛋类、牛肉等，多吃蔬菜和水果，以补充维生素和微量元素。

过程五：评估报告

记录评估结果，给出照护建议，形成评估报告。

表 5.4.22　压力性损伤安全防护需求评估报告表

姓名	李＊文	性别	男	年龄	61	住址	幸福小区 2 栋 304 房
疾病史和其他危险因素：高血压；服用降压药左旋氨氯地平。							
皮肤情况：全身皮肤完整，无发红、硬结、水疱、破溃等情况。							

(续表)

压力性损伤危险因素评估：Braden 压力性损伤风险评估量表得分 13 分，提示中度风险；Norton 压力性损伤评分表得分 14 分，提示有较高风险。

照护建议：
1. 加强心理支持，给予安慰和关心，耐心向老年人讲解压力性损伤的发生发展和康复过程，消除恐惧心理，增强生活自信。
2. 协助翻身并制定、实施翻身计划。
3. 加强皮肤护理，及时更换潮湿的床单、衣裤等，保持皮肤和被褥干燥。
4. 定期观察皮肤改变情况，保持皮肤适度滋润。
5. 加强营养摄入，多摄入高蛋白、高热量、高维生素和易消化吸收的食物。
6. 鼓励老年人进行力所能及的锻炼，如踝泵运动、上下肢运动、抬臀、转头等，至少每日 3～4 次，每次 15 分钟。

任务评价

压力性损伤安全防护需求评估任务评价表请扫码查看，也可至"复旦社云平台"（www.fudanyun.cn）下载。

任务评价

相关知识

一、压力性损伤

1. 概念

美国国家压疮专家组（NPUAP）这样定义压力性损伤：是位于骨隆突处、医疗或其他器械下的皮肤和/或软组织的局部损伤，表现为完整皮肤或开放性溃疡，可能会伴有疼痛感。损伤是由强烈和/或长期存在的压力或压力联合剪切力导致的。软组织对压力和剪切力的耐受性可能会受到微环境、营养、灌注、合并症以及软组织情况的影响。

70% 以上的压力性损伤患者为 70 岁以上的老年人。压力性损伤的病程进展、患者的致残率和病死率也在升高，且对于生活质量有较大影响，老年人压力性损伤患者常常合并移动障碍、营养不良、失禁和慢性疾病等，导致压力性损伤的不良预后。

2. 分期

1 期：指压不变白红斑，皮肤完整。［扫码可查看各期压力性损伤图片，也可至"复旦社云平台"（www.fudanyun.cn）下载。］

2 期：部分皮层缺失伴真皮层暴露，伤口床呈粉色或红色，可表现为完整的或破损的浆液性水疱。

3 期：全层皮肤缺失，可见皮下脂肪、肉芽组织和边缘内卷，可见腐肉和/或焦痂。不同解剖位置组织损伤的深度存在差异，脂肪丰富的区域呈现较深伤口，可能会出现潜行或窦道；没有皮下脂肪组织的创面表浅，包括鼻梁、耳廓、枕部和踝部。

4 期：全层皮肤和组织缺失，可见或可直接触及筋膜、肌肉、肌腱、韧带、软骨或骨头；可见腐肉和/或焦痂。常会出现边缘内卷、窦道和/或潜行，不同解剖位置组织损伤的深度存在差异。

深部组织损伤：完整或破损的局部皮肤出现持续的指压不变白深红色、栗色或紫色，或表皮分离呈现黑色的伤口床或充血水疱。

不可分期：全层皮肤和组织缺失，由于被腐肉或焦痂掩盖，不能确认组织缺失的程度。只有去除足够的腐肉或焦痂，才能判断损伤是 3 期还是 4 期。

资料

医疗器械相关性压力性损伤：是指由于使用用于诊断或治疗的医疗器械而导致的压力性损伤，损伤部位形状通常与医疗器械形状一致。这一类损伤可以根据上述分期系统进行分期。

黏膜压力性损伤：由于使用医疗器械导致相应部位黏膜出现的压力性损伤。由于这些损伤组织的解剖特点，这一类损伤无法进行分期。

3. 好发部位

压力性损伤多发生于无肌肉包裹或肌肉层较薄、缺乏脂肪组织保护又经常受压的骨隆突处。

① 仰卧位。仰卧位时，压力性损伤易发生于枕部、肩胛部、肘部、脊椎体隆突处、骶尾部、足跟部及足趾部。

② 侧卧位。侧卧位时，压力性损伤易发生于耳廓、肩峰、肋部、髋部、膝关节内外侧以及内外踝处。

③ 俯卧位。俯卧位时，压力性损伤好发于面颊和耳廓、肩部、乳房（女性）、生殖器（男性），以及肋缘突出部、髂前上棘、膝部和足趾部等位置。

④ 其他易发部位。坐位时包括臀部等。

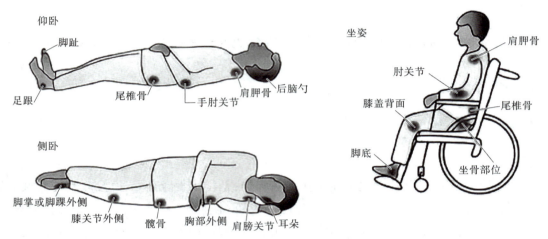

图 5.4.18 压力性损伤的好发部位

4. 危险因素

（1）压力

持续作用于组织的压力是导致压力性损伤的首要因素，它通过限制或阻断毛细血管压力，造成局部组织的缺血和水肿，并最终导致压力性损伤形成。研究发现，当组织承受的压力相当于终末毛细血管动脉压力 2 倍，且持续时间在 2 小时以上时就可产生不可逆的组织损伤。而表皮比肌肉及皮下组织具备更强的耐压能力。因此，压力性损伤可以发展至深部组织而表皮却完好。

（2）摩擦力

摩擦力发生在皮肤与物体表面接触并发生相对移动时。

（3）剪切力

剪切力发生在两个组织面发生相反运动时。剪切力造成的组织相对移位可以造成更大范围内的组织缺血，比垂直产生的压力更具有破坏力。因此，相对于压力，剪切力能在更短的时间对深部组织产生更为明显的损伤。

（4）潮湿

潮湿能增加摩擦系数，促使皮肤和物体表面贴合得更紧密，进一步加重组织损伤。此外，潮湿还减弱了皮肤角质层的屏障作用，使得有害物质容易侵袭皮肤并有利于细菌感染。大小便失禁、大量出汗、伤口引流等均可导致局部皮肤长时间潮湿。尿液和粪便不仅使局部皮肤处于潮湿的状态，还破坏了皮肤的弱酸性环境，刺激皮肤，进而产生疼痛、皮肤破损、细菌滋生，并发感染和压力性损伤。

(5) 营养状态

老年人的营养状态对压力性损伤的发生发展有重要影响。良好的营养状态是压力性损伤预防与愈合的前提，营养不良是导致压力性损伤发生发展和难以愈合的重要危险因素。

(6) 共病及并发症

老年人并发多种疾病均可增加罹患压力性损伤的风险，如心血管疾病、骨折、糖尿病、神经系统疾病、认知功能障碍、风湿性疾病以及肌肉和关节的挛缩及痉挛等。

> **主题讨论**
>
> 压力性损伤多发生于长期卧床的老年人，往往因病程迁延而感到痛苦易产生急躁、焦虑、孤独、悲观、绝望等消极、自卑心理，对自己的身体状况失去信心。我们该怎么样跟老年人进行沟通，让老年人和家属认识压力性损伤预防的重要性呢？

二、压力性损伤风险评估

常用的压力性损伤评估工具有 Braden 压力性损伤风险评估量表、Norton 压力性损伤评分表和 Waterlow 压力性损伤风险评估量表。

1. Braden 压力性损伤风险评估量表

Braden 压力性损伤风险评估量表是目前世界上应用最广泛的预测压力性损伤的量表，具有简便、易行、经济、无侵袭性的特点，广泛适用于成人。总分范围为 6～23 分。分值越低，发生压力性损伤的风险越高。

表 5.4.23　Braden 压力性损伤风险评估量表

危险因素/得分	1分	2分	3分	4分
感觉：对压力导致的不适感觉能力	完全受损	非常受损	轻度受损	无受损
潮湿：皮肤潮湿的程度	持续潮湿	经常潮湿	偶尔潮湿	很少潮湿
活动：身体的活动程度	卧床不起	局限于椅	偶尔行走	经常行走
移动：改变和控制体位的能力	完全不动	非常受限	轻度受限	不受限
营养：日常的摄食情况	非常缺乏	可能缺乏	营养充足	营养丰富
摩擦力和剪切力	有问题	潜在问题	无明显问题	

(1) 判断标准

15～18 分，轻度危险；13～14 分，中度危险；10～12 分，高度危险；9 分及以下，极度危险。

(2) 评分内容解析

① 感知能力。

完全受损：由于意识水平下降、用镇静药后或体表大部分痛觉能力受限，导致对疼痛刺激无反应。

非常受损：对疼痛有反应，但只能用呻吟、烦躁不安表示，不能用语言表达不舒适，或者痛觉能力受损面积大于 1/2 体表面积。

轻度受损：对指令性语言有反应，但不能总是用语言表达不舒适，或有 1～2 个肢体感受疼痛或不舒适的能力受损。

无受损：对指令性语言有反应，无感觉受损。

② 潮湿程度。

持续潮湿：每次移动或翻动老年人时几乎总是看到皮肤被分泌物、尿液等浸湿。

经常潮湿：皮肤频繁潮湿，床单至少每天更换一次。

偶尔潮湿：皮肤偶尔潮湿，要求额外更换床单大约每天一次。

很少潮湿：皮肤通常是干的，床单按常规时间更换。

③ 活动能力。

卧床不起：被限制在床上。

局限于椅：步行活动严重受限或不能步行活动，不能耐受自身的体重，或者必须借助椅子、轮椅活动。

偶尔行走：白天偶尔步行，但距离非常短；需借助辅助设施或独立行走，大部分时间在床上或椅子上。

经常行走：在白天清醒时室外步行每天至少 2 次，室内步行至少每两小时一次。

④ 移动能力。

完全不动：在没有人帮助的情况下，老年人完全不能改变身体或四肢的位置。

非常受限：偶尔能轻微改变身体或四肢的位置，但不能经常改变或独立地改变体位。

轻度受限：尽管只是轻微改变身体或四肢位置，但可经常移动且独立进行。

不受限：可独立进行主要的体位改变，且经常随意改变。

⑤ 营养。

非常缺乏：从未吃过完整的一餐；每餐吃的食物罕见大于所供食物的 1/3。每天摄入 2 份或以下蛋白质（肉或乳制品）；摄取液体较少，没有摄入流质饮食。或者禁食和（或）一直喝清流质食物，或者静脉输液大于 5 天。

可能缺乏：罕见吃完一餐；一般仅吃所供食物的一半。蛋白质摄入仅有 3 份肉或乳制品。偶尔能摄入规定食物量。或接受略低于理想量的流质或鼻饲饮食。

营养充足：大多数时间所吃食物大于所供食物的一半。每天可吃完 4 份供应的蛋白质（肉、乳制品）；偶尔少吃一餐，但常常会加餐；在鼻饲或全胃肠道外营养期间能满足绝大部分营养需求。

营养丰富：每餐均能吃完或基本吃完；从不少吃一餐；每天常吃完 4 份或更多次提供的肉和乳制品；不需要其他补充食物。

⑥ 摩擦力和剪切力。

有问题：需要协助才能移动老年人；移动老年人时，皮肤与床单表面没有完全托起会发生摩擦力；老年人在床上或椅子上时，经常出现向下滑动；肌肉痉挛、收缩或躁动不安时，会产生持续存在的摩擦力。

潜在问题：很费力地移动老年人会增加摩擦；移动老年人时，皮肤可能有某种程度的滑动去抵抗床单、椅子、约束带或其他装置所产生的阻力；老年人在床上或椅子上时，大部分时间能保持良好的体位，但偶尔有向下滑动。

无明显问题：在床上或椅子上能够独立移动；移动时，有足够的肌力完全抬举身体及肢体；老年人在床上或椅子上时，能保持良好的体位。

2. Norton 压力性损伤评分表

Norton 压力性损伤评分表总分最高 20 分，最低 5 分。临界值（分界值）为 14 分。得分越低，发生压力性损伤的风险就越高。Norton压力性损伤评分表中欠缺营养评估,因此使用时必须增加营养评估。

表5.4.24 Norton压力性损伤评分表

评估要素	分值	评估说明	得分
身体状况	4分	良好:身体状况稳定,看起来很健康,营养状态很好	
	3分	尚好:身体状况大致稳定,看起来健康	
	2分	虚弱:身体状况不稳定,看起来健康尚可	
	1分	非常差:身体状况很差,看起来真的生病了	
精神状况	4分	清醒的:对人、事、地点、方向感非常清楚,对周围事物敏感	
	3分	淡漠的:对人、事、地点、方向感只有2~3项清楚,反应迟钝、被动	
	2分	混淆的:对人、事、地点、方向感只有1~2项清楚,经常对答不切题	
	1分	木僵的:常常不能回答,嗜睡的	
活动力	4分	可走动的:能独立走动,包括使用手杖或扶车	
	3分	行走需要协助的:无人协助则无法走动	
	2分	依赖轮椅:由于病情或医嘱,仅能坐轮椅并以轮椅代步	
	1分	卧床:因病情或医嘱限制留在床上	
移动力	4分	完全自主:可随心所欲、独立地移动,控制四肢	
	3分	轻微受限:可移动、控制四肢,但需人稍微协助才能变换体位	
	2分	非常受限:无人协助下无法变换体位,移动时能稍微主动用力,肢体轻瘫、痉挛	
	1分	完全受限:无能力移动,不能变换体位	
失禁	4分	无失禁:指大小便完全自控(除了诊断性试验)或已留置尿管	
	3分	偶尔失禁:24小时内出现1~2次尿或大便失禁(与轻泻剂或灌肠无关),留置尿套或尿管但能控制大便	
	2分	经常失禁:在过去24小时之内有3~6次小便失禁或腹泻	
	1分	完全失禁:无法控制大小便,24小时内有7~10次失禁发生	

总分:_____

评分标准:
中度危险,总分12~14分;高度危险,总分<12分。

3. Waterlow压力性损伤风险评估量表

Waterlow压力性损伤风险评估量表是欧洲老年人压力性损伤危险评估的主要工具,具有评分简便、预测效果好等特点。此量表作为一种科学、准确的筛选压力性损伤危险人群的评测工具被广泛使用,尤其是针对老年患者,通过评估将预防护理工作细化,使压力性损伤预防有效。此量表总分45分,临界值(分界值)为10分。得分越高,发生压力性损伤的风险就越高。

表 5.4.25　Waterlow 压力性损伤风险评估量表

体质指数（BMI）		皮肤类型		性别和年龄		营养状况评估工具			
一般 BMI＝20～24.9	0	健康	0	男	1	A—近期体重下降		B—体重下降评分 0.5～5 千克＝1	
		薄如纸	1	女	2	是	到 B	5～10 千克＝2	
高于一般 BMI＝25～29.9	1	干燥	1	14～49	1	否	到 C	10～15 千克＝3	
		水肿	1	50～64	2	不确定	到 C	＞15 千克＝4	
肥胖 BMI≥30	2	潮湿	1	65～74	3	2 分	到 C	不确定＝2	
		颜色异常	2	75～80	4				
低于一般 BMI＜20	3	1 期 破溃 2～4 期	3	≥81	5	C—进食少或食欲差 否＝0 是＝1 不确定＝2		营养评分 如果＞2，参考营养评估/干预措施	

失禁		运动能力		特殊因素				
				组织营养状况			神经系统缺陷	
完全控制/导尿 小便失禁 大便失禁 大小便失禁	0 1 2 3	完全的 烦躁不安的 淡漠的 受限的 卧床 轮椅	0 1 2 3 4 5	恶病质 多器官衰竭 单器官衰竭（呼吸、肾脏、心脏） 外周血管病 贫血（HB＜80 克/升） 吸烟	8 8 5 5 2 1		糖尿病 运动/感觉异常 截瘫	4～6 4～6 4～6
							大手术或创伤	
							骨/脊椎手术 手术时间＞2 小时 手术时间＞6 小时	5 5 8
				药物				
				细胞毒性药物、长期大剂量服用类固醇、抗生素　　　4				

总分：_____

评分标准：
总分＜10 分为无危险，总分 10～14 分为轻度危险，总分 15～19 分为高度危险，总分≥20 分为极高度危险。

注：BMI＝体重÷身高^2。体重单位：千克，身高单位：米。

三、压力性损伤高风险老年人健康教育和安全防护建议

① 提供多种食材，给予老年人高蛋白、高热量的饮食，均衡营养。

② 给老年人穿着棉质等可吸汗衣服，保持老年人被服、衣物干燥和平整等。

③ 鼓励老年人依靠自身力量进行锻炼，如踝泵运动、上下肢运动、抬臀、转头等，恢复关节活动度，增加肌力。轻度压力性损伤老年人，若能够自主活动，多进行床边或室内活动，减少卧床或坐位时间；卧床的老年人，主动运动结合被动运动，至少每日 3～4 次，每次 15 分钟。

④ 保持皮肤清洁干燥：皮肤接触污物后，及时用清水或温和的清洁剂清洗；对于大小便失禁的老年人，及时去除污物并清洁皮肤；对于过于干燥的皮肤，可使用喷雾、泡沫、膏剂，保持皮肤适度湿润。

⑤ 建议卧床老年人选择泡沫、凝胶、充气或智能床垫，每天有规律地变换体位和翻身，建议 2～3 小时翻身一次，协助老年人翻身时避免拖、拉、推等动作，避开已出现压性损伤伤口的皮肤。

⑥ 坐轮椅的老年人每 15～30 分钟抬臀一次。

⑦ 使用医疗器械的老年人,定期监测医疗器械固定装置的松紧度。

⑧ 对于已发生压力性损伤的老年人,由专科医生进一步评估,根据不同分期进行专业处理。

⑨ 对长期卧床、压力性损伤高危老年人每周复评;对于已出现的压力性损伤,在治疗过程中随时复评。

知识测验

扫码进行在线知识测验。

在线测验

拓展训练

请联系一养老机构,为该机构的失能老年人进行一次以"压力性损伤风险评估和预防"为主题的志愿活动,为相关老年人进行压力性损伤安全防护需求评估和健康教育。

任务 5　社会参与服务需求评估

学习目标

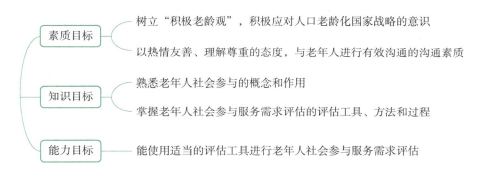

情境导入

[基本信息]姓名:李﹡杨;性别:男;年龄:76岁;身高:175厘米;体重:67千克。居住于幸福里颐养院235房;护理等级:二级(轻度失能),行动缓慢,但不需要助行设备。李爷爷退休前是技术工人,二级钳工,半年前丧偶后入住机构。性格内向,不善言辞,思维清晰。

[既往病史]帕金森病、冠心病。

[目前状况]近期发现老年人穿着不整齐,厨柜物品摆放不整齐,不允许护理人员帮忙剃胡须、剪指甲,手部有轻微颤抖,少言寡语。日常护理中发现李爷爷喜欢独处,不喜欢和他人说话,从不参与社工活动。

情境中详细的评估信息,可扫码查看,也可至"复旦社云平台"(www.fudanyun.cn)下载。

详细信息

任务:请为李爷爷进行社会参与服务需求评估。

任务分析

1. 什么是老年人社会参与? 老年人一般有哪些社会参与服务需求?

老年人社会参与是指老年人继续融入社会,充分、有效地参与社会经济、文化和社会活动。老年人社会参与需求主要包括集体性社会参与需求和生产性社会参与需求。其中,集体性社会参与需求是指参加社会团体或组织,即社交活动的需求。生产性社会参与需求是指为他人提供商品、服务及其他利益的需求,即"老有所为"的需求。

2. 为什么要对李爷爷进行老年人社会参与服务需求评估?

李爷爷出现穿着不整齐,不允许护理人员帮忙剃胡须、剪指甲,手部有轻微颤抖,少言寡语,喜欢独处,不喜欢和人说话,从不参与社工活动等表现,通过这些表现可以分析得出李爷爷自理能力和社会参与能力相对薄弱。通过评估,确认李爷爷社会参与服务需求的具体情况,有针对性地采取引导措施,尽可能提高老年人社会参与能力,提升老年人生活品质。

3. 老年人社会参与服务需求评估的评估工具和方法有哪些?

① 评估工具:信息采集表、老年人能力评估表(可选用《老年人能力评估规范》中相关评估表)、社会参与服务需求表等。

② 评估方法:提问法、观察法、查阅法等。

4. 老年人社会参与服务需求评估的评估过程是怎样的?

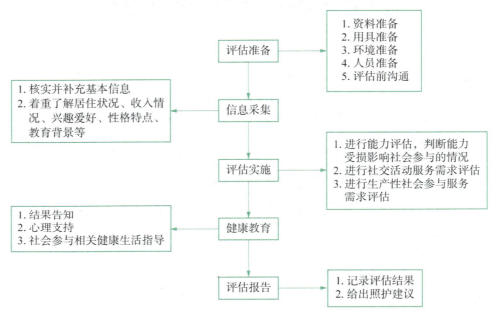

图 5.5.1　社会参与服务需求评估过程图

任务实施

评估过程可进行角色演练,具体如下:

1. 分小组进行评估,完成评估报告。

2. 小组内部分工,确定角色:评估员、老年人、观察员 2 位(请老年人扮演者扫码查看或上网下载情境案例中详细的评估信息)。

3. 各角色分享心得体会,观察员说出评判记录及感受。

4. 各角色反思。

过程一:评估准备

表 5.5.1　评估准备过程表

步骤	内容(话术示例)
资料准备	1. 提前与照护李爷爷的护理员、护士、医生、社工师、同楼层或同房间的室友、家属了解李爷爷的情况。 2. 熟悉李爷爷基本信息资料、过往评估资料、病历、体检报告等。 3. 准备信息采集表、能力评估相关表格、需求评估表等。
用具准备	评估桌椅、纸笔、护理床、轮椅、地面标尺、移动台阶、日常生活辅助器具等等。
环境准备	空气清新,温湿度适宜,光线明亮,安静整洁,保护隐私。
人员准备	评估员:专业着装,洗净双手,佩戴评估员证。 老年人:意识清醒,心情愉悦,取舒适体位,同意接受评估,无其他需要。
评估前沟通	1. 自我介绍: 李爷爷,您好!我是幸福里颐养院的评估员小＊,这是我的评估员证。 2. 介绍评估内容、评估时间、评估目的、需要老年人配合的事项,强调保护老年人隐私,征求老年人的同意。 李爷爷,今天我俩聊聊天,我给您做个社会参与服务需求评估,以便为您采取合适的服务措施。我会问您一些关于您日常生活的一些问题,您只要如实回答我就可以了。您放心,您的所有信息我都会妥善保管,不会泄露给他人。我们评估时间大约需要 30 分钟,您可以配合我吗?您现在还有什么其他的需要吗?

过程二:信息采集

表 5.5.2　信息采集过程表

步骤	内容(话术示例)
核实基本信息	李＊杨,男,76 岁,身高 175 厘米,体重 67 千克,幸福里颐养院 235 房;护理等级为二级(轻度失能)。
信息采集	1. 全面采集老年人的身份信息、生命体征信息、生活环境和条件信息、疾病诊断信息,可选用《老年人能力评估规范》中评估对象基本信息表。 2. 重点了解老年人的居住状况、收入情况、兴趣爱好、性格特点、教育背景等。 李爷爷,您现在是一个人住吗?您有退休金吗?您平时有什么兴趣爱好呢?闲暇时候喜欢做些什么呢?您喜欢参加咱们机构(社区)举行的什么活动呢?您退休前是做什么工作的呢?您有什么特长呢?您觉得您特别擅长做什么事情呢?

过程三:评估实施

表 5.5.3　评估实施过程表

步骤	内容
进行能力评估,判断能力受损影响社会参与的情况	1. 进行能力评估。 查看李爷爷入住时能力评估情况,为轻度失能。因距上一次评估已过去半年,对李爷爷的能力再次进行评估,可选用《老年人能力评估规范》中自理能力评估、基础运动能力评估、精神状态评估、感知觉与社会参与评估等量表进行评估。 李爷爷能力评估结果可扫码查看,也可至"复旦社云平台"(www.fudanyun.cn)下载。 2. 判断能力受损影响社会参与的情况。 判断李爷爷哪些方面能力受损,不能完成哪些社交活动。

评估结果

（续表）

步骤	内容（话术示例）
	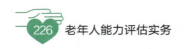 图5.5.2　对李爷爷进行能力评估
社交活动服务需求评估	1. 了解社交活动日常情况。 询问李爷爷日常时间安排、规律性的活动、活动范围、社交意愿、已经参与的社交活动、社交活动的区域及设施、限制其社交的因素等。 2. 询问老年人愿意参加哪些类型的社交或集体活动。 3. 明确社交活动需求。 结合李爷爷能力情况、自身意愿以及参与的活动，还有机构（社区）的活动设施、设施器材、社工资源等情况，确定李爷爷的社交活动服务需求。
生产性社会参与服务需求评估	1. 询问老年人教育背景、工作经历等。 2. 询问老年人期待的生产性社会参与服务项目、服务场所、参与时长、期待的收入、家属是否支持等。 3. 明确生产性社会参与需求。 结合李爷爷身体状况、能力评估、教育背景和工作经历，以及考虑老年人自身的期待和意愿，确定老年人生产性社会参与服务需求。

过程四：健康教育

表5.5.4　健康教育过程表

步骤	内容（话术示例）
告知评估结果	李爷爷，通过刚才的评估，我们了解到您的能力等级是轻度受损，同时您平时参加社交活动比较少，比较喜欢独处。
进行心理支持	李爷爷，您现在活动不太方便，生活中有任何需求都可以跟我们工作人员交流。我们都很喜欢和您聊天，很乐意为您服务，让您的生活过得舒适舒心会让我们都很有成就感。您也不用过于担心您的身体情况，平时通过做一些康复训练，积极参加集体活动，都有助于您的身体康复和自理能力的恢复。
进行社会参与相关健康生活指导	李爷爷，适当地参与社会活动有助于您的身体健康和能力恢复，使您的晚年过得更丰富多彩。我们在参加社会活动的过程中能够体现个人价值，有助于克服消极心理，可以提升幸福感。 根据您的身体状况和兴趣爱好，建议您经常去活动室跟爷爷奶奶们多聊聊天，学着从房间走出来，打破心理的空间限制，这样可以让您逐渐打开心扉，心情也会愉悦很多。 您喜欢养花，可以去机构的小花园种种花。住在您隔壁的张爷爷也喜欢种花，您可以跟他一起结伴去，种种花聊聊天，晒晒太阳，这样对您的身体很有好处。

过程五：评估报告

记录评估结果，给出照护建议，形成评估报告。

表 5.5.5　老年人社会参与服务需求评估报告表

姓名	李＊杨	性别	男	年龄	76	住址	幸福里颐养院 235 房

能力评估结果：
运用《老年人能力评估规范》进行评估，总分为 81 分，判断为轻度失能。
1. 自理能力。
修饰 3 分，需要他人指导提示完成。可能由于自尊心强或其他原因，李爷爷不允许护理人员帮助。
2. 基础运动能力。
平地行走 3 分，上下楼梯 1 分，都需要他人帮助才能完成。移动能力受损可能会导致李爷爷不愿意参加活动或与人交往。
3. 精神状态。
空间定向 3 分，不能单独外出。空间定向障碍可能导致李爷爷不敢单独外出，影响社会交往。
4. 感知觉与社会参与。
执行日常事务 3 分，使用交通工具外出 1 分，社会交往能力 3 分，都需要他人指导或帮助才能完成。这可能导致李爷爷自尊心受损，影响社交。
社交活动服务需求评估结果：
1. 李爷爷社交日常情况。
因腿脚活动不便，同时本身性格较为内向，喜欢安静，李爷爷日常绝大部分时间在自己房间内活动。除吃饭、二便、睡觉、清洁等必要活动外，李爷爷上午在自己房间听机构播放的音乐做操、侍弄室内两盆绿植。下午午睡后喜欢独自看书、看电视。机构内有活动室、花园种植区，社工常组织相关活动，但李爷爷很少参加。
2. 李爷爷社交意愿。
李爷爷表示愿意跟其他老年人聊聊时政新闻，也愿意去花园散步、种花。
3. 李爷爷社交活动服务推荐。
① 在活动室跟其他老年人聊天。
② 参加社区组织的园艺活动。
生产性社会参与需求评估结果：
1. 李爷爷教育背景和工作经历。
李爷爷曾经在单位担任过党支部书记，同时是一名技术工人，二级钳工。
2. 李爷爷生产性社会参与意愿。
李爷爷表示愿意对年轻人进行一些爱国主义教育。
3. 李爷爷生产性社会参与推荐。
对儿童、青少年进行爱国主义教育讲座。
照护建议：
1. 加强心理支持，给予安慰和关心，耐心地向老年人讲解其身体情况和康复过程，消除消极心理，增强生活自信。
2. 护理员加强与老年人沟通聊天，多关心其生活起居，加强巡视。
3. 鼓励家属关心老年人，平时多来看望老年人。
4. 社工加强对老年人的关注，制定社会参与计划并实施，提升老年人社会参与度。
5. 关注李爷爷的心理健康，防止出现抑郁、焦虑等情况。

任务评价

社会参与服务需求评估任务评价表请扫码查看，也可至"复旦社云平台"（www.fudanyun.cn）下载。

任务评价

相关知识

一、老年人社会参与的概念

社会参与对老年人的健康具有积极保护作用,也是近几十年来在国内外兴起的一个研究话题。尽管老年人社会参与受到广泛关注,但至今人们还没有对其形成统一的概念界定。有学者将老年人社会参与定义为社会层面的个人资源分享,包括集体性社会参与、生产性社会参与、政治参与等。也有学者提出老年人社会参与的内涵包括三个层面:一是个人价值层面,即社会参与可以体现参与者价值;二是互动层面,即社会参与是与他人相联系的而非孤立的;三是社会参与是在社会层面开展的。

综合各方面研究成果可以得出,老年人社会参与是指老年人继续融入社会,充分、有效地参与社会经济、文化和社会活动,主要包括集体性社会参与和生产性社会参与。其中,集体性社会参与是指参加社会团体或组织,即参与社交活动;生产性社会参与是指为他人提供商品、服务及其他利益。对老年人的社会参与服务需求评估也是从这两个方面来进行的。

> **主题讨论**
>
> 《中华人民共和国老年人权益保障法》对老年人参与社会发展有哪些条款和内容?请查找相关资料,思考并讨论什么是"积极老龄化"?"积极老龄化"有什么意义?

二、老年人社会参与的作用和意义

首先,社会参与有助于改善老年人的身心健康,老年人的社会参与程度与降低其疾病发病率、减少抑郁症、改善健康状况呈正相关。其次,老年人不仅仅是被照顾对象和消费性群体,老年人也是一个生产性群体,老年人完全有能力从事产生社会经济价值的活动,老年人力资源可以创造更多的社会价值,保障老年人社会参与也是老年人力资源开发的重要路径。

《中华人民共和国老年人权益保障法》将参与社会发展、享受社会发展成果作为老年人的一项重要权利,明确了第七章"参与社会发展",提出了国家和社会应当重视、珍惜老年人的知识、技能、经验和优良品德,发挥老年人的专长和作用,保障老年人参与经济、政治、文化和社会生活。并明确规定了老年人社会参与的八项具体内容。

《"十四五"国家老龄事业发展和养老服务体系规划》提出,加强老年人就业服务,鼓励专业技术人才合理延长工作年限,积极开展"银龄行动",建设高层次老年人才智库,鼓励和引导建立基层老年社会组织。

三、老年人社会参与服务需求评估

老年人社会参与服务需求评估从社交活动服务需求评估和生产性社会参与服务需求评估两方面开展。

1. 老年人社交活动服务需求评估

社会交往指的是人在生产及其他社会活动中发生的相互联系、交流和交换。对于老年人来说,积极参与社交活动,可以满足精神上或学习上、生活上等方面的多种需要,使晚年过得丰富多彩。社交活动有效地利用了闲暇时间,增加了交往的机会,使老年人在社会交往中,个人价值得以体现,有利于克服消极的自卑心理，是一种提高老年人幸福度的较好方式。

老年人社交活动服务需求与老年人的居住情况、兴趣爱好、性格特点、教育背景等密切相关，且主观性较强，需要详细了解老年人各方面的情况，在各项评估的基础上，在与老年人及照护人员充分沟通的前提下，进行老年人社交活动服务需求的评估。

老年人社交活动服务需求评估具体过程如下：

（1）采集老年人的基本信息

全面采集老年人的身份信息、生命体征信息、生活环境条件信息、疾病诊断记录信息。重点了解老年人的居住情况、收入情况、兴趣爱好、性格特点、教育背景等。

（2）老年人的能力评估

包括老年人的自理能力、基础运动能力、精神状态、感知觉与社会参与评估等。通过对老年人的能力评估，了解老年人哪些方面的能力受损，不能完成哪些社交活动。

（3）了解老年人的日常社交活动

包括老年人的日常时间安排、规律性的活动、活动范围、社交意愿、社交活动、社交活动区域及设施、限制其社交的因素等。其中，社交意愿包括非常希望、比较希望、一般希望、不希望。社交活动包括兴趣爱好类活动、强身健体类活动、学习素质类活动、聊天喝茶等消磨时间类活动、户外小组类活动等。其中，兴趣爱好类活动包括舞蹈、书画、音乐、棋牌麻将、烹饪等；强身健体类活动包括社区内散步或慢跑、球类（乒乓球、台球、高尔夫球）、器械类运动等；学习素质类活动包括读书看报、参加讲座等。社交活动区域包括社区、公园、公共活动中心等。限制其社交的因素包括找不到合适的社交场所、身体原因、时间原因、缺乏一起活动的朋友等。

（4）评估老年人社交服务需求

结合前面了解到的信息，询问老年人自身愿意参加哪些类型的社交或集体活动，进一步锁定老年人个性化的社交活动服务项目。了解社区活动区域及设施、限制其社交的因素，可以明确其是否有建立社交场所的需求、添置或更新活动设施器材的需求、建立社交小组的需求，等等。

2. 老年人生产性社会参与服务需求评估

老年人生产性社会参与是指老年人从事对他人有益的活动，表现为服务、商品的提供，还包括老年人以发挥自身潜能、实现自我价值为目的各种活动，比如学习活动等。具体来说，老年人生产性社会参与体现在如下两个层面：公共社会层面和私人个体价值层面。公共社会层面的生产性社会参与是指老年人在私人领域之外的社会领域从事的有益活动，主要是指老年人在经济和社会领域从事的有酬劳动和各种无酬的志愿性工作。私人个体价值层面是针对老年人的心理感受而言的，这一层面的社会参与是老年人生活愉悦、精神充实的重要基础，是老年人对自身生命意义的追求和张扬，主要是指老年人从事的各种与自我提升相关的学习和文化娱乐活动。

老年人生产性社会参与服务需求具体评估的过程是：

第一步，了解老年人的基本信息（同老年人社交活动服务需求评估过程）。

第二步，老年人的能力评估（同老年人社交活动服务需求评估过程）。

第三步，老年人生产性社会参与服务需求评估。依据老年人的教育背景、工作经历、身体状况、能力评估等，判断老年人是否能够从事以下几类活动。

① 对青少年和儿童进行社会主义、爱国主义、集体主义和艰苦奋斗等优良传统教育；

② 传授科学文化知识；

③ 提供咨询服务；

④ 依法参与科技开发和应用；

⑤ 依法从事经营和生产活动；
⑥ 参加志愿服务、兴办社会公益事业；
⑦ 参与维护社会治安、协助调解民间纠纷；
⑧ 参加其他社会活动。

询问老年人期待的生产性社会参与服务场所，如在家工作、社区内工作、社区外工作，期待的生产性社会参与时长、频率，期待的收入，家属是否支持等。结合前面了解到的信息，进一步确定老年人个性化的生产性社会参与服务需求。

老年人社会参与服务需求评估建立在老年人能力评估的基础之上。同时，在很大程度上受到居住情况、收入情况、兴趣爱好、性格特点、教育背景等影响，与家庭和整个社会的支持密不可分。因此，老年人社会参与服务需求评估是一项比较复杂的评估，受主观因素的影响较大，需要评估员有较强的观察能力、沟通能力、理解能力，耐心倾听，循循善诱，充分理解、尊重老年人，鼓励老年人表达内心真实的想法，了解其最真实的需求。

四、有社会参与服务需求老年人健康教育和照护建议

① 对老年人和家属解释老年人加强社会参与有利于身心健康，鼓励家属加强对老年人关注和关爱，支持老年人参加社会活动。
② 鼓励积极治疗原发性疾病，减轻由疾病带来老年人的心理负担。
③ 加强康复训练，尽量提升身体活动能力。
④ 社工或心理咨询师积极介入，预防精神心理问题发生。
⑤ 社工组织老年人开展一对一结对子活动，老年人带动老年人会更加易于融入集体。
⑥ 开展老年人小组活动，使老年人逐渐融入集体。
⑦ 护理员加强对心理弱势的老年人进行关心及细节照护。
⑧ 组织社会志愿者开展对老年人的关心与关爱活动。

知识测验

请扫码完成在线知识测验。

拓展训练

请寻找一位你身边熟悉的老年人（可以是自己的父母、亲戚、朋友，或者是志愿活动中认识的某一位老年人），为其进行一次社会参与服务需求评估。

主要参考文献

标准或文件

1. 民政部,等.关于加快实施老年人居家适老化改造工程的指导意见[S],2020.
2. 民政部.适老环境评估导则(征求意见稿)[S],2023.
3. 全国残疾人康复和专用设备标准化技术委员会.康复辅助器具 分类和术语:GB/T 16432—2016[S],2016.
4. 全国社会福利服务标准化技术委员会.老年人能力评估规范:GB/T 42195—2022[S],2022.
5. 人力资源和社会保障部,等.国家职业标准 职业编码:4-14-02-05 老年人能力评估师(2023年版)[S],2023.
6. 人力资源和社会保障部,等.国家职业技能标准 职业编码:4-14-03-06 康复辅助技术咨询师[S],2022.
7. 卫生部.老年人跌倒干预技术指南[S],2011.
8. 中华医学会,等.广泛性焦虑障碍基层诊疗指南[S],2021.
9. 中华医学会,等.抑郁症基层诊疗指南[S],2021.
10. 中国残疾人辅助器具中心,等.辅助器具适配服务规范:T/CARD 002—2020[S],2020.
11. 中国光大实业(集团)有限责任公司,等.老年护理服务需求评估职业技能等级标准(标准代码:590018)[S],2021.

图书

1. 冯辉,等.养老服务评估[M].长沙:中南大学出版社,2018.
2. 胡爱玲.压疮家庭康复[M].北京:电子工业出版社,2021.
3. 李立明.老年保健流行病学.2版[M].北京:北京大学医学出版社,2015.
4. 宋岳涛.CGA老年综合评估.2版[M].北京:中国协和医科大学出版社,2019.
5. 唐靖一,吴绪波.老年人跌倒风险评估与防治[M].上海:上海科技教育出版社,2018.
6. 屠其雷,冯辉.老年人能力评估师国家职业技能培训评价教材 基础知识[M].大连:大连理工大学出版社,2022.
7. 屠其雷,冯辉.老年人能力评估师国家职业技能培训评价教材 三级/高级工[M].大连:大连理工大学出版社,2022.
8. 王文焕.老年人辅助器具应用[M].北京:中国人民大学出版社,2016.
9. 王玉龙,周菊芝.康复评定技术.3版[M].北京:人民卫生出版社,2019.

10. 温红梅. 吞咽障碍评估技术[M]. 北京:电子工业出版社,2017.
11. 吴金兰. 压疮的预防与护理[M]. 昆明:云南科技出版社,2018.
12. 于普林. 老年医学. 2版[M]. 北京:人民卫生出版社,2019.
13. 赵文星. 老年人综合能力评估[M]. 北京:人民卫生出版社,2022.
14. 郑洁皎. 老年人防跌倒居家康复指导[M]. 北京:电子工业出版社,2019.
15. 中国老年保健医学研究会,等. 老年人护理需求评估[M]. 北京:中国人口出版社,2020.

期刊

1. 《老年人能力评估规范》国家标准解读[J]. 中国民政,2023,(02).
2. 邓欣,等. 2016年最新压疮指南解读[J]. 华西医学,2016,(09).
3. 田兰宁. 老年人能力评估师职业前景分析[J]. 中国社会工作,2020,(26).
4. 汪苗,潘庆. 我国老年人焦虑状况城乡差异及影响因素分析[J]. 中国全科医学,2021,(31).
5. 王晓庆,王菲菲. 从五个环节做好老年人能力评估工作[J]. 中国民政,2022,(21).
6. 严梦琴,肖水源,胡宓. 我国一些抑郁量表的中文翻译与信效度问题[J]. 中国心理卫生杂志,2016,(07).
7. 中华医学会老年医学分会. 老年人多重用药评估与管理中国专家共识(2024)[J]. 中华老年医学杂志,2024(03).

学位论文

1. 蔡丞俊. 广泛性焦虑障碍量表在基层医疗中应用的信度和效度[D]. 复旦大学,2013.
2. 淳珣. 城市无子女老年人的社会支持网络研究——以上海市为例[D]. 华东师范大学,2020.
3. 王彦海. 家庭环境量表中文版的修订及其在表演型人格倾向新兵中的应用[D]. 桂林医学院,2016.

图书在版编目(CIP)数据

老年人能力评估实务/唐金容,蒋玉芝,谭美花主编.—上海：复旦大学出版社,2024.7(2025.1重印)
ISBN 978-7-309-17229-4

Ⅰ.①老…　Ⅱ.①唐…②蒋…③谭…　Ⅲ.①老年人-健康状况-评估-职业教育-教材　Ⅳ.①R161.7

中国国家版本馆 CIP 数据核字(2024)第 023455 号

老年人能力评估实务
唐金容　蒋玉芝　谭美花　主编
责任编辑/朱建宝

复旦大学出版社有限公司出版发行
上海市国权路 579 号　邮编：200433
网址：fupnet@fudanpress.com　http://www.fudanpress.com
门市零售：86-21-65102580　　团体订购：86-21-65104505
出版部电话：86-21-65642845
上海丽佳制版印刷有限公司

开本 890 毫米×1240 毫米　1/16　印张 15.25　字数 429 千字
2025 年 1 月第 1 版第 2 次印刷

ISBN 978-7-309-17229-4/R·2080
定价：59.00 元

如有印装质量问题,请向复旦大学出版社有限公司出版部调换。
版权所有　　侵权必究